LES

NERFS CRANIENS

ANATOMIE MACROSCOPIQUE

PAR

André HOVELACQUE

Professeur agrégé d'Anatomie

PARIS

LES PRESSES UNIVERSITAIRES DE FRANCE

49, Boulevard Saint-Michel, 49

1923

A MONSIEUR LE PROFESSEUR NICOLAS

Dans le Laboratoire de qui ce travail a été conçu et presqu'entièrement exécuté.

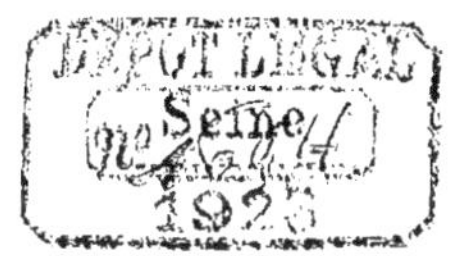

LES

NERFS CRANIENS

ANATOMIE MACROSCOPIQUE

PAR

André HOVELACQUE

Professeur agrégé d'Anatomie

PARIS

LES PRESSES UNIVERSITAIRES DE FRANCE

49, Boulevard Saint-Michel, 49

DÉFINITION ET CLASSIFICATION

Il est classique de décrire sous le nom de *nerfs craniens* douze paires nerveuses se détachant de l'encéphale ou y aboutissant. Ces nerfs tiennent sous leur dépendance les divers territoires moteurs sensitifs et sensoriels de la tête.

Les douze paires craniennes sont :

1re paire : nerf olfactif ;
2e — — optique ;
3e — — moteur oculaire commun ;
4e — — pathétique ;
5e — — trijumeau ;
6e — — moteur oculaire externe ;
7e — — facial ;
8e — — auditif ;
9e — — glosso-pharyngien ;
10e — — pneumogastrique ;
11e — — spinal ;
12e — — grand hypoglosse.

Cette classification est celle de Sömmering (1788) et de Vicq-d'Azyr ; avant elle, les auteurs admettaient la classification de Willis (1664). Willis décrivait dix paires craniennes, la septième étant représentée par le facial et l'auditif (racine dure et racine molle), la huitième paire était formée par la réunion du glosso-pharyngien, du pneumogastrique et du spinal, la dixième paire était représentée par le nerf sous-occipital.

Le nerf sous-occipital fut d'abord éliminé de la liste des nerfs craniens par Sömmering et Vicq-d'Azyr et la classification actuelle fut établie après qu'Andersch eut isolé les uns des autres les trois nerfs qui traversent le trou déchiré postérieur, et que Sömmering eut séparé le facial de l'auditif.

VALEUR DES NERFS CRANIENS

Il est habituel de diviser les nerfs craniens en deux grands groupes : *les nerfs ventraux* et *les nerfs dorsaux*. Le premier groupe comprend le moteur oculaire commun, le pathétique, le moteur oculaire externe et le grand hypoglosse. Le deuxième groupe est composé du trijumeau, du facial, du glosso-pharyngien, du pneumogastrique et du spinal. (L'olfactif, l'optique et l'auditif étant mis à part pour des raisons que nous examinerons tout à l'heure.) Cette grande division est basée sur un certain nombre de caractères communs et contrairement à ce qui pourrait sembler tout d'abord, le point d'émergence n'a qu'une valeur toute relative ; si on ne peut encore expliquer l'émergence dorso-latérale du pathétique qui est un nerf ventral, l'émergence ventrale de certains nerfs dorsaux tels que le trijumeau et le facial est facilement explicable par l'anatomie comparée et l'étude des transformations du névraxe.

La divison des nerfs craniens en deux groupes est essentiellement basée sur trois grands caractères : La valeur fonctionnelle du nerf (nerf moteur ou *nerf mixte*), le siège dans le névraxe des cellules d'origine de leurs fibres motrices, la nature embryologique des muscles auxquels se rendent ces fibres motrices. Nous allons maintenant voir avec plus de détails ces trois grands caractères.

Les nerfs ventraux sont des nerfs purement moteurs, les nerfs dorsaux sont des nerfs mixtes.

Les fibres des nerfs ventraux naissent d'un groupe cellulaire situé au contact du canal central, les noyaux d'origine sont généralement considérés comme prolongeant vers l'encéphale le groupe cellulaire antéro-interne de la corne antérieure de la moelle. Les fibres motrices des nerfs dorsaux naissent de groupes cellulaires prolongeant le groupe cellulaire antéro-externe de la corne antérieure de la moelle.

Les nerfs ventraux se distribuent aux muscles dérivés des somites céphaliques, les nerfs dorsaux aux muscles dérivés des plaques latérales (loi de Van Wijhe).

Ce sont les travaux de Van Wijhe sur la métamérie de l'extrémité céphalique chez les sélaciens qui ont permis d'établir ce troisième grand caractère dont la valeur est encore admise tout entière.

Après les travaux de Huxley, de Gegenbaur, de Balfour, de Milnes-Marshall sur la métamérie de la tête basée sur la disposition de l'appareil branchial, Van Wijhe reprend la question en se basant sur la segmentation du mésoderme céphalique et sur la disposition des somites. D'après lui il existerait au cours du développement neuf somites céphaliques qui chacun recevrait un nerf ventral comparable à une racine rachidienne antérieure, les trois premiers et les trois derniers subsisteraient, formant les antérieurs les muscles moteurs du globe oculaire (moteur oculaire commun, pathétique, moteur oculaire externe), les postérieurs les muscles unissant le crâne à la ceinture scapulaire (grand hypoglosse), les trois myotomes moyens disparaîtraient. Les muscles dérivés du mésoderme branchial très modifiés par l'évolution des arcs seraient innervés par les fibres de nerfs mixtes comparables aux racines rachidiennes postérieures, et d'accord avec Balfour, il montre les muscles du premier arc (arc mandibulaire) innervés par les fibres motrices du trijumeau, les muscles du deuxième arc (arc hyoïdien) innervés par le facial, les muscles du troisième arc innervés par le glosso-pharyngien et ceux des arcs suivants par le pneumogastrique.

Le travail de Van Wijhe reste « le travail fondamental qui aujourd'hui encore doit être considéré comme classique ». (Brachet) bien que des travaux plus récents soient venus en infirmer partiellement les conclusions.

Gegenbaur, Fürbringer et Braus ont les premiers avancé que les somites 7, 8, 9 ne sont pas de véritables somites céphaliques, mais qu'ils appartiennent au tronc et n'ont été que secondairement incorporés à la tête, les sclérotomes de ces somites forment la partie occipitale du crâne qui n'est en somme qu'un « complexe de vertèbres confondues en une masse commune ».

Braus a montré de plus que les somites 7, 8, 9 de Van Wijhe devraient être désignés pour le moins par les chiffres 9, 10, 11 car en avant d'eux il existe à des stades plus jeunes que ceux étudiés par Van Wijhe une série de somites qui perdent rapidement leurs nerfs et subissent la fonte mésenchymateuse.

Bremer a constaté chez les mammifères et notamment chez l'embryon humain (16 fois sur 27), une série de racines étagées entre le moteur oculaire externe et le grand hypoglosse, elles disparaissent très vite. Bremer considère même que ne disparaissent pas seuls les somites interposés entre le domaine du moteur oculaire externe et celui de l'hypoglosse, mais aussi les somites les plus antérieurs du domaine de l'hypoglosse.

Les travaux de Strong (1895) chez les amphibiens confirmés par les travaux de Herrick (1899) et de Johnston ont conduit à une classification physiologique aboutissant aux mêmes conclusions. Ils divisent les nerfs en nerfs somatiques et nerfs viscéraux. Chaque groupe comprend des fibres motrices et des fibres sensitives. Les nerfs moteurs somatiques se rendent aux muscles dérivés des somites céphaliques, ce sont le moteur oculaire commun, le pathétique, le moteur oculaire externe et le grand hypoglosse ; les nerfs sensitifs somatiques peuvent être divisés en nerfs cutanés généraux dont les fibres viennent des téguments et en nerfs cutanés spéciaux et nerfs latéraux dont les fibres viennent de l'oreille et des organes des sens de la ligne latérale (auditif). Les nerfs moteurs viscéraux se rendent aux muscles dérivés des lames latérales (trijumeau, facial, glosso-pharyngien, spinal), les nerfs sensitifs viscéraux sont formés les uns de fibres sensitives communes, les autres de fibres sensitives se terminant dans des bourgeons spéciaux (trijumeau, facial, glosso-pharyngien, pneumogastrique).

Certains auteurs et en particulier Kupffer et Bok ne considèrent pas le pathétique comme un nerf ventral suivant la classification de Van Wijhe ou comme un nerf somatique moteur suivant la classification de Strong. Ils rattachent le pathétique aux nerfs dorsaux ou nerfs mixtes, se fondant pour ce faire sur les raisons suivantes. D'après Bok dans le groupe des nerfs primitivement mixtes les fibres sensitives auraient tendance à disparaître d'arrière en avant le trijumeau aurait déjà perdu une certaine partie de ses fibres sensitives, le pathétique les a toutes perdues. Les cellules d'origine du pathétique dans les premiers stades sont quant à leur volume semblables à celles des nerfs splanchniques et non à celles des nerfs somatiques.

et leurs dentrites sont plus développés que ceux des cellules des nerfs somatiques. Les fibres motrices splanchniques se développent plus précocement que les fibres motrices somatiques et le pathétique est formé avant le moteur oculaire commun. L'ébauche à laquelle se rend le nerf n'est probablement qu'un somite atypique ou plus probablement une fente branchiale avortée.

Ces classifications ne tiennent pas compte à juste titre ni du nerf olfactif, ni du nerf optique. *Le nerf optique n'est pas un nerf* mais est l'équivalent d'un tractus de substance blanche centrale, *le nerf olfactif n'est que partiellement comparable aux nerfs périphériques ordinaires.*

Betchov (1918) faisant remarquer que le facial nerf du 2e arc envoie la corde au 1er arc, et que le glosso-pharyngien nerf du 3e arc innerve le stylo-pharyngien et le ventre postérieur du digastrique, muscle du 2e arc, propose une classification basée non sur la présence des arcs branchiaux mais sur celle des fentes branchiales. La classification laisse de côté les nerfs sensoriels (olfactif et optique) et le groupe moteur somatique (moteur oculaire commun, pathétique, moteur oculaire externe, grand hypoglosse). Le trijumeau serait le nerf de la fente buccale, l'acoustico-facial répondrait à la 1re fente, le glosso-pharyngien à la 2e, le laryngé supérieur à la 3e, le récurrent (spinal) à la 6e, les 4e et 5e fentes ne semblant plus recevoir de nerfs autochtones. Betchov base sa classification sur l'embryologie et sur l'anatomie comparée. Embryologiquement, le nerf peut encadrer la fente ; Wiedersheim a montré chez les animaux aquatiques que les fentes branchiales, l'évent, la fente buccale sont encadrées par les branches pré et post-trématiques d'un même nerf. Betchov donne une longue application à l'anatomie humaine.

HOMOLOGIE DES NERFS CRANIENS ET DES NERFS RACHIDIENS

On a longtemps cherché une homologie entre les nerfs craniens et les nerfs rachidiens, et les auteurs ont tenté de la mettre en valeur, malgré le mode d'origine essentiellement différent, malgré l'absence de métamérie et malgré ce fait que les nerfs dorsaux sont des nerfs mixtes. Le mode d'émergence serait accessoire, l'évolution du névraxe suffirait à expliquer les différences ; la métamérie primitive aurait disparu en raison des profondes transformations de l'extrémité céphalique ; l'existence de nerfs dorsaux mixtes serait le reste d'une disposition ancestrale, Balfour a avancé que primitivement les racines rachidiennes postérieures contenaient un nombre important de fibres motrices, qui auraient disparu au cours du développement phylogénique. Ce dernier fait est du reste nié. Les travaux d'embryologie récents ont montré qu'il fallait *rejeter* toute idée d'homologie entre les nerfs craniens et les nerfs rachidiens. Les données actuelles sur le « problème de la tête » mettent en évidence que la tête et le tronc doivent être considérés comme des formations originairement autonomes présentant dans les premiers stades des limites bien nettes, et ne s'interpénétrant qu'au cours de l'accroissement. Il faut cesser d'envisager la tête comme un segment différencié du tronc, et en remontant très haut dans le développement ontogénique jusqu'au stade gastrula il est possible de mettre en évidence l'origine essentiellement différente de ces deux parties. Les premières ébauches de la tête sont constituées d'une part par la voûte de l'archentéron, et d'autre part par la voûte du deutentéron constitué lors de la fermeture du blastopore, alors que le tronc se développe aux dépens d'une zone de croissance appositionnelle apparaissant à l'extrémité postérieure de la voûte deutentérique [1]. Sans remonter aussi haut dans le développement il suffit pour rejeter toute idée d'homologie de faire remarquer que les éléments aux dépens desquels se développent les racines rachidiennes postérieures et les nerfs craniens mixtes sont de natures essentiellement différentes, nous reviendrons longuement sur ce point après avoir étudié le développement des nerfs craniens.

DÉVELOPPEMENT DES NERFS CRANIENS

Nous appuyant sur les données embryologiques aujourd'hui admises et mises en lumière par les travaux récents de Brachet nous étudierons d'abord le développement des nerfs moteurs qui se rendent aux muscles dérivés des somites céphaliques : moteur oculaire commun, pathétique, moteur oculaire externe ; nous verrons ensuite le développement des nerfs dorsaux mixtes *non homologables aux nerfs du tronc* et dont les branches motrices vont à la musculature branchiale. Le trijumeau allant à l'arc mandibulaire, le facial (branche du complexe acoustico-facial) allant à l'arc hyoïdien, le glosso-pharyngien au troisième arc, le pneumogastrique dont le spinal n'est qu'une branche allant à tous les autres arcs.

Nous ne décrirons qu'ensuite le développement du grand hypoglosse qui n'est pas un nerf de la tête primitive mais qui se compose de racines ventrales de la moelle épinière, et le développement des nerfs olfactif et optique dont nous avons indiqué plus haut la valeur toute particulière.

Développement des nerfs moteurs. — Le moteur oculaire commun, le pathétique, le moteur oculaire externe se développent comme les racines antérieures des nerfs rachidiens, c'est-à-dire sous forme de prolongements émanés des cellules de la substance grise (Balfour, Van Wijhe); ces prolongements viennent s'appliquer sur la face interne des somites (Fig. 1). Les fibres nerveuses à nu au début s'entourent de gaines de Schwann, formées partie par des cellules sorties entièrement du tube nerveux, partie par des cellules détachées de la crête ganglionnaire située à peu de distance.

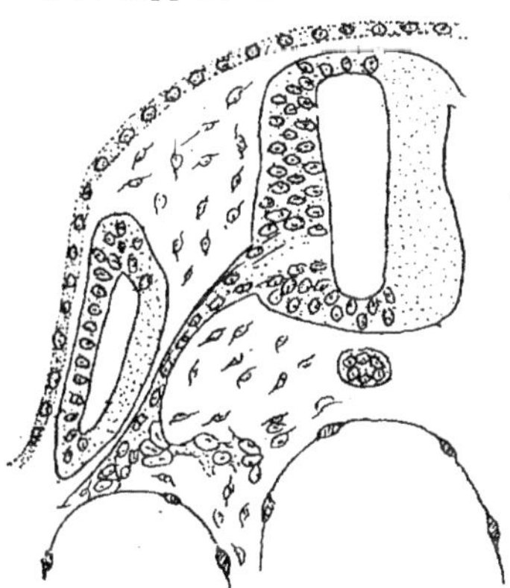

Fig. 1. — Le nerf cranien moteur passe en dedans du somite.

Les trois nerfs moteurs de la tête

[1] Au sujet du problème de la tête voyez le *Traité d'embryologie des vertébrés* de Brachet dans lequel cette question est traitée d'une façon remarquable.

naissent de régions bien définies du tube nerveux, le moteur oculaire commun naît du neuromère II, le pathétique sort du sillon entre les neuromères II et III, le moteur oculaire externe qui chez les sélaciens vient du neuromère VII, vient du neuromère VI chez les amniotes.

Les nerfs abordent les trois premiers somites, somite prémandibulaire, mandibulaire et hyoïdien. Les somites disparaissent par fonte mésenchymateuse après avoir émis des prolongements ; ces prolongements forment les muscles moteurs du globe oculaire. Aux dépens du somite prémandibulaire se forment : le petit oblique, le droit inférieur, le droit interne et le droit supérieur, aux dépens du somite mandibulaire, le grand oblique, et aux dépens du somite hyoïdien le droit externe.

Ces faits ont été reconnus dans toute la série des vertébrés, sauf chez les mammifères placentaires. Chez ceux-ci, en effet, la métamérie de la région postérieure de la tête est seule nettement visible, il est impossible d'individualiser les premiers somites.

Le long trajet des nerfs moteurs du globe oculaire est expliqué par la très grande inégalité de croissance des divers éléments constitutifs de la tête, c'est en particulier le développement prépondérant du cerveau antérieur et du cerveau intermédiaire qui rejette en arrière l'origine des nerfs.

Le croisement du nerf pathétique inexpliqué, est attribué à la migration de la plus antérieure des quatre paires d'yeux pariétaux primitifs, par les auteurs qui admettent d'une façon *toute hypothétique* que phylogénétiquement les yeux définitifs dérivent de ces organes ancestraux.

Goette (1914) a une conception toute autre de la formation des nerfs craniens. Pour lui la masse totale des cellules qui formeront un nerf ou une ébauche ganglionnaire. constitue un scyncytium. Les fibres nerveuses, les gaines de Schwann les cellules ganglionnaires se différencient plus tard au sein de ce syncytium. Les fibres nerveuses se différencient les premières et elles n'entrent que secondairement en connexion avec les cellules ganglionnaires, elles n'en sont pas des prolongements.

Pedaschenko (1914) étudiant le moteur oculaire commun chez les sauriens, aurait vu la première ébauche constituée par un petit groupe de cellules mésenchymateuses, ces cellules se disposent de façon à former une chaîne qui s'allonge de façon à gagner d'une part le cerveau, d'autre part la périphérie. La fibrillation apparaît par différenciation intra-cellulaire au niveau de la première ébauche et s'étend dans les deux sens.

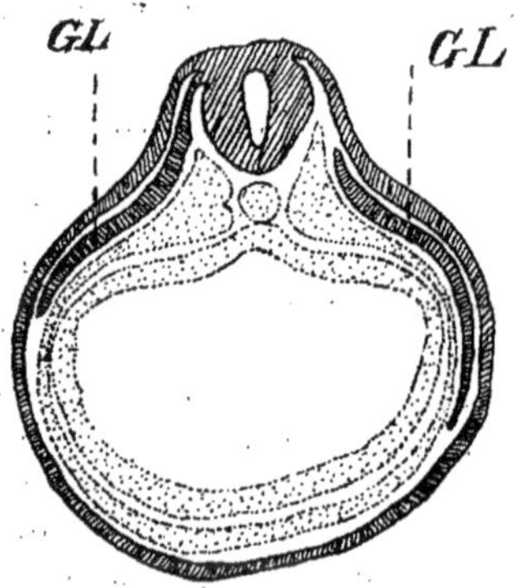

Fig. 2. — (D'après Brachet). — Embryon de grenouille. — G L. crête ganglionnaire de glosso-pharyngien.

Développement des nerfs mixtes. — Balfour le premier a montré que les nerfs mixtes procédaient de la crête ganglionnaire. La crête ganglionnaire cranienne diffère totalement de la crête ganglionnaire du tronc et par sa précocité et par son volume (Froriep, 1901). Elle s'isole rapidement du tube nerveux primitif (fig. 2) ; plus épaisse en avant qu'en arrière, étendue depuis le Neuropore antérieur jusqu'au rhombencéphale, elle s'allonge dans le sens dorso-ventral *en s'insinuant entre l'ectoderme et le mésenchyme.*

Les auteurs décrivent deux étapes dans le développement des nerfs mixtes. *Dans la première étape*, la crête se divise en quatre tronçons, l'antérieur étant le plus volumineux, le postérieur le plus petit. Ce sont les ébauches du trijumeau, de l'acoustico-facial, du glosso-pharyngien et

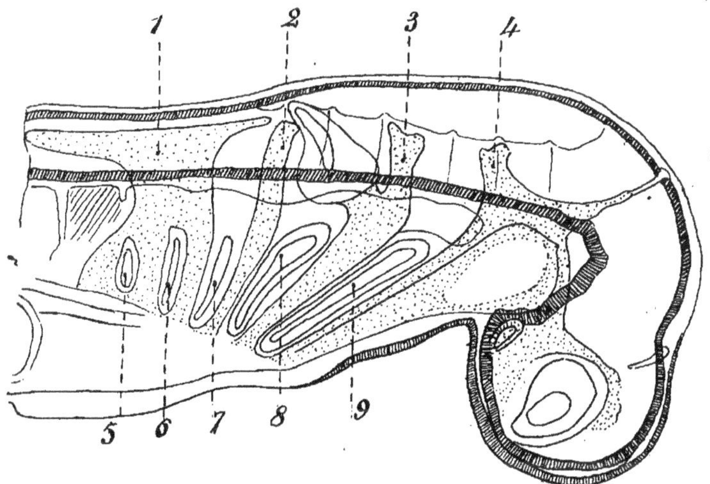

Fig. 3. — Embryon de Squalus acanthias (d'après NEAL). — 1. Vague. — 2. Glosso-pharyngien. — 3. Acoustico-facial. — 4. Trijumeau. — 5. Quatrième fente branchiale. — 6. Troisième fente. — 7. Deuxième fente. — 8. Première fente. — 9. Fente hyo-mandibulaire.

du vague (fig. 3). Chaque tronçon se sépare du tube nerveux puis diminue de volume, les cellules les plus internes, celles situées au contact du mésenchyme émigrent et pénètrent dans le mésenchyme, au milieu duquel on peut les distinguer un certain temps. A la partie antérieure, ce processus est particulièrement marqué et la crête semble disparaître entièrement.

J.-B. PLATT, KUPFFER et d'autres auteurs ont avancé que de toute la face profonde de l'ectoderme qui recouvre la crête ganglionnaire se détachent de nombreuses cellules qui se mêlent à celles de la crête. J.-B. PLATT donne à ce tissu d'origine neurale et épiblastique le nom de *mésectoderme*, l'opposant au mésoblaste qu'elle propose d'appeler mésendoderme. Une faible partie du mésectoderme contribuerait à former les nerfs craniens la plus grande partie se mélangeant au mésendoderme formerait le squelette neural et branchial ainsi que le tissu conjonctif. L'existence du mésectoderme doit être considérée comme très douteuse (BRACHET).

L'ébauche du trijumeau après s'être séparée du tube neural se divise en trois digitations qui toutes cheminent entre l'ectoderme et le mésoderme. La digitation la plus antérieure se porte vers l'ébauche du globe oculaire, la deuxième aborde la face superficielle du somite prémandibulaire, la troisième beaucoup plus volumineuse longe la face externe du somite mandibulaire et pénètre dans l'arc mandibulaire atteignant son extrémité ventrale. L'ébauche de l'acoustico-facial passe en dehors du somite hyoïdien et pénètre ensuite dans l'arc hyoïdien. L'ébauche du glosso-pharyngien se comporte de même au niveau du troisième arc. Quant au vaguo-spinal plus tardif dans son développement il se distribue suivant les mêmes règles au quatrième arc, sa partie moyenne proliférant envoie en arrière des prolongements vers les arcs plus postérieurs, arcs de néoformation.

La *seconde étape* du développement des nerfs mixtes est l'étape de la formation des ganglions et des nerfs définitifs. Les faits sont encore incomplètement connus ; ils ne le sont pas dans toute la série des vertébrés et en particulier il y a peu de renseignements recueillis chez les amniotes. La crête ganglionnaire ne forme pas à elle seule les ganglions des nerfs

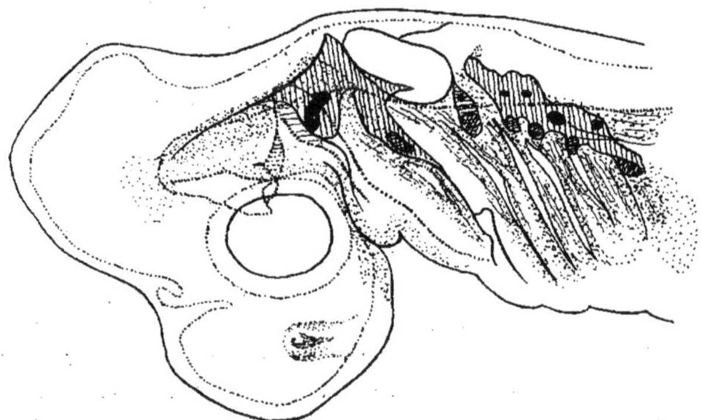

Fig. 4. — Embryon de Spinax niger (d'après Klinckhardt). — Les ganglions sont en gris, les placodes épibranchiales sont quadrillées, les placodes dorso-latérales sont en noir.

craniens, des zones épaissies et à structure différenciée de l'ectoderme céphalique, *les placodes*, contribuent à former ces ganglions ; et peut-être même sont-ce les placodes seules qui forment entièrement certains des ganglions (Brachet).

L'existence de ces placodes est connue depuis longtemps, on peut les diviser en plusieurs groupes. Indépendamment de la placode olfactive (sur laquelle nous reviendrons à propos du nerf olfactif), de la placode cristallinienne et de la placode auditive, il existe des placodes d'où naîtront partiellement tout au moins, les ganglions des nerfs craniens. Ces dernières placodes peuvent être classées en deux séries (Fig. 4) ; une série serait située dorsalement par rapport à la corde dorsale (placodes dorso-latérales) dans l'autre série, plus ventrale, chaque placode serait située à la partie dorsale de la face postérieure de chaque arc branchial (placodes épibranchiales). On peut retrouver des traces des placodes dorso-latérales chez l'embryon humain.

Les travaux de Herrick, Johnston, Landacre et Conger ont montré que les fibres sensitives nées uniquement de la crête ganglionnaire transmettraient seulement la sensibilité somatique générale ou sensibilité tactile, les fibres acoustico-latérales naîtraient des placodes dorso-latérales, et la ligne des placodes épibranchiales donnerait les fibres de la sensibilité viscérale générale et spéciale.

Ganglion du trijumeau. — Le ganglion de Gasser tel qu'on le trouve chez l'homme n'existe pas chez tous les vertébrés; chez les vertébrés inférieurs il existe deux ganglions, un annexé au nerf ophtalmique, l'autre au nerf maxillo-mandibulaire, le ganglion unique lorsqu'il existe résulte du reste de la fusion de deux ganglions primitifs. Au droit de chacune des deux ébauches formées par la crête ganglionnaire se développe une placode, l'une, volumineuse et épaisse s'accole à l'ébauche antérieure (ophtalmique), l'autre plus réduite, s'accole à l'ébauche postérieure (maxillaire supérieur et maxillaire inférieur). Ebauche de la crête et placode se fusionnent pour former le ganglion définitif, mais alors que l'ébauche de la crête forme en presque totalité le ganglion postérieur (maxillaire supérieur et maxillaire inférieur) la placode forme presque à elle seule le ganglion antérieur (ophtalmique), la plupart des cellules de la crête se détachant et se perdant dans le mésenchyme plus interne. Les deux placodes appartiennent à la série dorso-latérale, le trijumeau devrait donc contenir (indépendamment des fibres motrices viscérales) des fibres sensitives somatiques générales (crête ganglionnaire) et des fibres acoustico-latérales (placodes), il semble qu'au cours de l'évolution les fibres acoustico-latérales quittant le trijumeau s'accolent au facial (Brachet).

Ganglions du facial et de l'acoustique. — Bien que la crête ganglionnaire soit commune pour les deux nerfs, les ganglions de l'auditif et le ganglion géniculé ont une valeur toute différente. Les ganglions de l'auditif sont très probablement produits exclusivement par des éléments nés par prolifération de la partie ventrale de la placode auditive (Brachet), alors que le ganglion géniculé est mixte une partie de ses éléments venant de la crête ganglionnaire, l'autre d'une placode, ou mieux très probablement de deux placodes différentes (une placode dorso-latérale et la placode épibranchiale située en arrière de la fente hyo-mandibulaire). De par son développement l'auditif ne contient que des fibres acoustico-latérales. Le facial par contre contient des fibres motrices viscérales pour l'arc hyoïdien, des fibres sensitives de la ligne latérale tant par sa placode que par l'absorption d'une partie du trijumeau, des fibres somatiques sensitives par sa crête ganglionnaire, fibres qui se rendent à la partie dosale du revêtement cutané ; enfin par son rameau branchial divisé en nerf palatin et en corde du tympan il contient des fibres sensitives viscérales « Le nerf facial est donc un nerf cranien typique et complet » (Brachet).

Le ganglion de l'auditif se divise secondairement (fig. 5), sur l'embryon humain de 7 millimètres il est nettement divisé en deux parties, une supérieure et une inférieure donnant chacune origine à des nerfs différents, cette division se fait par élongation du ganglion et étranglement de sa partie moyenne. La partie supérieure donne les nerfs de l'utricule et des ampoules des canaux semi-circulaires supérieur et latéral, la partie inférieure donne les nerfs du saccule et de l'ampoule du canal semi circulaire postérieur. Au niveau de la partie ventrale du segment inférieur du ganglion, un groupe cellulaire se différencie et s'isole formant le ganglion spiral. Le ganglion spiral apparaît chez l'embryon de 9 millimètres, il se sépare par élongation. Après isolement du ganglion spiral la partie supé-

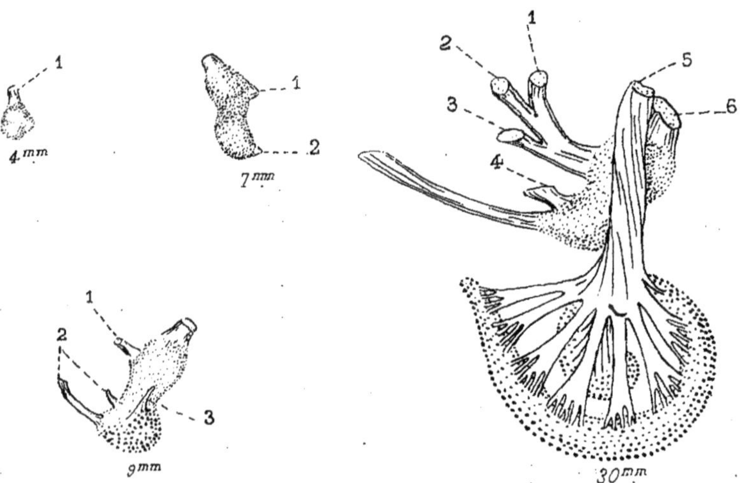

Fig. 5. — Le ganglion de l'acoustique (d'après STREETER).
Au stade de 4 millimètres. — 1. Le nerf vestibulaire.
Au stade de 7 millimètres. — 1. Partie supérieure. — 2. Partie inférieure.
Au stade de 9 millimètres. — 1. Le nerf de l'utricule de l'ampoule du canal supérieur et de l'ampoule du canal externe. — 2. Les nerfs du saccule et de l'ampoule du canal postérieur. — 3. Le nerf cochléaire. — En pointillé, le ganglion spiral.
Au stade de 30 millimètres. — 1. Le rameau ampullaire supérieur. — 2. Le rameau ampullaire latéral. — 3. Le rameau de l'utricule. — 4. Le rameau sacculaire, au-dessous de lui le rameau ampullaire postérieur. — 5. Le nerf cochléaire. — 6. Le nerf vestibulaire.

rieure du ganglion primitif et ce qui reste de la partie inférieure se séparent en général, accompagnant les diverses branches du nerf vestibulaire, mais dans quelques cas une traînée cellulaire persiste entre les deux parties.

Ganglion du glosso-pharyngien. — Le ganglion du glosso-pharyngien se développe comme le ganglion géniculé aux dépens de quelques éléments de la crête ganglionnaire et de deux placodes, une dorso-latérale, une épibranchiale située en arrière de la première fente branchiale c'est-à-dire en arrière de la fente qui suit la fente hyo-mandibulaire. Le glosso-pharyngien contient des fibres de même nature que le facial.

Ganglions du pneumogastrique. — Les ganglions du pneumogastrique isolés ou réunis en un seul suivant les espèces ont une origine identique chez les vertébrés inférieurs mais il semble que la placode dorso-latérale manque chez les amniotes. Les placodes épibranchiales sont en nombre égal à celui des rameaux branchiaux que le nerf envoie. En arrière des placodes dorso-latérales de la région céphalique il existe sur le tronc un champ ectodermique épaissi, un rameau du pneumogastrique l'accompagne sur toute sa longueur (rameau latéral) ; un autre rameau se détache de la dernière placode épibranchiale et longe les faces latérales de l'estomac et de l'intestin (rameau intestinal). Au point de vue de la nature de ses fibres le pneumogastrique est comparable au facial et au glosso-pharyngien. Son extension jusque dans le tronc n'est que la manifestation d'un fait caractéristique du développement des nerfs craniens (Brachet).

Dans tous les nerfs mixtes, la crête ganglionnaire comme les placodes contribuent à former les gaines de Schwann.

Différences entre le développement des nerfs craniens mixtes et des racines rachidiennes postérieures. — Le développement des racines rachidiennes antérieures est en tout comparable au développement des nerfs craniens ventraux ou moteurs. Si la disposition apparaît plus simple au niveau du tronc c'est qu'il ne se passe pas de modifications aussi profondes dans les muscles dérivés des somites ou dans les somites eux-mêmes.

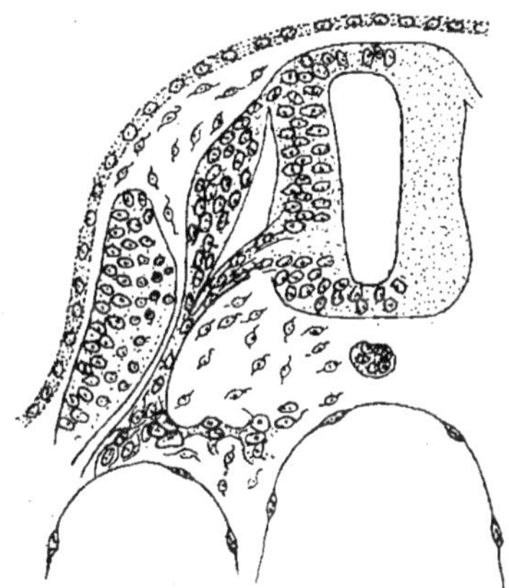

Fig. 6. — Développement d'un nerf mixte chez les mammifères (d'après Kohn).

Les nerfs craniens dorsaux, ou nerfs mixtes *diffèrent totalement* des racines rachidiennes postérieures ; la racine rachidienne postérieure se développe *uniquement* aux dépens de la crête ganglionnaire issue du tube neural ; la crête, continue, envoie des prolongements ventraux *en dedans* du somite qui sépare les prolongements de l'ectoderme ; la crête forme à *elle seule* le ganglion, les cellules et les gaines de Schwann, *il n'y a pas de placodes*, et s'il y en avait elles ne pourraient, étant donné la situation de la crête, venir s'unir à elle (fig. 6).

Développement du grand hypoglosse. — Au point de vue embryologique le nerf grand hypoglosse n'est pas un nerf cranien. Les données récentes ont montré que la limite primitive de la tête est située en arrière de la crête ganglionnaire du pneumogastrique et du quatrième arc branchial (2e arc après l'arc hyoïdien). « Cette formule primitive se complique parce que la tête envahit le tronc en entraînant avec elle son innervation périphérique. Les fentes postérieures à la troisième, les arcs en arrière du quatrième et les branches correspondantes du pneumogastrique sont secondaires et ontogénétiquement représentent des néoformations » (Brachet).

Les somites 7, 8, 9 de Van Wijhe (qui nous l'avons vu devraient pour le moins s'appeler 9, 10, 11) ne sont pas des somites céphaliques, ils évoluent comme des somites du tronc donnant chacun un sclérotome et un myotome, des myotomes partent des prolongements qui se portent crânialement glissant entre les deux feuillets de la somatopleure jusqu'au niveau du pharynx branchial. Les divers bourgeons perdent toute connexion avec leurs myotomes d'origine formant chez les sélaciens la musculature hypobranchiale, homologue morphologique des muscles de la langue des amniotes. *Les muscles de la langue dérivent donc de somites du tronc.* Il ressort de ces faits que le nerf grand hypoglosse est constitué par la réunion de trois nerfs, répondant primitivement à trois segments mésodermiques différents. La chose est connue depuis longtemps, en 1882 Van Wijhe chez les sélaciens et Froriep chez les ruminants l'ont mise en évidence ; mais l'un et l'autre considéraient les segments mésodermiques innervés par le grand hypoglosse comme des segments céphaliques. L'anatomie comparée montre également cette origine multiple du nerf. Beck a vu que chez les ongulés le grand hypoglosse n'est constitué qu'à la sortie du crâne et que dans son segment intracranien il est formé de trois nerfs différents. Si le grand hypoglosse est constitué par trois nerfs rachidiens il doit posséder des racines postérieures sensitives ; il en possède effectivement. On peut constater leur présence au cours de la vie embryonnaire, des cas de persistance chez l'homme adulte ont été signalés, elles sont normales non seulement chez un grand nombre de vertébrés inférieurs mais même chez les ruminants (Froriep et Beck).

Il semble que ce soit His qui en 1885 ait signalé la présence chez l'embryon de racines postérieures pourvues d'un ganglion. Les travaux ultérieurs ont montré que les racines postérieures du grand hypoglosse ne sont bien développées à aucun moment chez l'embryon humain, à peine sont-elles constituées qu'elles s'atrophient et disparaissent, la racine postérieure supérieure est toujours beaucoup moins marquée que les autres, la racine inférieure est la plus volumineuse c'est elle qui persiste le plus longtemps. Le développement des racines postérieures est toujours très irrégulier et n'est qu'exceptionnellement semblable des deux côtés (Voy. Prentiss, Fieandt, Budde.)

Rappelons que certains auteurs avec Bremer considèrent que le grand hypoglosse est formé par plus de trois nerfs rachidiens, la régression très rapide des somites les plus antérieurs entraînerait la disparition des racines motrices les plus antérieures, on pourrait retrouver la trace de leur existence sous forme de petites racines très éphémères situées entre le moteur oculaire externe et le grand hypoglosse, Bremer aurait vu ces racines vestigiales 16 fois sur 27 embryons humains, il ne les a vu que sur des embryons de moins de 30 millimètres.

Développement du nerf olfactif. — Le nerf olfactif est représenté uniquement par les filets qui vont de la muqueuse au bulbe olfactif, les segments désignés sous le nom de bulbe olfactif et de pédoncule olfactif appartiennent au système nerveux central. Le développement du nerf est tout différent de celui des nerfs craniens mixtes. La placode olfactive apparaît au-dessus et en avant de la membrane pharyngienne, elle s'épaissit et se déprime en une fossette dont le fond se rapproche du cerveau antérieur ; les cellules de la placode prolifèrent vers la 5e semaine et certaines se disposant en cordons unissent la placode au cerveau antérieur au travers du mésenchyme. Ce n'est pas là l'ébauche du nerf olfactif primitif mais c'est seulement la trame qui guidera le trajet des fibres ; les cellules placodiques émigrées dans la profondeur constitueront uniquement les gaines de Schwann. *Les fibres nerveuses définitives ont leur cellule d'origine dans l'épithélium olfactif lui-même*, ce sont les axones des cellules sensorielles, on a pu suivre leur progression vers le bulbe olfactif.

Développement du nerf optique. — Le développement du nerf optique est lié au développement de tout l'organe de la vision. La première ébauche de l'œil apparaît alors que le tube nerveux n'est pas encore fermé. La vésicule optique située sur les parties latérales du cerveau est d'abord sessile, elle ne se pédiculise que plus tard, le pédicule ne formera pas le nerf optique, mais lui servira de soutien (voyez plus loin). STOCKARD, SPEMANN, LEPLAT ont montré que les modifications cellulaires qui précèdent la formation de la vésicule optique ne restent pas localisées au siège de cette vésicule mais qu'elles s'étendent à tout le plancher du cerveau reliant entre elles les deux ébauches oculaires. Cette zone modifiée du plancher cérébral est le chiasma primaire répondant à la partie postérieure de la lame terminale. Vésicules optiques et chiasma primaire constituent l'*ébauche* optico-oculaire de LEPLAT (fig. 7). Lorsque la placode cristallinienne se développe, la vésicule s'invagine pour former une cupule ; le feuillet invaginé formant la rétine l'invagination ne porte pas seulement sur la face externe mais aussi sur la face inférieure et se prolonge sur le pédicule (fente embryonnaire). La fente embryonnaire s'oblitère, la fermeture commence à la partie moyenne et s'étend dans les deux sens, le seul vestige qui subsiste de la fente embryonnaire est le point d'entrée de l'artère centrale de la rétine.

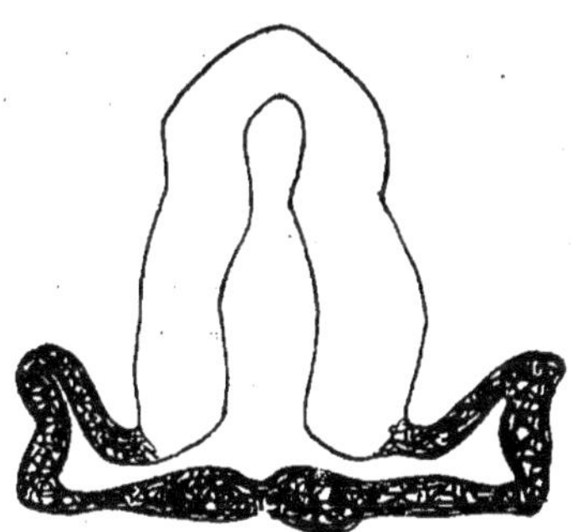

Fig. 7. — L'ébauche optico-oculaire chez les amphibiens (d'après LEPLAT).

Les cellules propres du pédicule optique ne constitueront que les gaines de Schwann et la névroglie. Les fibres du nerf optique naissent dans la rétine et s'engagent dans le pédicule gagnant le chiasma primaire où elles s'entrecroisent avec celles du côté opposé formant le chiasma secondaire ou définitif. L'apparition des fibres se fait dès la fin du deuxième mois, elles sont toutes formées à la fin du sixième mois. La myélinisation ne se fait que tardivement, WESTPHAL a montré qu'elle ne commençait qu'à la fin du cinquième mois intra-utérin pour ne se terminer qu'après la naissance.

Ganglions sympathiques en rapport avec les nerfs craniens. — Un certain nombre de formations ganglionnaires sont situées sur le trajet des diverses branches du trijumeau. Considérées comme parties constituantes du sympathique céphalique, des doutes se sont élevés sur leur nature réelle, nous n'avons pas à discuter ici la valeur des arguments qui ont été apportés dans cette controverse. Annexé à la branche ophtalmique se trouve le ganglion ophtalmique ou ganglion ciliaire ; au nerf maxillaire supérieur le ganglion sphéno-palatin ou ganglion de MECKEL ; au nerf maxillaire inférieur le ganglion otique ou ganglion d'ARNOLD, le ganglion sous-maxillaire et le ganglion sub-lingual.

Ganglion ophtalmique. — Les travaux de KUNTZ chez les mammifères montrent que la première ébauche du ganglion est constituée par des cellules nées du névraxe qui cheminent le long du moteur oculaire commun se portant vers l'extrémité terminale du nerf. L'ébauche est complétée par des cellules qui cheminent le long de l'ophtalmique ; d'après leur nature KUNTZ considère ces cellules comme provenant du ganglion de Gasser. Les travaux de STREETER sur l'embryon humain tendraient par contre à montrer une origine unique provenant du ganglion de Gasser.

Ganglion sphéno-palatin. — Toujours, d'après KUNTZ la première ébauche serait formée par des cellules émanées du ganglion de Gasser et cheminant le long du maxillaire supérieur. A un stade avancé le ganglion sphéno-palatin est relié au ganglion géniculé par le nerf grand pétreux superficiel, des cellules nées du ganglion géniculé cheminent le long du nerf venant renforcer l'ébauche primitive.

Ganglion otique et ganglion sous-maxillaire. — Ces deux ganglions ne seraient formés que par des cellules nées du ganglion de Gasser.

CAMUS défend une opinion toute autre ; d'une part il n'admet pas sans grandes réserves la nature sympathique des ganglions, d'autre part il considère le sympathique comme d'origine mésodermique. Pour lui le ganglion ciliaire serait formé de deux ébauches distinctes, l'une mésenchymateuse probablement sympathique, l'autre liée dès le début au moteur oculaire commun.

NERF OLFACTIF

Massa (1536) et Zerbi (cités par Cruveilhier) sont les premiers à avoir décrit le nerf olfactif comme nerf cranien. Après eux les anatomistes ont longtemps continué à décrire comme première paire cranienne l'ensemble formé par les racines olfactives, le pédoncule et le bulbe olfactifs.

Cruveilhier en 1835 soupçonne que le nerf olfactif n'est représenté

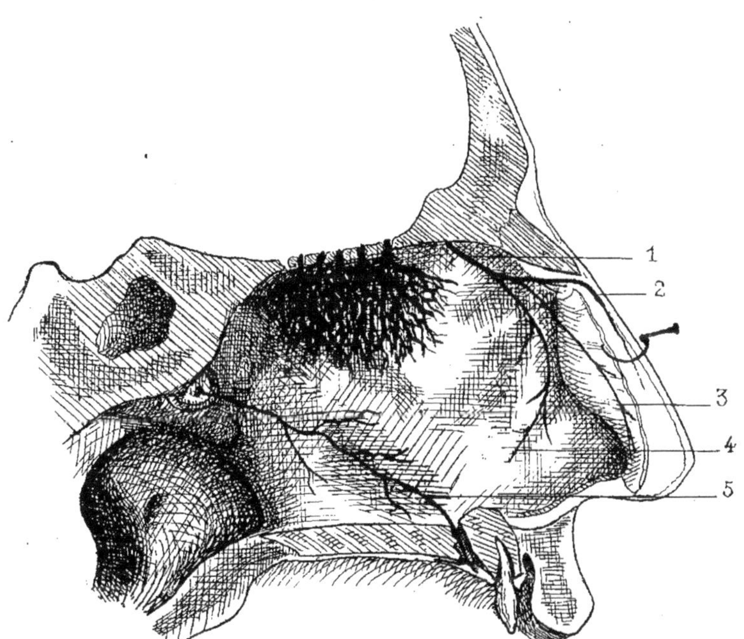

Fig. 8. — Les rameaux olfactifs de la cloison. — Le filet ethmoïdal du nasal ou nerf nasal interne. — Le nerf naso-palatin. — 1. Le nerf nasal interne ou filet ethmoïdal du nasal. — 2. Le nerf naso-lobaire. — 3. La branche externe du filet ethmoïdal, elle se distribue à la muqueuse de la paroi externe des narines (ici réclinée par une érigne) et à la muqueuse de la partie antérieure de la paroi externe des fosses nasales. — 4. La branche interne du filet ethmoïdal. — 5. Le nerf naso-palatin.

que par les filets reliant la muqueuse pituitaire au bulbe olfactif, l'embryologie a montré le bien fondé de cette conception. Les cellules d'origine des filets olfactifs, des cellules sensorielles, sont situées dans la couche épithéliale de la muqueuse, les prolongements périphériques sont remarquablement courts ils se portent vers la surface libre de la muqueuse où ils se terminent par des renflements, les vésicules olfactives de Van der Stricht, les prolongements centraux sont plus grêles ils se portent vers le chorion de la muqueuse.

Les anciens décrivaient les branches de l'olfactif comme occupant la moitié de la hauteur de la cloison et toute la partie supérieure de la paroi externe jusqu'au bord libre du cornet moyen. En réalité la zone de distribution des cellules olfactives constitue un territoire très restreint, chez l'adulte tout au moins ; on admet aujourd'hui et surtout depuis les travaux de Von Brünn que la région olfactive est beaucoup plus réduite. *Sur la paroi externe* elle n'occupe guère qu'un centimètre carré et demi, répondant à la partie moyenne du cornet supérieur ; le bord antérieur de la zone est situé à 10 millimètres environ de l'extrémité antéro-supérieure des fosses nasales, son bord postérieur est à 5 millimètres en moyenne de l'extrémité postérieure des fosses nasales. Le contour est très irrégulier surtout en avant où la zone olfactive envoie des prolongements dans la zone respiratoire. *Sur la cloison* la région olfactive ne dépasse pas un plan passant par le bord inférieur du cornet supérieur (Fig. 8).

Les nerfs olfactifs sont situés dans la couche la plus profonde de la pituitaire au contact du périoste et même en partie compris dans son épaisseur, d'où le précepte établi par Cruveilhier d'étudier ces nerfs non par la surface libre de la muqueuse mais par sa surface adhérente au périoste. Les divers filets nerveux sont de longueurs très différentes, les uns sont courts, les autres sont longs, tous se portent en haut vers le plafond des fosses nasales au niveau de la lame criblée de l'ethmoïde. Sur l'une comme sur l'autre face des fosses nasales les filets antérieurs se portent en haut en arrière, les filets moyens montent presque verticalement, les postérieurs sont obliques en haut en avant ; les filets très ténus se réunissent pour former des troncs de plus en plus gros, mais ces troncs terminaux sont loin d'être tous égaux entre eux. L'ensemble de la figure sur chacune des faces latérales simule un éventail à sommet supé-

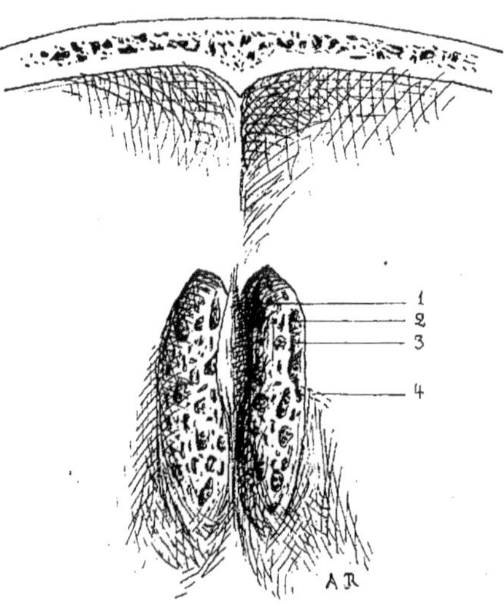

Fig. 9. — Les trous de la lame criblée de l'ethmoïde. — 1. La fente ethmoïdale. — 2. Le trou ethmoïdal. — 3. Le sillon ethmoïdal. — 4. Le canal ethmoïdal antérieur.

rieur ; dans les deux tiers supérieurs de l'éventail les divers filets s'anastomosent richement entre eux formant un plexus à mailles très serrées. *Sur la paroi interne* les nerfs se réunissent en 8 à 10 troncs (Sappey) qui cheminent d'abord dans des gouttières creusées dans le périoste de la cloison puis dans des canaux creusés dans ce même périoste et qui conduisent jusqu'aux trous perforant la partie interne de la lame criblée; très peu de filets gagnent les trous de la région externe de la lame criblée pour pénétrer dans le crâne (fig. 9). *Sur la paroi externe* les divers filets nerveux se réunissent en 6 à 8 troncs seulement (Sappey), ils cheminent dans des gouttières creusées à la face interne des masses latérales de l'ethmoïde pour gagner les trous de la partie externe de la lame criblée ; quelques rares filets seulement se portent vers la partie interne de la lame. Certains auteurs et notamment Valentin décrivent un nombre sensiblement plus grand de filets terminaux.

A l'intérieur du crâne les nerfs disposés en deux plans parallèles se jettent sur le bulbe olfactif, leurs ramifications très riches allant se mettre en rapport avec les ramifications des cellules mitrales. Dans la grande majorité des cas la face inférieure du bulbe olfactif ne regarde pas directement en bas mais en bas et en dehors, le bulbe repose dans sa fosse osseuse surtout par son bord interne ; il en résulte que les nerfs de la rangée interne atteignent le bulbe au niveau de son bord interne, et que les nerfs de la rangée externe l'atteignent par sa face inférieure non loin de son bord interne (Albert Trolard).

Les nerfs olfactifs dans la partie supérieure de leur trajet intra-cranien sont accompagnés de gaines dure-mériennes qui leur donnent une certaine consistance, les gaines se perdent progressivement à partir du point où les nerfs quittent les canaux osseux, pour cheminer dans les gouttières et devenir enfin libres. Key et Retzius ont décrit autour des nerfs olfactifs des gaines de tissu sous-arachnoïdien s'étendant sur une certaine longueur ; ces auteurs auraient pu injecter les lymphatiques des fosses nasales par les espaces sous-arachnoïdiens sans toutefois avoir mis en évidence de communication directe. *Quelques-uns* des filets nerveux sont accompagnés de fines artérioles, branches de l'ethmoïdale antérieure dont le tronc s'engage dans le trou ethmoïdal. L'artère ethmoïdale postérieure se perd en général dans le crâne sans donner de branches satellites des nerfs.

Scarpa (1789) a donné une description détaillée des trous de la lame criblée, bien peu de choses ont été ajoutées à sa description ; les auteurs plus récents ont montré seulement que la régularité n'était pas aussi grande que l'indiquait Scarpa. Le fait principal est que les trous sont moins nombreux et plus volumineux à la face endocranienne qu'à la face nasale. On voit en effet en examinant l'os à la loupe que la plupart des trous de la face supérieure ne sont que des fossettes dont le fond est criblé de pertuis par où s'engagent les filets nerveux. Certains de ces pertuis conduisent dans des canaux osseux complets creusés dans la cloison, d'autres aboutissent à de simples gouttières. Les classiques disent : les trous de la lame criblée peuvent être classés en grands, moyens et petits; ils sont répartis sur deux lignes parallèles longeant l'une le bord interne de la lame criblée l'autre son bord externe ; en réalité cette disposition est exceptionnelle et les trous semblent répartis sans ordre sur les deux tiers antérieurs de la lame, les grands et les moyens paraissent toutefois dominer sur les bords (Voyez ALBERT TROLARD).

ANOMALIES. — D'après PATRUBAN (1844) cité par KRAUSE et TELGMAN, le nerf olfactif manquerait très souvent dans les cas de bec de lièvre. En réalité l'anomalie est rare, les cas connus sont ceux de CLAUDE BERNARD, LE-BEC, TESTUT, FISCHER, PERNA ; encore l'examen histologique du cas de LE-BEC fait par MATHIAS-DUVAL prouve-t-il que ce cas ne doit pas être retenu, car les filets olfactifs existaient, et il faut rappeler que dans le cas observé par TESTUT le sujet ne s'était jamais plaint de son anosmie.

Le nerf voméro-nasal et le nerf terminal. — L'organe de JACOBSON situé au niveau du canal incisif existe chez l'embryon de la plupart des amniotes, il disparaît chez l'adulte dans beaucoup d'espèces, ne persistant que chez les vertébrés inférieurs. Il est innervé par un rameau spécial du nerf olfactif, *le nerf voméro-nasal*. CRUVEILHIER signale sa présence chez certains mammifères et notamment chez le cheval. Le nerf se porte en bas, en avant sur la cloison, en avant du nerf naso-palatin. Sur le trajet du nerf voméro-nasal (et le fait a été vu par KEITH chez l'embryon humain) il existe quelques cellules sympathiques qui sont reliées à la substance grise du cerveau antérieur par des filets sympathiques constituant le nerf terminal découvert par PINKUS chez le Protoptère. Le nerf voméro-nasal n'a probablement que des relations topographiques avec le nerf terminal dont la signification est obscure, il se rend à la peau et à la muqueuse des narines (JOHNSTON). Certains auteurs (VIALLETON) considèrent le nerf terminal comme un nerf somatique sensible, mais on s'accorde en général à l'envisager comme une formation sympathique. Chez l'homme, il est constitué par des fibres amyéliniques sur le trajet desquelles se trouvent des traînées de cellules nerveuses, il se présente sous forme d'un ou de plusieurs minces filets paraissant sortir de la racine blanche interne et de la bandelette olfactive. La branche unique ou les filets plus ou moins anastomosés du nerf terminal longent la face inférieure de la circonvolution olfactive interne ; arrivé à l'extrémité antérieure du bulbe olfactif le nerf terminal se divise en plusieurs branches qui traversent la lame criblée de l'ethmoïde près de la ligne médiane avec les filets les plus antérieurs des nerfs olfactifs pour se terminer dans la muqueuse des fosses nasales.

NERF OPTIQUE

Les classiques décrivent comme deuxième paire des nerfs craniens le nerf optique tendu de l'angle antéro-externe du chiasma au globe oculaire ; nous avons vu la valeur anatomique de cette formation nerveuse en étudiant le développement. *Ce n'est pas un nerf cranien.* Nous ne saurions trop insister sur cette notion capitale, cependant toute restriction étant faite, il nous paraît difficile de passer complètement sous silence le soit disant nerf optique.

Trajet et forme du nerf. — Le nerf se détache de l'angle antéro-externe du chiasma qui est situé nettement en arrière de la gouttière optique. Le nerf aplati de haut en bas large de 4 millimètres (6 mm. 5 à 3 mm. 25) souvent plus large à droite qu'à gauche (ZANDER), un peu plus épais que le chiasma, se porte en avant en dehors presque rectiligne sur une longueur de 1 centimètre en moyenne répondant à la partie supérieure des faces latérales du corps du sphénoïde au-dessus de la gouttière carotidienne, la paroi osseuse est là si mince que le nerf optique peut être lésé au cours des infections du sinus (ONODI). Il s'engage ensuite dans le canal optique mi-parti osseux, mi-parti fibreux, dans ce canal long de 7 millimètres en moyenne (11 mm. à 2 mm. WALLIS) le nerf est comme étranglé perdant sa forme aplatie, il décrit une courbe à convexité externe plus ou moins prononcée ; il apparaît enfin complètement arrondi dans l'orbite et décrivant quelques sinuosités il atteint après un trajet de deux centimètres la partie postérieure du globe oculaire un peu au-dessous et en dehors du pôle.

Le chiasma optique ne fait pas partie du nerf optique, mais sa forme, ses dimensions, sa situation et ses rapports doivent être connus pour comprendre les rapports de la première portion du nerf et les variations de ce segment. Le chiasma est une bandelette aplatie de haut en bas plus épaisse en avant (3 mm. en moyenne) qu'en arrière (2 mm. en moyenne). Son diamètre transversal est de 11 à 12 millimètres (chiffres extrêmes donnés par les auteurs : 9 millimètres et 19 millimètres), son diamètre antéro-postérieur est de 7 millimètres en moyenne (chiffres extrêmes 4,5 mm. et 13 mm.). (Pour les dimensions voyez plusieurs tableaux donnés par ZANDER et les conclusions de WALLIS.) PANAS a montré que le chiasma ne reposait pas dans la gouttière optique, creusée sur le corps du sphénoïde en arrière du limbus, cette gouttière n'existe du reste que dans un tiers des cas. En réalité, le chiasma repose oblique en bas et en avant sur la partie postérieure de la tente de l'hypophyse et sur le bord supérieur de la lame quadrilatère qu'il déborde le plus souvent en arrière ; la tige de l'hypophyse, coudée, glisse oblique en bas en avant, entre le bord supérieur de la lame quadrilatère et la face inférieure du chiasma. Exceptionnellement, le chiasma est tout entier situé en avant de la lame osseuse, son bord antérieur reste distant de 10 à 11 millimètres du limbus sphénoïdalis. Le chiasma est souvent déplacé à droite ou à gauche, plus souvent à gauche (ZANDER).

Duwez (*in dictionnaire Dechambre*) a relevé une dizaine de cas d'absence du chiasma. Il existe quatre observations de chiasma présentant un prolongement développé au niveau de son bord antérieur entre les deux nerfs optiques (Tschaussow 1889, Reitmann 1904, Ogata 1912 (2 cas). Dans le cas de Reitmann, à la coupe il était possible de constater une zone périphérique et une zone centrale formées de tissu de soutien et de tissu nerveux, les noyaux cellulaires, rares dans les deux couches étaient situés pour la plupart entre elles.

Rapports. — 1° *Dans l'étage moyen de la base du crâne.* (Fig. 10 et 12). Le nerf entouré d'une gaine piale, souvent rectiligne, décrivant parfois une légère courbe à concavité externe et légèrement postérieure, se porte

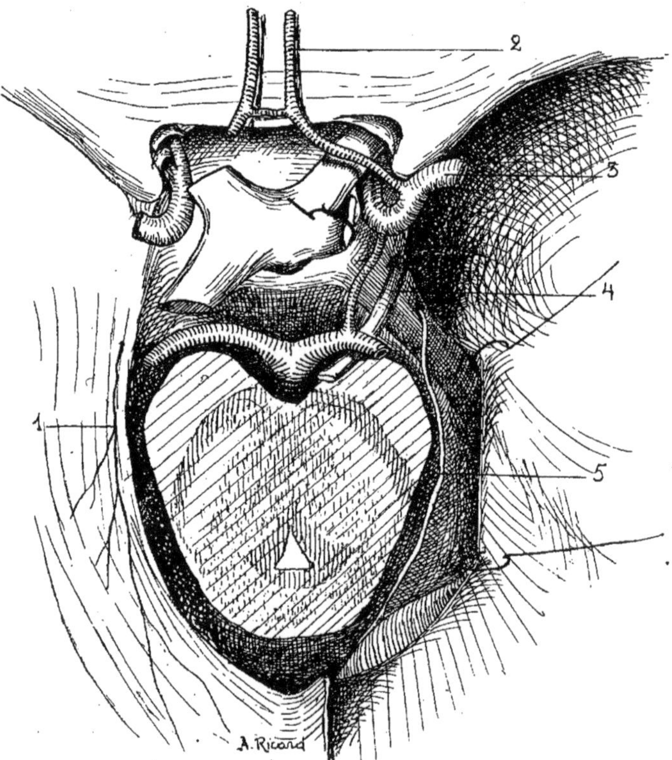

Fig. 10. — Le nerf optique dans l'étage moyen de la base du crâne. — Le moteur oculaire commun et le pathétique dans l'étage postérieur de la base du crâne. — Du côté droit, la tente du cervelet est réclinée pour laisser voir le pathétique. — 1. Le nerf récurrent d'Arnold. — 2. L'artère cérébrale antérieure. — 3. L'artère sylvienne. — 4. Le nerf moteur oculaire commun. — 5. Le nerf pathétique.

en avant en dehors vers le canal optique. L'obliquité est essentiellement variable suivant les sujets, dépendant de l'écartement entre le bord interne des deux canaux qui oscille entre 11 mm. 5 et 20 mm. (Zander), de la largeur très variable du chiasma, et des dimensions de la fosse pituitaire

(WALLIS). Dans ce segment long de 1 centimètre environ (de 7 à 12 mm.) parfois plus long d'un côté que de l'autre, le nerf repose *en bas* d'abord sur la tente de l'hypophyse, puis sur la partie antérieure de la face supérieure du sinus caverneux d'où émerge la carotide interne. Celle-ci apparaît *sous* le nerf et se porte en arrière sur une longueur de un centimètre environ en décrivant une courbe à concavité inférieure et postérieure sur la face supérieure du sinus caverneux, avant que de se diviser en ses branches terminales, en arrière et en dehors du nerf à l'extrémité du diamètre transverse du chiasma. Au-dessous du nerf, la carotide au moment où elle se dégage du sinus caverneux et où elle commence sa courbe, donne l'artère ophtalmique qui se porte en avant sous le nerf, plus ou moins rapprochée de son bord interne ; il faut relever le nerf pour la voir.

FAWCETT a minutieusement étudié les rapports de l'artère ophtalmique et du nerf optique. L'artère peut naître plus ou moins près du trou optique ; elle se porte en avant puis se coude brusquement en dehors et enfin se porte en avant en dehors pour pénétrer dans le trou optique, ces courbes existant même sur les pièces non injectées. L'artère naît généralement au-dessous du milieu de l'axe longitudinal du nerf ; le nerf est oblique en avant en dehors, l'artère est antéro-postérieure, elle peut donc apparaître au bord interne du nerf, ce n'est qu'après s'être coudée qu'elle se place au-dessous de la partie externe du nerf. Si l'origine est un peu plus postérieure, l'artère est plus sous la partie externe du nerf et on ne l'aperçoit pas en dedans de lui.

Le nerf répond *en haut* à l'espace perforé antérieur, il croise pour l'atteindre la racine blanche interne du nerf olfactif ; l'artère cérébrale antérieure comprise dans l'espace sous-arachnoïdien, décrivant une courbe à concavité interne qui la porte en avant et en dedans s'engage entre la face supérieure du nerf optique et la face inférieure de la racine blanche interne du nerf olfactif. La direction de la cérébrale antérieure est très variable tantôt presque transversale elle croise le nerf peu en avant du chiasma tantôt très oblique elle le croise très près du canal optique.

Dans ce trajet intra-crânien le nerf reçoit des artères ; rarement il reçoit des branches de l'ophtalmique, parfois une collatérale de la carotide interne aborde sa face inférieure, mais il est irrigué surtout par les artères du chiasma. Les artères du chiasma nées des cérébrales antérieures et situées au-dessus de lui, se prolongent le long du bord interne du nerf jusqu'au canal optique (MAGITOT).

2° *Dans le canal optique.* (Fig. 11). — Dans le canal optique le nerf change de forme il n'est plus aplati, il n'est pas encore complètement arrondi. Il pénètre dans le canal par son orifice postérieur, orifice ovale à grand axe oblique en dehors et en bas, limité en bas par le bord postérieur de la racine inférieure de la petite aile du sphénoïde, en haut par le bord libre d'un repli dure-mérien qui forme le plafond du canal. Dans le canal proprement dit long d'environ 7 millimètres, le nerf décrivant une légère courbe à concavité interne repose *en bas* sur la face supérieure de la racine postérieure de la petite aile excavée en une gouttière antéro-postérieure ; les cellules ethmoïdales postérieures peuvent empiéter sur le sphénoïde et envahir le plancher du canal (STANCULÉANU).

En haut le nerf répond à la face supérieure du canal formé en avant sur une longueur de 1 à 2 millimètres environ par la face inférieure de la racine supérieure de la petite aile, formé surtout par un repli dure-mérien en forme de faux à base postérieure concave et libre, repli tendu du limbus

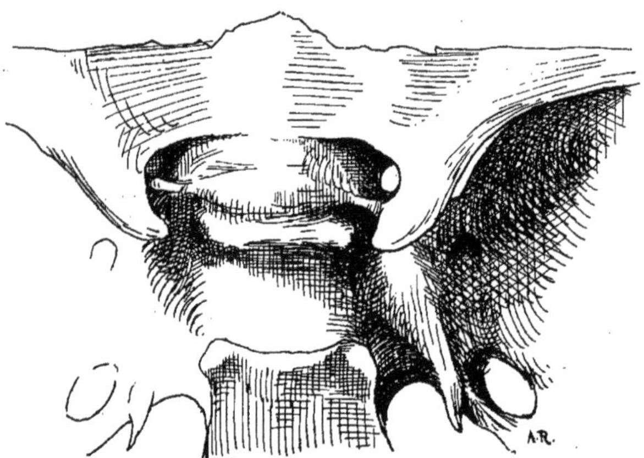

Fig. 11. — Le canal optique osseux et la gouttière carotidienne.

sphénoïdalis au bord interne du trou optique et de l'apophyse clinoïde antérieure. La longueur de ce repli qui prolonge en arrière la racine supérieure de la petite aile est essentiellement variable, long de 5 à 6 millimètres en général, il peut être réduit à un millimètre, le plus souvent il est inégalement développé des deux côtés. Ces variations expliquent les différences indiquées par les auteurs dans la longueur respective des segments intra-cranien et canaliculaire du nerf. *En dedans* le nerf répond au corps du sphénoïde, à la région où se trouve creusée la gouttière optique lorsqu'elle existe. *En dehors* se trouve la jonction des racines antérieure et postérieure de la petite aile. Le nerf sort du canal par son orifice antérieur, entièrement osseux, le trou optique proprement dit, ovale à grand axe vertical, plus petit que l'orifice d'entrée, ce qui fait que le canal a dans son ensemble une forme d'entonnoir (Stanculéanu).

Dans ce trajet canaliculaire le nerf entre en rapport avec l'artère ophtalmique et avec les méninges. Dans le crâne l'artère ophtalmique est comme le nerf intra-dure-mérien ; dans le canal optique, l'artère située au-dessous et en dehors du nerf, pénètre dans l'épaisseur même de la dure-mère puis s'en dégage enfin ; le point où l'artère sort de la dure-mère est essentiellement variable, il est situé tantôt dans le canal, tantôt au niveau de son orifice antérieur c'est-à-dire au niveau du trou optique.

La disposition des méninges au niveau du canal optique est un peu différente suivant les individus (Pfister). La pie-mère forme le névrilème du nerf, la dure-mère se confond en partie avec le périoste au niveau du trou optique et d'autre part elle forme une gaine fibreuse qui accompagne le nerf jusqu'au globe oculaire. L'arachnoïde n'est pas dans la région, c'est à peine si elle forme un petit manchon qui pénètre de 1 à 2 millimètres dans le canal. Il y a toujours un espace notable entre la pie-mère accolée au nerf et la dure-mère. Souvent l'espace est cloisonné par quelques tractus allant de la pie-mère à la dure-mère, parfois l'espace est interrompu par un véritable accolement entre les deux méninges ; quelle que soit la variété d'adhérence elle est toujours plus forte au niveau du point où se trouve l'artère ophtalmique comprise encore dans l'épaisseur de la dure-mère ou déjà située en dehors d'elle.

La duplicité du canal optique a été signalée, l'artère ophtalmique et le nerf optique étant séparés par une cloison osseuse ; c'est là une anomalie très rare, LE DOUBLE n'en a relevé que 13 cas.

3° *Dans la cavité orbitaire* (Fig. 12). — Le nerf optique se porte presque directement en avant vers le globe oculaire qu'il atteint un peu au-dessous et en dehors du pôle après un trajet de 2 centimètres environ. Arrondi et d'un calibre constant jusque-là, le nerf se rétrécit brusquement au moment où il pénètre dans l'épaisseur de la sclérotique, il se rétrécit encore brusquement et beaucoup plus fortement avant que de quitter la sclérotique. La pénétration dans la sclérotique se fait en ligne droite, ce n'est que dans les cas pathologiques que la pénétration se fait obliquement (ROCHON-DUVIGNEAUD) ; une pénétration oblique se voit chez certains animaux (REJSEK).

Dans la cavité orbitaire il est classique de décrire au nerf deux courbures, une postérieure à convexité externe, une antérieure à convexité interne, en réalité ces courbures sont loin d'être constantes le plus souvent on ne relève que quelques sinuosités très irrégulières. Au sommet de l'orbite le nerf est assez fortement enserré par le sommet du cône musculaire formé par les muscles droits, le droit supérieur adhère même à la gaine périnerveuse; en avant les muscles s'écartent et une épaisse couche graisseuse s'interpose entre eux et le nerf optique. Des vaisseaux et des nerfs sont en certains points accolés à la deuxième paire. L'artère ophtalmique d'abord située en dehors du nerf se place au-dessus puis en dedans de lui, intimement accolée contre sa gaine durale ; elle quitte le nerf à peu près à la moitié de son trajet pour se porter oblique en avant en dedans vers l'interstice qui sépare le droit interne du grand oblique. Quelques-unes de ses branches entrent en rapport intime avec le nerf. Les deux premières branches pénètrent dans la gaine durale, une née très en arrière longe le bord externe du nerf elle peut être très longue, l'autre naît au point où l'artère croise la face supérieure du nerf (MAGITOT). La centrale de la rétine née également très en arrière et de façon très variable est d'un calibre très réduit, cheminant dans l'épaisseur de la gaine durale, elle ne pénètre à l'intérieur du nerf au niveau de son quadrant inférieur et interne que 10 à 15 millimètres en arrière de la sclérotique.

Contrairement à l'opinion de VOSSIUS, admise par presque tous les classiques, DEYL a montré la constance du point de pénétration (reste de la fente fœtale) au niveau du quadrant inférieur et interne du nerf. Vossius admet que chez l'embryon les vaisseaux pénètrent dans ce quadrant mais que secondairement l'œil décrit sur son axe une rotation de 90°, le point de pénétration se portant en bas et en dehors ce qui fait que chez l'adulte l'artère disparaîtrait dans le quadrant inférieur et externe. Vossius aurait constaté la torsion du nerf optique non seulement chez les animaux mais chez le fœtus humain, il aurait vu chez l'embryon humain de 5 à 6 mois le muscle droit supérieur en dehors du releveur et non au-dessous de lui. Ces faits ne sont pas admis.

Les artères ciliaires longues, une droite une gauche, nées de l'ophtal-

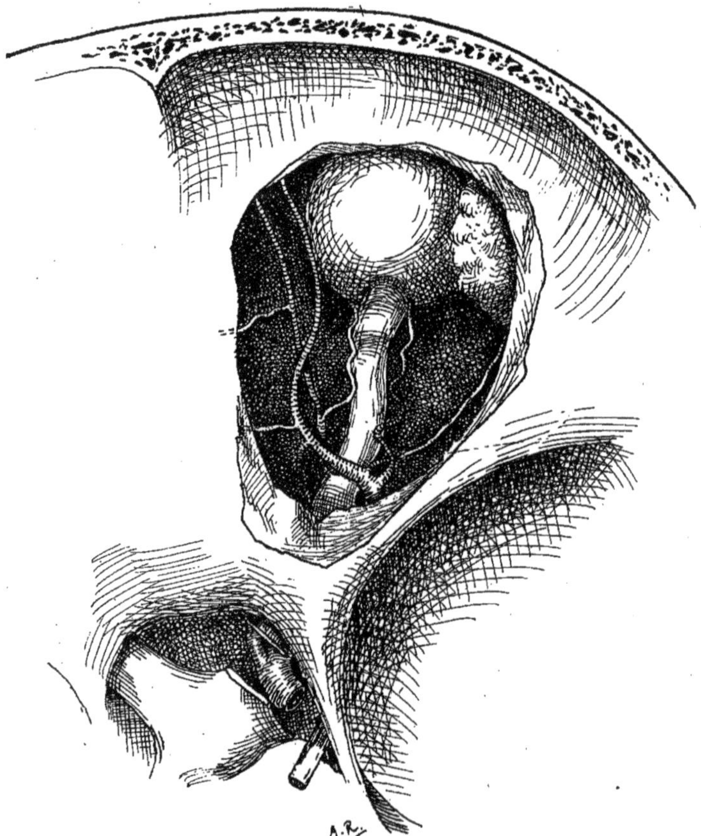

Fig. 12. — Les rapports du nerf optique et de l'artère ophtalmique. — La portion intracranienne du nerf a été réséquée pour montrer l'origine de l'artère. — Remarquer le segment terminal de la carotide interne reposant sur la face supérieure du sinus caverneux en se portant en arrière et en dehors.

mique très en arrière longent les faces latérales du nerf; les artères ciliaires courtes (dont l'existence est niée par Meyer) au nombre de 8 à 16 enlacent intimement le nerf optique. La veine ophtalmique supérieure est au niveau du nerf accolée au bord antérieur et au bord externe de l'artère.

La veine ophtalmique inférieure située dans l'angle interne et inférieur de l'orbite n'a en général aucun rapport avec le nerf. La veine centrale de la rétine n'a pas un trajet identique à celui de l'artère ; elle se dégage du nerf à 5 ou 6 millimètres du point de pénétration de l'artère.

La branche supérieure du moteur oculaire commun croise oblique en avant et en dedans la face supérieure du nerf optique, en arrière de l'artère ophtalmique ; le nasal se portant plus en avant croise cette même face mais plus en avant et en X plus allongé. Le ganglion ophtalmique est situé sur la face externe du nerf au point où l'artère croise sa face supérieure, les nerfs ciliaires qui en partent sont d'abord accolés au nerf optique ils s'en écartent en avant au moment de pénétrer dans le globe oculaire.

Variations du nerf optique. — Stilling (cité par Jaboulay) rapporte un cas où « sur la face inférieure de la bandelette optique gauche se trouve un faisceau plus grêle qui émerge par plusieurs petites racines de la face inférieure du corps genouillé externe. Au niveau du tiers antérieur du parcours de ce tractus se trouve un petit fascicule qui vient se réunir à lui après avoir émergé de la substance perforée antérieure. Après cette union le faisceau tout entier se divise en quatre branches. Les trois plus importantes ne s'entrecroisent pas et se rendent au bord externe du nerf optique gauche et de là, complètement séparées du tronc principal par une rainure spéciale, au globe oculaire. La quatrième branche, notablement plus grêle, se dirige du côté droit et constitue par conséquent un faisceau croisé ».

NERF MOTEUR OCULAIRE COMMUN

Origine apparente (Fig. 13). — Le moteur oculaire commun, troisième paire cranienne apparaît au niveau de la région pédonculaire ; comme l'a signalé Varole il naît par deux séries de filets : filets internes et filets externes. La ligne des filets internes n'est pas aussi longue que

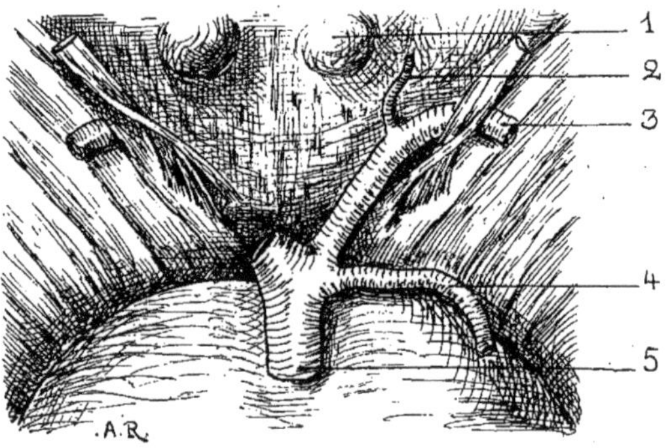

Fig. 13. — Les origines du moteur oculaire commun. — 1. Les tubercules mamillaires. — 2. L'artère communicante postérieure. — 3. L'artère cérébrale postérieure. — 4. L'artère cérébelleuse supérieure. — 5. Le tronc basilaire.

celle des filets externes, elle ne répond qu'à sa moitié antérieure. Les filets internes au nombre de 4 à 5 nettement séparés les uns des autres émergent au niveau de la face interne du pédoncule cérébral dans un sillon d'aspect noirâtre répondant à la limite interne du locus niger (sillon du moteur oculaire commun), les filets les plus postérieurs sont peu éloignés du bord antérieur de la protubérance mais ne l'atteignent pas ; en dedans de ce groupe interne se trouve l'espace perforé postérieur. Les filets externes au nombre de 8 à 15, se réunissant vite pour former un ruban fasciculé, émergent de la face ventrale du pédoncule ; leur ligne d'émergence oblique en avant en dehors est à sa partie moyenne au contact de la ligne d'émergence du groupe interne ; les deux séries de filets s'écartant à la partie antérieure forment un V ouvert en avant et en dehors.

L'origine du moteur oculaire commun est encadrée par des troncs artériels; en dedans la partie terminale du tronc basilaire sépare les deux nerfs là où ils sont très rapprochés ; la cérébrale postérieure contourne le flanc interne puis la partie antérieure de la zone d'émergence, souvent elle envoie un ou plusieurs rameaux qui isolent les trois ou quatre filets antérieurs de la ligne externe ; en arrière la cérébelleuse supérieure branche du tronc basilaire longe le bord supérieur de la protubérance.

Les filets d'origine n'atteignent jamais la ligne médiane, c'est à tort que Varole et Vieussens ont admis un échange de fibres entre les deux nerfs. — Ridley et Molinelli (cités par Cruveilhier) disent avoir vu des fibres naître de la protubérance.

Trajet et aspect du nerf. — Le nerf est dès son origine aplati et fasciculé, les filets décrivent en se réunissant un demi-tour de spire de telle sorte que les inférieurs deviennent supérieurs (Cruveilhier) ; d'une façon presque constante nous avons vu le groupe interne rejoindre le bord externe du nerf en croisant sa face inférieure. Le nerf s'arrondit dès qu'il se dégage des artères qui entourent son origine ; il se porte en avant et en dehors dans l'étage postérieur de la base du crâne, croise la face latérale de la lame quadrilatère, s'applique sur la face supérieure du sinus caverneux puis pénètre dans l'épaisseur de sa face externe. Près de l'extrémité antérieure du sinus, le moteur oculaire commun se divise en deux branches terminales, une supérieure, et une inférieure qui s'engagent toutes deux dans la fente sphénoïdale et se distribuent aux muscles moteurs du globe oculaire exception faite du droit externe et du grand oblique.

Rapports. — 1° *Dans l'étage postérieur de la base du crâne* (Fig. 10). — Le moteur oculaire commun né au-dessus de la petite circonférence de Vicq-d'Azyr, sur un plan supérieur au bord supérieur de la lame quadrilatère, se porte en bas en avant en dehors décrivant une courbe à concavité antérieure et interne. Entouré d'une gaine piale, il chemine dans le confluent sous-arachnoïdien inférieur dans lequel les artères sont également situées. *En arrière* il répond au pédoncule séparé de sa face inférieure par l'artère cérébrale postérieure. *En avant et en dedans* il répond au bord supérieur de la lame quadrilatère et au chiasma, les embrassant à distance dans sa concavité. Le pathétique également situé dans l'espace sous-arachnoïdien est en dehors du moteur oculaire commun et au-dessous de lui.

2° *Dans l'étage moyen de la base du crâne.* — Le nerf se met en rapport avec le sinus caverneux.

Pour comprendre les rapports du moteur oculaire commun dans cette région, il faut connaître la constitution du sinus caverneux et le mode d'insertion de la tente du cervelet. La grande circonférence de la tente se fixe sur le bord supérieur du rocher ; après être passée en pont au-dessus du trijumeau elle quitte le rocher et va oblique en haut et en dedans s'insérer sur l'apophyse clinoïde postérieure ; une expansion fibreuse se détache du bord inférieur de la grande circonférence et tombe verticalement sur le bord supérieur du rocher. Cette expansion forme la paroi postérieure du sinus caverneux, elle comble l'espace triangulaire limité par l'extrémité libre de la circonférence, le bord supérieur du rocher et le bord latéral de la lame quadrilatère. La petite circonférence passe au-dessus de la grande allant s'insérer à l'extrémité et au bord externe de l'apophyse clinoïde antérieure. Du bord inférieur de la petite circonférence se détache une lame oblique en bas en dehors et légèrement oblique en avant et en dehors, elle va se continuer en dedans des trous ovale et grand rond avec la dure-mère qui tapisse la fosse sphénoïdale. Cette lame forme la paroi externe du sinus. L'entrecroisement des deux circonférences limite avec une ligne fictive joignant les apophyses clinoïdes antérieure et postérieure un espace triangulaire (Testut). Cet espace répond à la face supérieure du sinus, il est comblé par une lame horizontale fixée en arrière au bord antérieur de la grande circonférence en dehors à la petite circonférence, en dedans elle se continue avec la tente de l'hypophyse.

Le moteur oculaire commun croise à angle droit le bord postérieur du

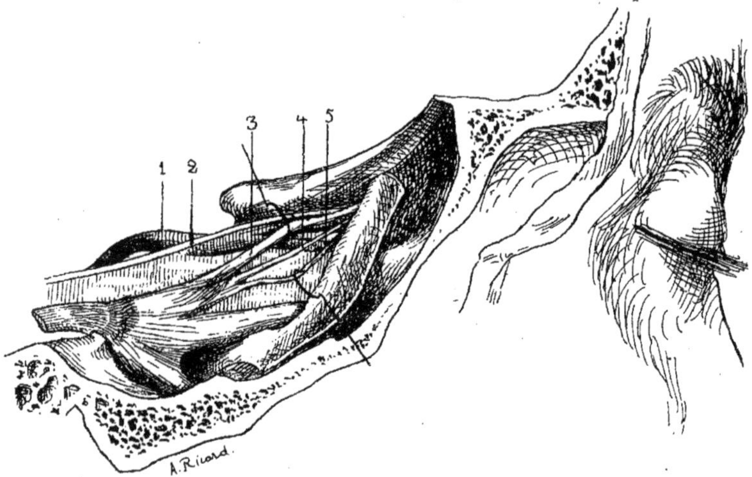

Fig. 14. — Les nerfs compris dans l'épaisseur de la paroi externe du sinus caverneux vus après dissection complète. — 1. Le nerf moteur oculaire commun. — 2. Le nerf pathétique. — 3. Le nerf frontal. — 4. Le nerf lacrymal. — 5. Le nerf nasal.

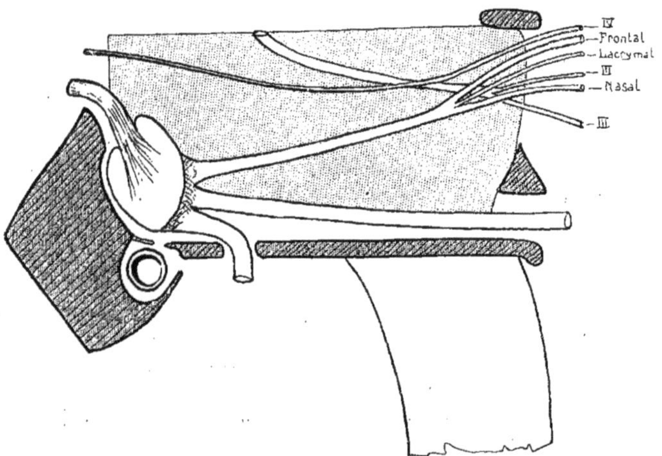

Fig. 15. — Schéma représentant la disposition des nerfs dans la paroi externe du sinus caverneux. — La direction exacte du ganglion de Gasser ne peut être représentée sur ce schéma.

triangle limité par l'entrecroisement des deux prolongements de la tente du cervelet, en frôlant le côté externe de l'apophyse clinoïde postérieure ;

il repose sur la face supérieure du sinus caverneux et oblique en avant en dehors il perfore la dure-mère tout près du prolongement de la petite circonférence de la tente en un point qui est en général à égale distance des deux apophyses clinoïdes antérieure et postérieure, il pénètre alors dans l'épaisseur de la paroi externe (Fig. 54). Dans tout son trajet à la face supérieure du sinus le nerf est accompagné d'une gaine arachnoïdienne (Bichat). Le nerf laisse en arrière et en dehors de lui le pathétique qui perfore la dure-mère au point de croisement des deux circonférences ; il laisse au-dessous de lui le moteur oculaire externe qui perfore la paroi postérieure du sinus. Le segment terminal de la carotide interne oblique en arrière en dehors reposant sur la face supérieure du sinus, sur une longueur de un centimètre environ, atteint presque le moteur oculaire commun, il peut même le toucher (Fig. 10). Dans l'épaisseur de la paroi externe du sinus le moteur oculaire commun se porte en avant et en bas, peu avant que d'atteindre l'extrémité antérieure du sinus et la fente sphénoïdale, parfois même au niveau de celle-ci, le nerf se divise en deux branches terminales, une supérieure petite, une inférieure beaucoup plus grosse ; les deux branches s'écartent à angle aigu (Fig. 14 et 15). Vu la situation de son point de pénétration, le nerf ne chemine que dans la moitié antérieure de la paroi externe du sinus, il laisse donc en arrière et au-dessous de lui le ganglion de Gasser. Le pathétique, la branche ophtalmique de Willis sont également compris dans l'épaisseur de la paroi externe et entrent en rapport avec le moteur oculaire commun ; le maxillaire supérieur est situé plus bas à l'union de la paroi externe et de la paroi inférieure du sinus, il n'est pas logé comme les autres nerfs dans l'épaisseur de la paroi externe. Le pathétique, très grêle, pénètre dans la paroi externe du sinus au niveau de l'angle externe du triangle supérieur, trois millimètres environ au-dessus du ganglion de Gasser, par conséquent en arrière du moteur oculaire commun, il se porte presque horizontalement en avant ne devenant légèrement ascendant que dans sa partie toute antérieure, il croise la troisième paire sur sa face externe pour se placer au-dessus d'elle, le croisement se fait en général un peu en arrière du point de division du moteur oculaire commun. La branche ophtalmique de Willis, d'abord aplati et plexiforme puis progressivement arrondie, située à l'origine nettement au-dessous du moteur oculaire commun dont elle est séparée par le pathétique, se porte en haut et en avant et tout en restant sous-jacente au pathétique croise en avant de lui la face externe de la troisième paire. Au point de croisement ou juste au-dessous de lui l'ophtalmique se divise en ses trois branches terminales : nasal, frontal, lacrymal.

Le nasal se place entre les deux branches du moteur oculaire commun, se portant un peu en dedans pour se placer sur un plan un peu interne par rapport à elles, le frontal et le lacrymal se placent au-dessus de la branche de division supérieure du moteur oculaire commun entre elle et le pathétique. *Ce croisement des nerfs se fait à la partie toute antérieure du sinus ;* Testut insiste sur le fait que sur une coupe frontale passant par la gouttière optique, l'ophtalmique et le pathétique sont encore au-dessous du moteur oculaire commun.

Dans la paroi du sinus les nerfs ne sont pas au contact les uns des autres, ils sont séparés par des lames fibreuses, la paroi externe du sinus est feuilletée (Fig. 16). Quand l'ophtalmique est disséqué on ne voit ni le

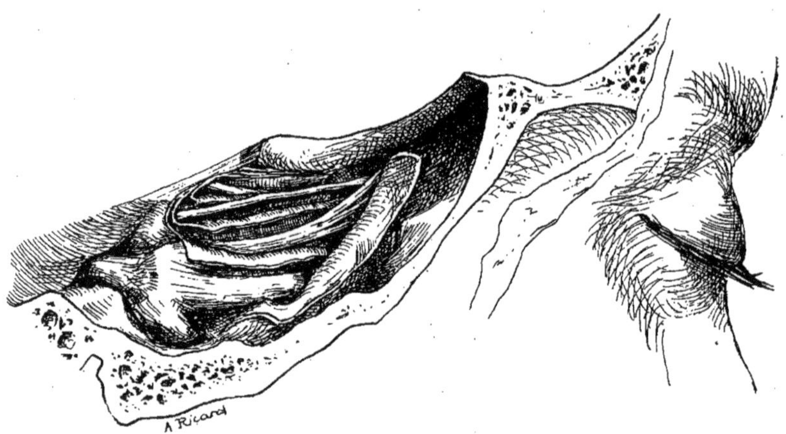

Fig. 16. — Les différents nerfs contenus dans l'épaisseur de la paroi externe du sinus caverneux sont situés dans des plans différents, ils sont séparés par des lames fibreuses. Sur la pièce les différentes loges ont été successivement ouvertes le feuillet superficiel de chaque loge a été rabattu en bas.

pathétique ni le moteur oculaire commun ; quand le pathétique est disséqué on ne voit pas encore la troisième paire. Chaque nerf en pénétrant dans la paroi du sinus semble entraîner une gaine qui s'élargissant l'isole complètement des nerfs voisins.

En dedans le nerf est en rapport avec les organes situés à l'intérieur du sinus caverneux c'est-à-dire avec la carotide interne et avec le moteur oculaire externe, celui-ci situé plus ou moins près de la paroi externe (*Voyez les rapports du moteur oculaire externe*) est sur un plan inférieur au moteur oculaire commun. *En dehors* la troisième paire est séparée de la superficie du sinus par les autres nerfs situés dans l'épaisseur de la paroi externe ; c'est encore plus superficiellement, séparé des nerfs par une lamelle fibreuse que se trouve le fin plexus veineux qui représente le plan superficiel du sinus caverneux (Hovelacque et Reinhold). Le réseau veineux superficiel en général continu est étendu de la fente sphénoïdale au rocher, en hauteur il laisse en général à découvert le quart ou le tiers supérieur de la face externe du sinus ; il communique avec la veine ophtalmique, le sinus pétreux supérieur, les veines du trou grand rond et du trou ovale. La face interne du lobe sphéno-temporal est appliquée sur le sinus caverneux (Fig. 17).

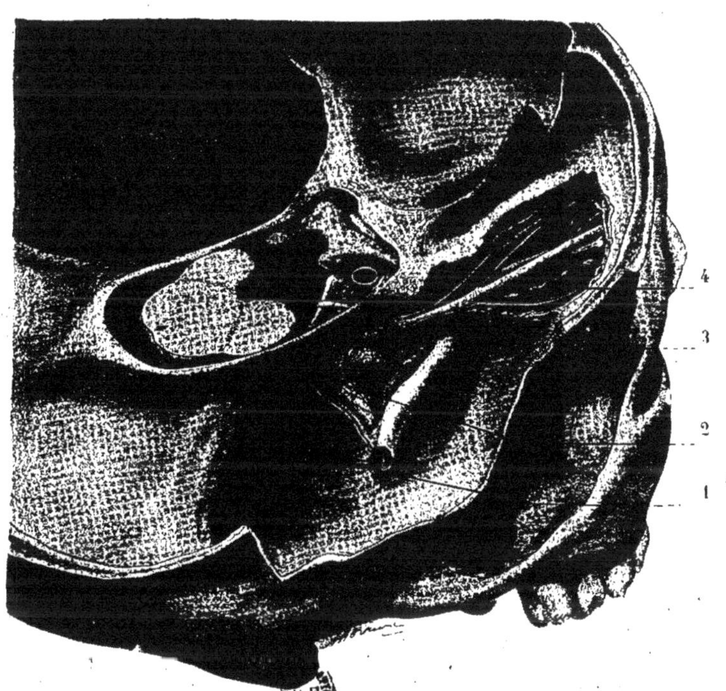

Fig. 17. — Le plan superficiel du plexus caverneux. La paroi durale a été incisée et réclinée ; sous le plexus veineux superficiel, on aperçoit les nerfs masqués par une lame fibreuse. — 1. La veine grande anastomotique de Trolard. — 2. Anastomose du sinus pétreux supérieur et du plexus veineux superficiel. — 3. Le sinus sphéno-pariétal de Breschet. — 4. La veine ophtalmique, elle va passer dans la partie large de la fente sphénoïdale en dehors de l'anneau ; elle reçoit le sinus de Breschet avant de se terminer en partie dans le sinus caverneux proprement dit, en partie dans le plan superficiel de ce sinus ; on voit un des rameaux terminaux de la veine ophtalmique se continuer jusqu'à la veine du trou ovale (D'après Hovelacque et Reinhold).

3° *Dans la fente sphénoïdale* (Fig. 18). — Le moteur oculaire commun est divisé en ses deux branches terminales, une supérieure grêle, une inférieure beaucoup plus volumineuse. Les deux branches passent par l'anneau de Zinn, une à la partie supérieure l'autre à la partie inférieure, avec elles passent, en dedans le nasal, en dehors le moteur oculaire externe ; la racine sympathique du ganglion ophtalmique venue du plexus carotidien est située juste en dedans et au-dessous du nasal. Les autres

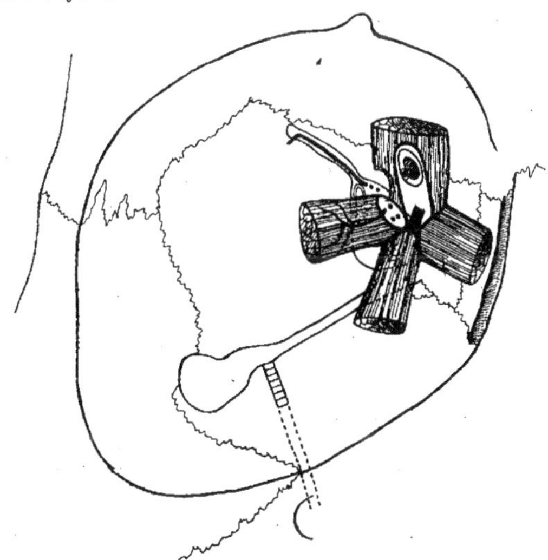

Fig. 18. — Le tendon de Zinn et l'origine des muscles droits sont représentés suivant la description de Rouvière. Le muscle droit supérieur est en partie réséqué le long de son bord externe pour permettre de voir le nerf pathétique et le nerf frontal (D'après Hovelacque et Reinhold).

organes qui traversent la fente sphénoïdale sont situés en dehors de l'anneau de Zinn. Le moteur oculaire commun est en somme très rapproché de la partie interne de la fente et Stanculéanu a montré que parfois les cellules ethmoïdales envahissant le corps du sphénoïde pouvaient atteindre cette région.

Tous les organes qui traversent la fente sphénoïdale traversent *sa partie large ;* la partie étroite est obturée par une lame fibreuse et par la dure-mère. La veine ophtalmique passe en dehors de l'anneau de Zinn (disposition indiquée par Zinn lui-même en 1855) entre le rebord osseux et la face externe du muscle droit externe. Les nerfs pathétique, frontal, lacrymal sont en dedans et au-dessus de la veine. Quand il existe une veine ophtalmique inférieure elle est située entre le bord inférieur de la fente et la face inférieure du muscle droit inférieur (*Sur le passage des organes dans la fente sphénoïdale* voyez Hovelacque et Reinhold).

4° *Dans l'orbite* (Fig. 19 et 28). — Les deux branches terminales du moteur oculaire commun s'écartent l'une de l'autre. *La branche supérieure* aplatie de haut en bas relativement grêle, mesurant un millimètre ou un millimètre et demi de diamètre se porte en avant en haut légèrement en dedans, croisant la face externe puis la face supérieure de l'artère ophtalmique, elle se place au-dessus de la partie externe du nerf optique, recouverte par la moitié externe de la face inférieure du muscle droit supérieur. Dans ce trajet la branche supérieure est très proche du nasal qui situé au-dessous et en avant croise le nerf optique sur un plan plus antérieur. Très rapidement la branche supérieure de la troisième paire s'épanouit en quatre à cinq filets qui pénètrent la face profonde du muscle droit supérieur à l'union de son tiers postérieur et de son tiers moyen. Du rameau terminal le plus interne se détache

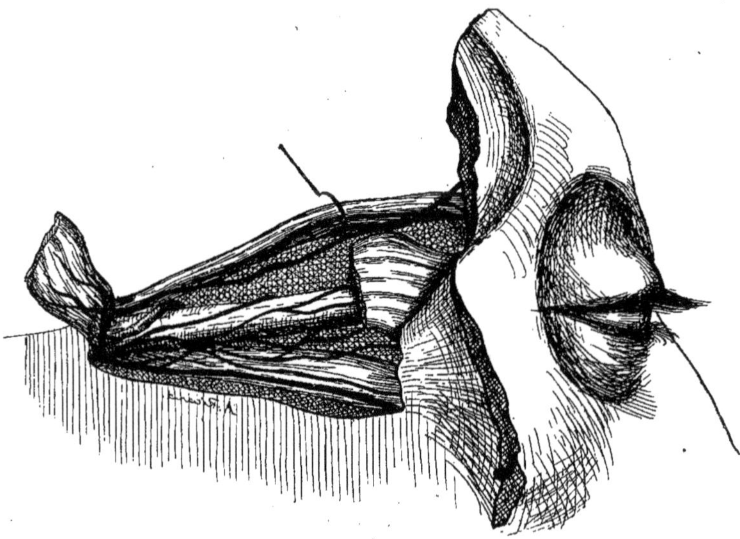

Fig. 19. — Les nerfs contenus dans l'orbite vus après ablation de la paroi externe. — Le muscle droit externe est sectionné, sa partie postérieure réclinée en arrière montre le nerf moteur oculaire externe. — En haut le nerf frontal, il n'a pas ses rapports normaux avec les muscles, ceux-ci étant soulevés par une érigne. — Le ganglion ophtalmique donne en avant les nerfs ciliaires courts, il reçoit par son pôle postérieur ses trois racines, la racine sympathique est située très près et au-dessous de la longue racine venue du nasal, ce dernier croise la face supérieure du nerf optique en avant de l'artère ophtalmique. — Le nerf du muscle petit oblique chemine sur la face supérieure du muscle droit inférieur. — Un nerf ciliaire court très bas situé chemine également sur la face supérieure du muscle droit inférieur.

un filet particulièrement ténu qui se porte en avant et légèrement en haut, il croise le bord interne du droit supérieur (Bichat, Arnold Hirschfeld) et aborde la face profonde du releveur de la paupière supérieure à la moitié de la longueur du muscle. Assez souvent le filet du releveur perfore de bas en haut et très obliquement la partie interne du droit supérieur.

Le nerf du releveur ne croise que tout à fait exceptionnellement le bord externe du droit supérieur. (C'est là cependant la disposition donnée comme normale par Sappey, Cunéo, Poirier et Baumgartner.) Parfois il existe deux nerfs, le nerf supplémentaire étant très postérieur ; duplicité déjà signalée par Delbet. Nous avons vu plusieurs fois le filet glisser entre le releveur et le droit supérieur pour aborder le bord externe du releveur après avoir croisé le bord interne du droit supérieur.

La branche inférieure du moteur oculaire commun, également aplatie, beaucoup plus grosse, mesurant au moins trois millimètres de diamètre se porte en avant légèrement en bas reposant sur la face supérieure du muscle droit inférieur. Deux ou trois millimètres en avant de l'anneau de Zinn elle se divise ; parfois la branche nerveuse se trifurque, le plus souvent elle se bifurque en deux troncs d'égal volume, un interne qui se rend au muscle droit interne et un externe qui se divise pour se rendre au droit inférieur et au petit oblique. Le rameau du droit interne oblique en avant en dedans passe au-dessous du nerf optique et s'épanouit dès qu'il abandonne le bord interne du muscle droit inférieur en un large éventail formé par 5 ou 6 gros filets. La base de l'éventail atteint la face profonde du muscle à la moitié de sa longueur occupant toute la hauteur du corps charnu. Le tronc commun du droit inférieur et du petit oblique se porte directement en avant, un peu en bas sur la face supérieure du droit inférieur, après un trajet de deux à trois millimètres il se divise. Le nerf du droit inférieur se divise tout de suite en 3 ou 4 filets qui abordent la face supérieure du muscle à l'union de son tiers postérieur et de son tiers moyen. Le nerf du petit oblique arrondi relativement gros, aussi gros que la branche supérieure du moteur oculaire commun, repose sur la face supérieure du droit inférieur tout près de son bord externe, il atteint le bord postérieur du petit oblique au-dessus du droit inférieur, croisant ce bord postérieur il se divise en 3 ou 4 filets qui se distribuent à la face supérieure du muscle glissant entre lui et le globe oculaire. Quelques millimètres après son origine le nerf du petit oblique donne la racine courte ou grosse racine du ganglion ophtalmique.

Anastomoses du moteur oculaire commun. — Au niveau du sinus caverneux il existe de nombreuses anastomoses avec le plexus carotidien Cl. Bernard décrit même le moteur oculaire commun comme ayant à ce niveau un aspect gangliforme dû à ces anastomoses. — Des anastomoses entre la troisième paire et l'ophtalmique ont été décrites au même niveau et notamment par Sœmmering et Valentin. Bischoff après étude microscopique a nié leur existence. Une anastomose a été signalée avec le moteur oculaire externe, elle ne semble pas exister.

Variations du moteur oculaire commun. — *Variations du tronc* : Sœmmering a vu le tronc perforé par l'artère cérébrale postérieure. *Branches surnuméraires :* peut donner un filet au droit externe (Cruveilhier, 2 cas de Testut), ou innerver complètement le droit externe dans les cas connus d'absence du moteur oculaire externe (Généráli, Harwey) peut donner un filet au grand oblique (Volkmann cité par Krause-Telgman) un filet au ganglion sphéno-palatin (Cruveilhier). *Anomalies des branches normales :* Le nerf du droit inférieur naissait par deux racines une du nerf du droit interne une du nerf du petit oblique dans un cas de Cruveilhier. Le nerf du petit oblique peut envoyer une branche surnuméraire au droit inférieur. (Cruveilhier, Testut), disposition constante pour Henle et Delbet. Le nerf du petit oblique perforait le droit inférieur dans un cas de Henle. — Il traversait le ganglion ciliaire dans un cas d'Arnold. Il ne donnait dans un cas aucun rameau au ganglion dont la racine motrice venait du moteur oculaire externe (Anastomose de Pourfour du Petit).

NERF PATHÉTIQUE

Origine apparente (Fig. 20). — Le nerf pathétique, quatrième paire cranienne, bien qu'appartenant au groupe des nerfs ventraux de par son développement, a une émergence dorso-latérale ; nous avons vu que le fait était encore absolument inexpliqué. Il apparaît par une ou plusieurs racines (jusqu'à 5) au bord interne du pédoncule cérébelleux supérieur à deux millimètres environ en arrière des tubercules quadrijumeaux postérieurs, de part et d'autre du frein de la valvule de Vieussens, parfois sur des cerveaux très frais il est possible de voir un petit tractus blanchâtre transversal reliant les deux points d'émergence (Marjolin). Le nombre des racines n'est pas toujours le même des deux côtés. Les deux nerfs peuvent ne pas apparaître exactement à la même hauteur.

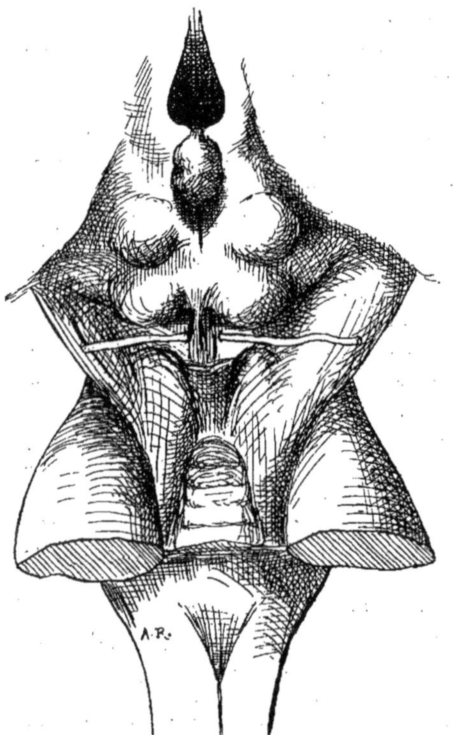

Fig. 20. — L'origine apparente du nerf pathétique.

Weil signale un cas d'anomalie qu'il croit unique. Chez un fœtus de 8 à 9 mois le pathétique naissait au niveau du sillon superficiel du cerveau moyen, au-dessous et en dehors du tubercule quadrijumeau postérieur.

Trajet et aspect du nerf. — Les filets d'origine se réunissent tout de suite pour former un troncule de un millimètre de diamètre environ ; parfois cependant les filets se réunissent en deux racines qui ne se fusionnent qu'après un trajet de plus d'un centimètre.

Prochaska cité par Krause-Telgman signale que parfois un sillon dernier vestige de la séparation en deux racines d'origine se prolonge sur toute l'étendue du nerf. — Ruysch aurait vu le nerf divisé en deux sur tout son trajet. — D'après Wrisberg le pathétique droit serait plus volumineux que le pathétique gauche.

Le nerf se porte en avant dans l'étage postérieur de la base du crâne entourant dans une courbe à concavité interne les faces latérales des pédoncules cérébraux ; il atteint la partie toute postérieure de la face supérieure du sinus caverneux, chemine dans l'épaisseur de la paroi externe du sinus, traverse la partie large de la fente sphénoïdale, pénètre dans l'orbite et se distribue au muscle grand oblique.

Rapports. — 1° *Dans l'étage postérieur de la base du crâne* (Fig. 10). — Depuis son origine apparente jusqu'à sa pénétration dans le sinus caverneux le nerf mesure 3 centimètres de long en moyenne décrivant une courbe à concavité interne. Dans la première partie de son trajet à la face dorsale du névraxe, le pathétique repose sur la face postérieure du pédoncule cérébelleux supérieur, l'artère quadrijumelle postérieure, branche de la cérébelleuse supérieure, croise obliquement en avant en dedans la face inférieure du nerf, le cervelet le masque en haut. Plus en avant le nerf pathétique toujours entouré d'une gaine piale contourne le bord externe du pédoncule cérébral ; *en dehors* d'abord situé au-dessous de la petite circonférence de Vicq-d'Azyr il s'en rapproche, et s'accole à elle masqué par elle ; *en bas* il surplombe le bord supérieur des pédoncules cérébelleux moyen et de la partie externe de la protubérance, l'artère cérébelleuse supérieure longeant le bord supérieur de ces parties du névraxe ; *en haut* la bandelette optique est sus-jacente au nerf. A la partie antérieure de l'étage postérieur de la base du crâne, le pathétique occupant le confluent sous-arachnoïdien inférieur se porte presque directement en avant, il laisse au-dessus et en dedans de lui le moteur oculaire commun, au-dessous et en dehors de lui les racines du trijumeau. S'entourant d'une très courte gaine arachnoïdienne le nerf atteint l'étage moyen de la base du crâne.

2° *Dans l'étage moyen de la base du crâne* (Fig. 14, 15, 16). — Le pathétique entre en rapport intime avec le sinus caverneux qu'il atteint au niveau de la partie postérieure de sa face supérieure, c'est en ce point que se termine la gaine arachnoïdienne. La situation de l'orifice dural est un peu variable; le plus souvent il est situé au sommet de l'angle formé par l'entrecroisement des circonférences de la tente du cervelet dissimulé sous la corde fibreuse qui représente le prolongement de la petite circonférence (*Voyez pour la description le nerf moteur oculaire commun*), plus rarement (Testut) l'orifice est situé sur le bord de cette circonférence en arrière du triangle. Le nerf pénètre dans l'épaisseur de la paroi externe du sinus caverneux au-dessus du ganglion de Gasser dont il reste distant de trois millimètres. D'abord horizontal il ne devient légèrement ascendant que dans sa partie toute antérieure, dans ce trajet le pathétique entre en rapport avec le moteur oculaire commun, l'ophtalmique, le moteur oculaire externe, le plan superficiel du sinus caverneux et la face interne du lobe temporo-sphénoïdal. (*Voyez les rapports du nerf moteur oculaire commun.*)

3° *Dans la fente sphénoïdale* (Fig. 18). — Le pathétique passe dans la partie *large* de la fente sphénoïdale, en dehors de l'anneau de Zinn, tout près du bord supérieur de la fente auquel il peut adhérer par l'intermé-

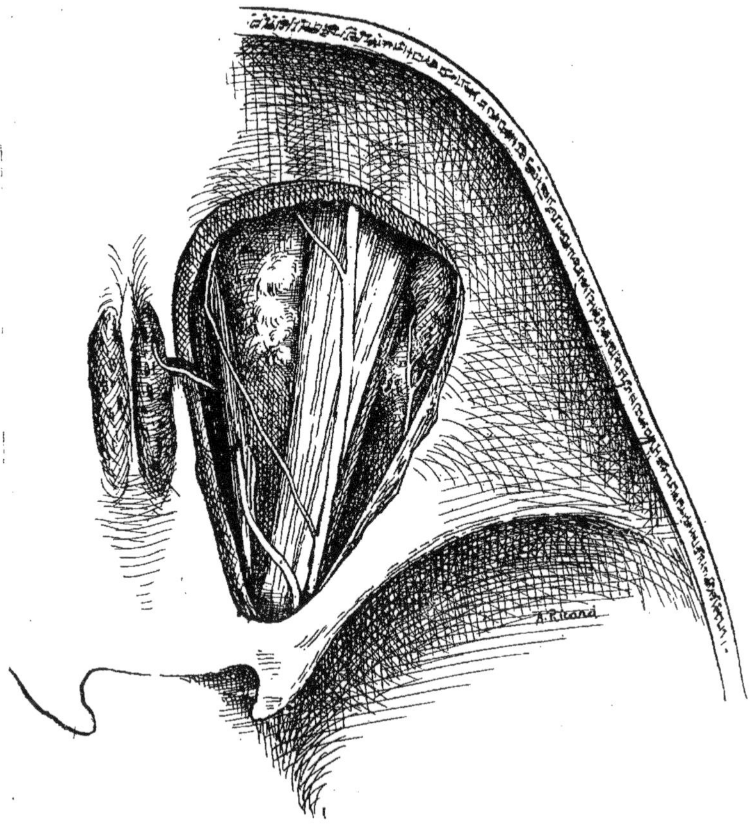

Fig. 21. — Les nerfs contenus dans l'orbite, le plafond osseux a été effondré. — Le nerf lacrymal aborde le bord postérieur de la glande et pénètre dans son épaisseur. — Le nerf frontal se divise en ses deux branches terminales ; il a donné très en arrière le nerf supra-trochléaire qui se porte en avant et en dedans. — Le nerf pathétique aborde le muscle grand oblique. — Le nerf nasal interne apparaît en dedans du grand oblique, il chemine dans le canal ethmoïdal antérieur ouvert sur la figure.

diaire de tractus fibreux ; il est au-dessus et nettement en dedans de la veine ophtalmique, en dedans du nerf frontal qui le sépare du lacrymal, ces deux derniers nerfs passant également dans la partie *large* de la fente au-dessus et en dedans de la veine.

4° *Dans l'orbite* (Fig. 21). — Le pathétique dès qu'il apparaît dans l'orbite se place au-dessus du muscle releveur de la paupière supérieure, séparé du périoste uniquement par la très épaisse gaine commune des muscles. Fortement oblique en avant en dedans il croise la face supérieure du muscle et atteint le bord externe du grand oblique, 3 ou 4 millimètres en avant de l'origine du muscle ; à ce niveau il s'épanouit en trois ou quatre filets terminaux qui longent le bord externe du muscle jusqu'à l'union de son tiers postérieur et de ses deux tiers antérieurs. Dans ce trajet intra-orbitaire le pathétique est d'abord presque accolé au frontal également situé au-dessus du releveur ; mais alors que le pathétique est fortement oblique en avant en dedans, le frontal se dirige presque directement en avant, il en résulte que les deux nerfs s'écartent en formant un angle aigu ouvert en avant et en dedans.

Branches collatérales du pathétique. — 1° Nombreuses anastomoses avec le plexus carotidien au niveau de la paroi externe du sinus caverneux ; 2° l'existence de branches anastomotiques avec l'ophtalmique a été niée par BISCHOFF pour le pathétique comme pour le moteur oculaire commun et pour le moteur oculaire externe. 3° Des rameaux dure-mériens naissent au niveau de la paroi externe du sinus caverneux, leur trajet est très court, parfois un de ces rameaux plus long peut atteindre la tente du cervelet, *c'est l'accessoire du nerf récurrent d'Arnold.*

Le pathétique peut envoyer une anastomose au nasal, elle passerait au-dessus du grand oblique. Cette disposition serait constante d'après BÉRAUD (*citation Krause et Telgman*). — D'après KRAUSE et TELGMAN, le pathétique pourrait donner une racine accessoire au ganglion ciliaire. — THANN (cité dans l'anatomie de QUAIN) a vu dans un cas le pathétique perforer le releveur de la paupière pour gagner le grand oblique. — Sur plusieurs pièces de QUAIN, le nerf donnait une branche à l'orbiculaire des paupières. BERTÉ signale une anastomose du pathétique et du frontal. A.-F. DIXON a trouvé cette anastomose chez l'embryon. — ROUSSET a vu une fois un filet des rameaux orbitaires du maxillaire supérieur se jeter sur le pathétique.

NERF TRIJUMEAU

Le trijumeau, cinquième paire cranienne, est un nerf mixte ; sa racine sensitive et sa racine motrice émergent de la protubérance, se portent en

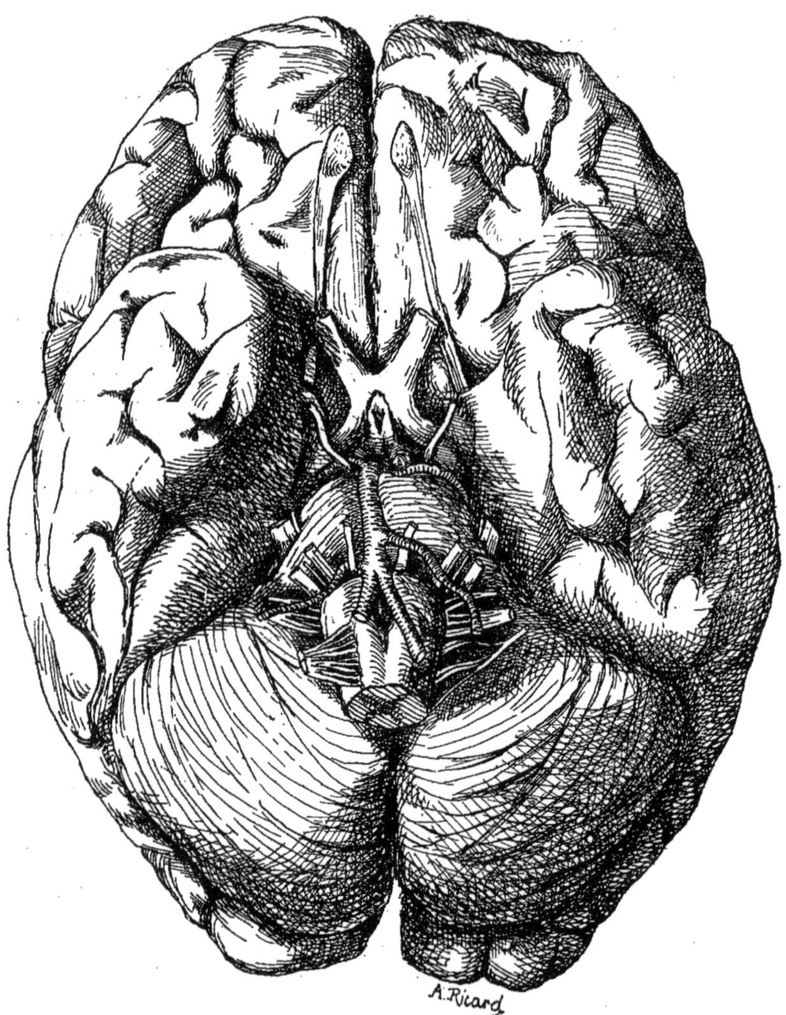

Fig. 22. — L'origine apparente des nerfs craniens à la face inférieure de l'encéphale.

avant et gagnent l'étage moyen de la base du crâne en passant au-dessus du bord supérieur du rocher. *La racine sensitive* (suivie à partir du névraxe) se continue avec un volumineux ganglion de forme semi-lunaire, *le ganglion de Gasser*. Du bord antérieur du ganglion se détachent trois nerfs : la branche ophtalmique de Willis, le nerf maxillaire supérieur, le nerf maxillaire inférieur. *La racine motrice* (nerf crotaphitico-buccinateur d'Arnold) se jette sur le nerf maxillaire inférieur.

Origine apparente (Fig. 22). — Les deux racines du trijumeau émergent au niveau de la face antérieure de la protubérance, à peu près à l'union de son tiers supérieur et de ses deux tiers inférieurs ; les origines du nerf droit et du nerf gauche ne sont du reste pas toujours sur le même plan horizontal. *En dehors* la ligne d'émergence répond à l'union de la protubérance et des pédoncules cérébelleux moyens [1], *en dedans* elle répond à distance à la gouttière médiane de la face antérieure de la protubérance, les deux nerfs sont séparés par une distance rarement supérieure à 38 millimètres.

La racine sensitive, la plus externe des deux, est très volumineuse formée par 40 à 50 filets. Son origine est diversement décrite par les auteurs, pour Bichat elle naît du sommet et des parties latérales d'un tubercule saillant, visible lorsqu'on a arraché le nerf ; d'après Henle elle naît du fond d'une fossette dont les parois sont tapissées de tissu conjonctif. Arrondie dans ce trajet profond puis comme étranglée à son émergence (Cruveilhier) la racine sensitive s'aplatit ensuite ; elle se détache de la surface du pont suivant une ligne oblique en bas en dehors, les filets internes apparaissent deux millimètres plus haut que les filets externes.

La racine motrice est beaucoup plus grêle que la racine sensitive, formée de 8 à 10 filets, elle apparaît au-dessus et en dedans de la racine sensitive, séparée d'elle par un pont de substance nerveuse large de un millimètre tout au plus, la *lingula de Wrisberg* ou *bandelette de Sœmmering*.

L'origine apparente du trijumeau est en rapport intime avec les grêles artères protubérantielles latérales qui nées en nombre variable des faces latérales du tronc basilaire rampent sur la face antérieure de la protubérance au-dessus et au-dessous de l'émergence, quelques ramuscules pouvant passer entre les filets radiculaires.

Description et trajet des racines (Fig. 23). — Les racines se portent directement en avant et en haut (Princeteau) et non en haut et en dehors comme il est classique de le dire. Les racines nous ont paru décrire d'une façon constante une double courbe en S italique dans le plan horizontal. La courbe postérieure étant à concavité interne, la courbe antérieure à concavité externe.

La racine sensitive aplatie, large de 5 millimètres environ, présente près

(1) Depuis Cruveilhier il est classique d'indiquer comme limite entre la protubérance et le pédoncule cérébelleux moyen une ligne fictive tirée du bord externe de l'origine apparente du trijumeau à l'origine apparente du facial.

de son émergence une face supéro-externe et une face inféro-interne en raison de l'obliquité de son origine ; mais bientôt les deux bords se placent sur le même plan horizontal et la racine présente une face supérieure et une face inférieure. Après un trajet de un centimètre en moyenne la racine sensitive atteint la limite de l'étage postérieur de la base du crâne, glissant

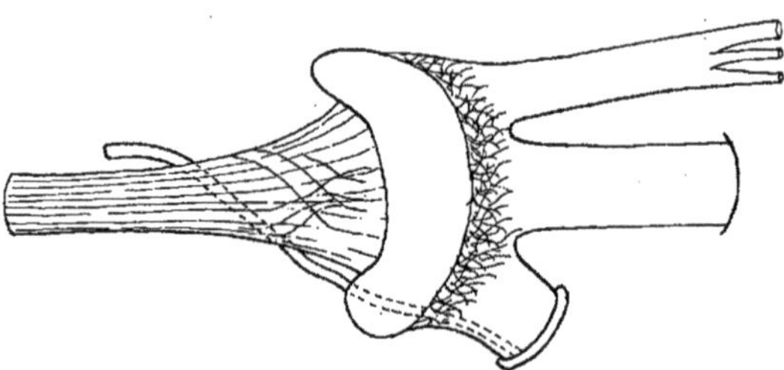

Fig. 23. — Schéma du trijumeau intra-cranien.

dans une échancrure du bord supérieur du rocher (*Lunula d'Albinus, incisura nervi trigemini de W. Grüber*). La racine sensitive s'applique alors sur la face endocranienne antérieure du rocher et s'épanouit en un éventail aplati de haut en bas long de 9 millimètres, large de 8 millimètres à sa base, *le plexus triangulaire*. L'épanouissement du nerf n'est pas un étalement régulier mais les filets se divisent, s'anastomosent entre eux et comme l'a montré Valentin certains d'entre eux venus de la partie interne gagnent la partie externe, et inversement. Les fibres disparaissent au niveau du bord postérieur du ganglion de Gasser et de la partie postérieure de sa face supérieure.

La racine motrice large de deux millimètres est d'abord séparée de la racine sensitive comme nous l'avons vu plus haut. Située d'abord au-dessus et en dedans de la racine sensitive elle se rapproche d'elle, puis passe au-dessous d'elle coupant sa direction obliquement en avant en dehors, elle apparaît au bord externe du plexus triangulaire. La racine motrice passe ensuite sous l'angle externe du ganglion de Gasser avant que d'aborder le nerf maxillaire inférieur.

Description du ganglion de Gasser. — Le ganglion de Gasser est une masse de consistance fibreuse, plus dure à sa partie externe (Caminiti) de couleur gris jaunâtre (Meckel dit rosâtre) tranchant sur l'aspect plus clair du plexus triangulaire ; sa forme est nettement semi-lunaire avec un bord postérieur concave, un bord antérieur convexe ; comme le fait remarquer Caminiti si au premier abord il peut simuler la forme d'une faux à pointe interne l'examen attentif révèle toujours sa forme semi-lunaire. La largeur du ganglion est de 14 à 18 millimètres, sa longueur est de 6 millimètres au centre, elle n'est guère que de 4 millimètres aux extrémités ; l'épaisseur est au maximum de 3 millimètres. Caminiti a pesé le ganglion chez cinq sujets et a trouvé un poids moyen de 28 centigrammes.

Hutchinson a vu des ganglions larges de 2 centimètres 2. Pour lui la longueur ne serait que de 4 millimètres. — Kanavel et Davis donnent comme diamètre transversal un centimètre et comme diamètre antéro-postérieur 8 millimètres.

L'extrémité externe un peu plus volumineuse que l'interne a souvent un contour irrégulier, l'extrémité interne plus effilée se porte plus en arrière. Le bord postérieur concave est plus épais que le bord antérieur, il reçoit les fibres de la racine sensitive, qui pénètrent également dans le ganglion au niveau de la partie postérieure des deux faces mais *surtout* au niveau de la face supérieure, taillée en un biseau oblique en bas en arrière ; parfois les fibres de la racine sensitive se prolongent loin sur la face supérieure du ganglion masquant son aspect et le faisant confondre avec le plexus triangulaire, dans ces cas les limites du ganglion ne sont nettement visibles que par la face inférieure. Le bord antérieur convexe donne origine sur toute sa longueur à de nombreuses fibres qui s'anastomosent en un plexus long de 2 millimètres, c'est de ce plexus que naîtront les trois branches du trijumeau. La masse ganglionnaire n'est pas plane elle est courbée sur elle-même de telle sorte que la face supérieure est concave, la concavité regardant en haut en avant en dehors, la face inférieure est convexe.

L'existence d'un ou de plusieurs petits ganglions accessoires le long du bord concave a été signalée, ces formations sont indépendantes ou reliées par de fins filets nerveux soit au ganglion principal soit au plexus triangulaire. L'embryologie montre que c'est une erreur de les comparer aux ganglions accessoires qui peuvent exister sur les racines rachidiennes postérieures.

Rapports des racines du trijumeau et du ganglion de Gasser. — Les rapports des diverses parties constitutives du trijumeau jusqu'à l'origine de ses branches terminales peuvent être étudiées de diverses façons ; au point de vue de l'anatomie descriptive pure il serait possible de décrire d'abord les racines puis le ganglion, il est plus rationnel de décrire le nerf d'abord dans l'étage postérieur du crâne (racines) puis sur le versant antérieur du rocher (partie antérieure des racines et ganglion). Nous suivrons ce second plan qui a l'avantage de réunir en une vue d'ensemble les éléments contenus dans une loge fibreuse commune, et de décrire en une fois la partie chirurgicale du nerf.

Rapports des racines dans l'étage postérieur de la base du crâne (Fig. 24). — Les deux racines forment un cordon unique, la racine motrice d'abord interne par rapport à la racine sensitive se place au-dessous d'elle. Elles répondent : *en avant* à la face endocranienne postérieure du rocher tapissée de la dure-mère, écartées de l'os à leur origine, les fibres s'en rapprochent jusqu'à le toucher à la partie terminale. *En dedans*, à distance, au tronc basilaire, puis plus en avant au sinus pétreux inférieur qui descend oblique en bas en dehors dans la scissure pétro-basilaire, et au nerf moteur oculaire externe qui s'applique sur la dure-mère avant de la perforer et de monter extra-dure-mérien sur le versant postérieur du rocher. *En dehors* le facial, l'auditif, l'intermédiaire de Wrisberg sont sur un plan inférieur, obliques en haut en dehors ils s'écartent de plus en plus du trijumeau. *En arrière* le tiers supérieur de la protubérance recouvre la partie initiale des racines, au-dessus et en dehors de la protubérance l'hémisphère cérébelleux vient les toucher (PRINCETEAU). *En haut* les racines sont surplombées par le bord interne de la tente du cervelet (petite circonférence de Vicq-d'Azyr) longé par le nerf pathétique. Au contact des racines sont des troncs vasculaires; une artériole le plus souvent branche d'une artère protubérantielle (DURET) aborde le tronc nerveux quelques millimètres en avant du névraxe et se divise en T une branche se portant vers la protubérance, l'autre se porte avec le nerf en avant et peut être suivie jusqu'au plexus triangulaire. La veine cérébelleuse antérieure et inférieure, d'une façon presque constante (9 fois sur 10) longe le bord externe des racines pour aller se jeter dans le sinus pétreux supérieur ; PRINCETEAU a vu quelquefois un tronc veineux, reliant les veines protubérantielles au confluent des deux sinus pétreux, longer le bord interne des racines. Dans tout ce trajet chaque racine a une gaine pie-mérienne propre, la gaine arachnoïdienne est commune; cette gaine n'est complète qu'à 2 ou 3 millimètres en arrière du sommet du rocher, PRINCETEAU a montré que l'arachnoïde se soulève d'abord largement et à distance des racines et s'en rapproche progressivement « le feuillet de l'arachnoïde se comporte vis-à-vis du nerf comme la toile de tente vis-à-vis du poteau central. »

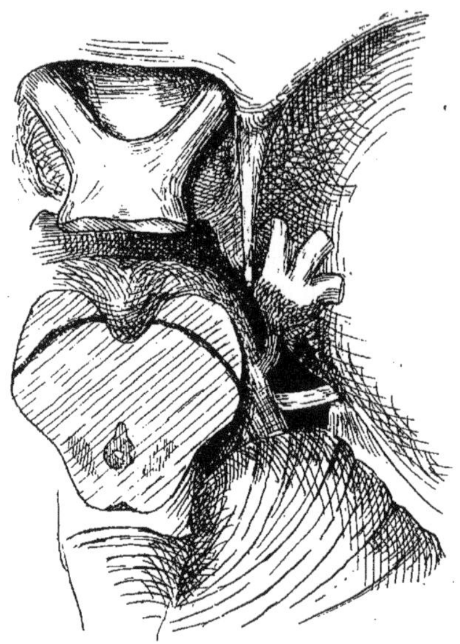

Fig. 24. — Le nerf trijumeau dans l'étage postérieur de la base du crâne.

Rapports au niveau du bord supérieur du rocher (Fig. 54). — Les racines du trijumeau, se recouvrant l'une l'autre, croisent le bord supérieur du rocher tapissé par la dure-mère. Au point de croisement l'os est déprimé en un arc à concavité supérieure large d'un centimètre environ, l'existence de cet arc est constante (*lunula d'Albinus, incisura nervi trigemini de W. Grüber*). La disposition de cet arc est essentiellement variable, tantôt simple méplat, tantôt échancrure profonde limitée par deux épines osseuses saillantes hautes de 2 ou 3 millimètres. L'échancrure, tapissée par la dure-mère est transformée en un trou ovalaire à grand axe oblique en avant en dedans, (long de 1 centimètre, haut de 4 à 5 millimètres) par le passage de la grande circonférence de la tente du cervelet. Celle-ci contenant dans son épaisseur le sinus pétreux supérieur s'insère le long du bord supérieur du rocher et passe en pont au-dessus de l'échancrure se fixant sur les deux épines avant que d'aller de l'épine interne à l'apophyse clinoïde postérieure, abandonnant tout rapport avec la pointe du rocher. Le sinus pétreux supérieur passe donc avec la grande circonférence au-dessus du trijumeau. Les racines n'occupent pas toute l'étendue de l'orifice, elles ne touchent pas au bord supérieur, elles ne touchent pas aux angles, la racine sensitive large de 5 millimètres environ est séparée de l'angle interne par 3 ou 4 millimètres et de l'angle externe par 1 ou 2 millimètres.

Princeteau a vu dans cinq cas une anastomose entre le sinus pétreux supérieur et le sinus pétreux inférieur passer au-dessous de l'orifice, le trijumeau était compris dans une boutonnière vasculaire.

L'épine osseuse externe est toujours plus marquée que l'interne, elle est inclinée en haut et en dedans, l'épine interne, moins volumineuse, est inclinée également en haut en dedans, si elle est très développée elle gagne avec la grande circonférence de Vicq-d'Azyr l'apophyse clinoïde postérieure. Parfois un petit osselet se trouve dans l'épaisseur de la grande circonférence au-dessus du trijumeau ; dans certains cas rares l'orifice est entièrement osseux (2 fois sur 23 cadavres, Caminiti), disposition normale chez les vertébrés inférieurs d'après W. Grüber. Il faut probablement voir dans ces diverses variétés très minutieusement décrites par les auteurs de simples cas d'ossification plus ou moins étendue de la grande circonférence de Vicq-d'Azyr.

Rapports sur le versant antérieur du rocher. — Le plexus triangulaire et le ganglion de Gasser sont compris dans une loge fibreuse le *cavum de Meckel* constitué par un dédoublement de la dure-mère. La loge fibreuse repose dans une dépression osseuse répondant au versant antérieur du rocher. Près de la pointe de l'os la face endocranienne antérieure est creusée en une petite fossette variable comme étendue et comme profondeur mais toujours appréciable sur l'os sec (Fig. 25). Cette fossette est nettement divisée en deux parties, une partie supérieure et postérieure et une partie inférieure et antérieure. La partie supérieure et postérieure est oblique en bas en dehors ; elle répond au plexus triangulaire ; peu profonde, elle a un aspect luisant (Juvara) elle est longue de 6 à 7 millimètres et large de 8 à 10. La partie inférieure et antérieure répond au ganglion de Gasser beaucoup plus fortement excavée elle est d'aspect mat (Juvara) sa largeur est beaucoup plus grande (16 à 18 millimètres en moyenne), le segment inférieur se prolonge au-dessus du canal carotidien et à ce niveau le lit osseux du ganglion est formé par une lamelle osseuse que l'on retrouve rarement sur l'os sec et qui s'étend vers le bord postérieur de la grande aile du sphénoïde. La lingula du sphénoïde oblique en arrière et en dehors au-dessus du canal carotidien peut également prendre part plus en dedans à la formation du lit osseux du ganglion. La lingula peut être peu développée, la lamelle osseuse pétreuse peut manquer, la fosse osseuse est alors incomplète et le ganglion de Gasser n'est séparé de la carotide que par la dure-mère et par une couche fibreuse prolongeant la lame de fermeture du trou déchiré antérieur (cas de Broeckaert). Le changement d'aspect entre le segment postérieur étroit et peu profond et le segment antérieur large et profond se fait brusquement, les rebords osseux de la fossette apparaissant subitement plus saillants. C'est surtout en dehors et à sa partie supérieure que la fosse du ganglion s'excave et là le rebord osseux forme un rempart relativement épais masquant l'angle externe du ganglion et pouvant déborder au-dessus de lui. PRINCETEAU a décrit à l'union de la partie étroite et de la partie large de la fosse en arrière de la corne externe du ganglion un tubercule qu'il considère comme absolument constant et qu'il indique comme un point de repère chirurgical important; vu sa situation il lui donne le nom de *tubercule retrogassérien*. Ce tubercule parfois fort minime et difficile à apprécier au doigt ne semble pas être constant. Ajoutons que dans quelques cas, assez rares du reste, il existe à la pointe du rocher immédiatement en dedans de la fosse ganglionnaire une petite épine osseuse très saillante, elle ne peut présenter du reste qu'un intérêt purement spéculatif. (Au sujet du lit osseux du trijumeau voyez : ZANDER, TAYLOR, JUVARA, CAMINITI, PRINCETEAU).

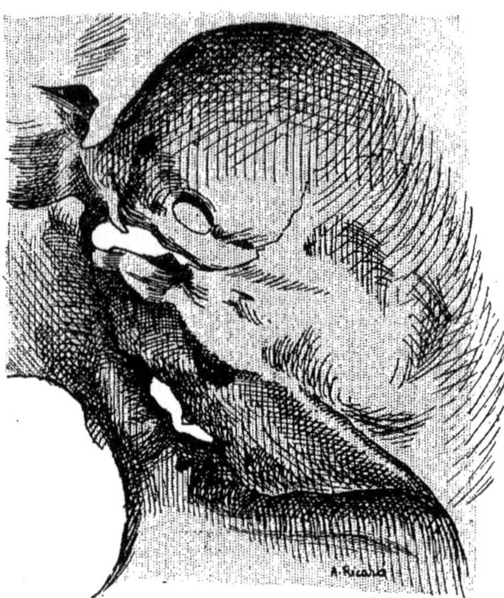

Fig 25. — La fossette pétreuse du trijumeau.

Cavum de Meckel (Fig. 26). — Le plexus triangulaire et le ganglion de Gasser sont logés dans une cavité fibreuse dédoublement de la dure-mère le cavum de Meckel. Le cavum est situé dans la fosse osseuse sus-décrite ; il présente à étudier deux parties bien distinctes (JUVARA). La partie supérieure, *vestibule ou conduit cervical* a la forme d'un canal aplati large de 5 à 6 millimètres, il répond à la fossette supérieure du rocher ; la partie inférieure ou ganglionnaire est beaucoup plus développée dans le sens transversal. La loge de Meckel présente à étudier deux parois, une supérieure cérébrale une inférieure osseuse, un orifice postéro-supérieur et trois prolongements antérieurs et inférieurs. *La paroi inférieure* est formée d'un feuillet très mince, dans ses deux tiers externes elle tapisse la fosse osseuse, dans son tiers interne tendant à devenir verticale elle s'applique sur la partie inférieure et postérieure de la face externe du sinus caverneux. La paroi inférieure du cavum de Meckel adhère très peu aux plans sous-jacents si ce n'est immédiatement en avant du tubercule rétro-gassérien. La paroi *supérieure* est épaisse et elle est renforcée par des fibres émanées de la face supérieure de la tente du cervelet, la couche continue formée par ces fibres vient se perdre vers l'extrémité antérieure du cavum et une couche celluleuse la sépare du cavum proprement dit. Dans l'épaisseur du toit du cavum se trouvent de nombreuses veines, dépendance du plan super-

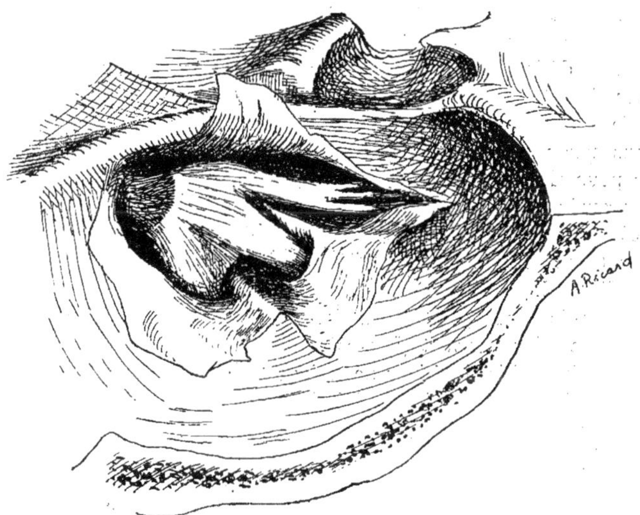

Fig. 26. — Le cavum de Meckel est ouvert, laissant voir le ganglion de Gasser et les trois branches du trijumeau, chaque branche possède une gaîne propre.

ficiel du sinus caverneux ; il semble qu'il existe souvent à ce niveau une anastomose entre ce plan superficiel et le sinus pétreux supérieur (Hovelacque et Reinhold). *L'orifice postérieur* nous est connu nous l'avons vu en étudiant le passage du nerf au-dessus du bord supérieur du rocher. Les trois prolongements antérieurs accompagnent les trois branches terminales du trijumeau, jusqu'aux orifices osseux par lesquels les nerfs sortent du crâne.

Le trijumeau à l'intérieur du cavum de Meckel. — A l'intérieur du cavum nous trouvons le plexus triangulaire (partie antérieure de la racine sensitive), la racine motrice et le ganglion de Gasser. Le plexus triangulaire est entouré de sa gaîne piale et du manchon arachnoïdien constitué dès l'étage postérieur de la base du crâne, il a en dehors de lui la racine motrice qui longe son bord externe. Les racines du trijumeau ne contractent aucune adhérence avec les parois durales elles sont absolument libres.

Dans un cas PRINCETEAU a vu la dure-mère du plafond unie à la dure-mère du plancher par une véritable cloison fibreuse divisant le plexus triangulaire en deux moitiés inégales ; le cloisonnement ne répondant nullement à la subdivision du nerf en branches secondaires.

Le ganglion de Gasser n'adhère pas au plancher du cavum par contre il adhère très intimement au plafond, il est à peu près impossible d'isoler par la dissection le ganglion de la dure-mère recouvrante. Les angles du ganglion sont très fortement fixés ; de l'angle interne partent des tractus qui gagnent la partie supérieure et postérieure du sinus caverneux là où débouchent les sinus pétreux ; des tractus plus courts fixent l'angle externe au fond de la fosse juste en avant du tubercule rétro-gassérien ; PRINCETEAU désigne ces formations sous le nom de ligaments latéraux. Vers l'angle externe l'adhérence est rendue encore plus intime par la présence de filets nerveux qui pénètrent la dure-mère sous-jacente « quelques-uns par un trajet récurrent remontent sur le bord supérieur du rocher pour aller se terminer dans la gouttière basilaire, le plus grand nombre après s'être glissés sous la dure-mère s'engagent dans le canal carotidien pour venir se mêler aux fibres sympathiques du plexus carotidien » (PRINCETEAU). La racine motrice chemine sous la partie externe du ganglion, elle peut apparaître au niveau de son bord convexe et s'engager dans le prolongement du cavum qui accompagne le maxillaire inférieur, le plus souvent (JUVARA) la branche motrice pénètre dans l'épaisseur du feuillet inférieur de la loge de Meckel (Fig. 27) et chemine dans une gaine propre qui va rejoindre la gaine du maxillaire inférieur, nous reviendrons sur son mode de terminaison. VALENTIN décrit une branche de la racine motrice se portant vers le maxillaire supérieur. A l'intérieur du cavum sur les faces du ganglion rampent quelques vaisseaux artériels et veineux, notamment des branches de la petite méningée qui cheminent dans la gaine du maxillaire inférieur, THEILE signale de plus un rameau direct de la carotide interne.

Rapports du ganglion par l'intermédiaire du cavum de Meckel. — En bas le ganglion repose sur le lit osseux décrit plus haut, nous avons vu ses rapports variables avec la carotide. Les nerfs pétreux, grands et petits, superficiels et profonds, émergeant de l'hiatus de Fallope et des orifices accessoires, se portent en avant en dedans gagnant les orifices par lesquels ils sortent du crâne ; dans ce trajet sous dure-mérien ils peuvent répondre au ganglion de Gasser, le plus souvent ils répondent à son bord antérieur convexe, ou même plutôt à la face inférieure du maxillaire inférieur intracranien. *En dedans* le tiers interne du ganglion relevé (rappelons la concavité de sa face supérieure) vient s'appliquer contre la partie postérieure et inférieure de la face externe du sinus caverneux, l'adhérence est là intime et nombre d'auteurs avancent qu'il est impossible de faire une extirpation *complète* du ganglion sans blesser le sinus. La carotide interne est à l'intérieur du sinus, c'est en dedans du ganglion qu'elle change de direction, d'ascendante elle devient horizontale ; le moteur oculaire externe oblique en haut en avant jusqu'en ce point, devient horizontal et croise la face externe de la carotide. Le pathétique est très proche du ganglion séparé de lui par trois millimètres environ, il pénètre dans la paroi externe du sinus juste au-dessus de lui; le moteur oculaire commun est plus éloigné reposant encore sur la face supérieure du sinus ne pénétrant dans sa paroi externe que sur un plan antérieur au ganglion. *En dehors* le ganglion répond au versant endocranien antérieur du rocher restant distant de 13 à 16 millimètres de la limite antéro-interne de l'éminentia arcuata, de l'hiatus de Fallope et des orifices accessoires. L'artère

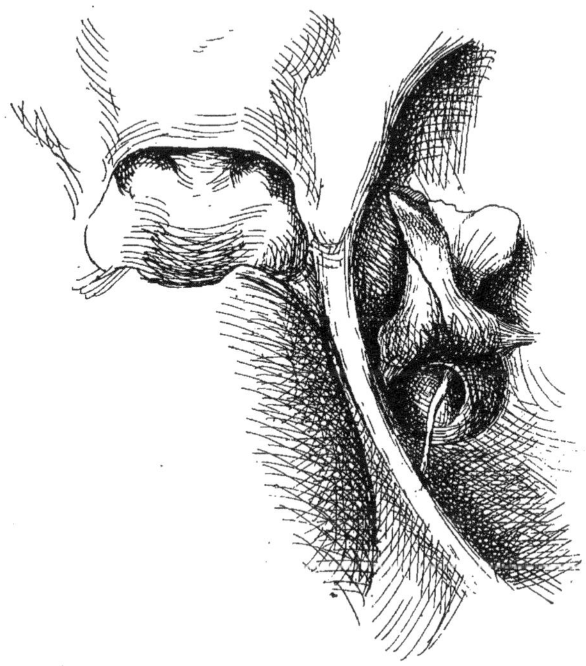

Fig. 27. — La racine motrice du trijumeau dans le cavum de Meckel. — Le cavum est largement ouvert, la racine sensitive du trijumeau et le ganglion de Gasser sont rabattus en avant, laissant voir les artères qui les abordent. — La racine motrice du trijumeau perfore le feuillet inférieur du cavum.

méningée moyenne à son émergence du trou petit rond est située à trois millimètres en avant de la partie externe du ganglion, ses branches terminales se portent en avant mais une de ses branches collatérales née tout près du trou petit rond se porte en arrière vers le rocher et s'accole aux nerfs pétreux gagnant l'hiatus de Fallope, elle passe à un millimètre tout au plus du ganglion et abandonne quelques ramuscules qui pénètrent dans le cavum.

Bartlett, Kanavel et Davis signalent un certain nombre de variétés dans la division de la méningée moyenne, et dans le rapport des branches avec la zone de trépanation.

En avant le ganglion est recouvert par la face inférieure du lobe sphéno-temporal il serait distant de 37 millimètres en moyenne de la pointe du lobe (PRINCETEAU). Plus superficiellement il répond à la fosse temporale se projetant sur une petite région répondant à la racine transverse du zygoma et à la partie antérieure de la cavité glénoïde du temporal. Un perforateur enfoncé transversalement à deux ou trois millimètres au-dessus du bord supérieur de l'arcade zygomatique au niveau du tubercule irait toucher le ganglion après un trajet d'environ quatre centimètres.

KANAVEL et DAVIS examinant 100 crânes ont trouvé que la distance séparant la racine transverse du zygoma du milieu du ganglion de Gasser est en moyenne de 3 centimètres 61. (Chiffres extrêmes 2 centimètres 8 et 4 centimètres 4, dans 90 p. 100 des cas, la distance varie entre 3 et 4 centimètres). D'après ces auteurs la distance entre la surface interne du crâne au niveau de la racine transverse du zygoma et le milieu du ganglion est égale au quart du diamètre bitemporal.

1° LA BRANCHE OPHTALMIQUE DE WILLIS

La branche ophtalmique de Willis, première branche du trijumeau naît du bord convexe du ganglion de Gasser au-dessus et en dedans du maxillaire supérieur.

Trajet. — Le nerf se porte en avant et un peu en haut vers la partie large de la fente sphénoïdale située à 13 ou 14 millimètres en moyenne du bord antérieur du trou déchiré antérieur, jusqu'en ce point il est compris dans l'épaisseur de la paroi externe du sinus caverneux. Un peu avant que d'atteindre la fente le nerf se divise en ses trois branches terminales, frontal, lacrymal, nasal qui cheminent dans l'orbite.

BOCK a vu le nerf se bifurquer très en arrière, le nerf semblait double, une des deux branches se divisait ensuite.

Configuration extérieure. — L'ophtalmique d'un diamètre de 2 à 3 millimètres environ est la branche la moins volumineuse du trijumeau. Presque jusqu'à sa trifurcation il a un aspect plexiforme aplati de dehors en dedans. Par l'étude de pièces macérées dans l'acide nitrique CRUVEILHIER a montré comment se comportaient les filets nerveux pour donner cet aspect au tronc. Les filets les plus supérieurs de l'ophtalmique se portent en bas pour aller constituer le nasal branche inférieure du tronc, ils croisent les filets inférieurs qui ascendants vont former le lacrymal et le nasal branches supérieures de l'ophtalmique.

Rapports (Fig. 14, 15, 16). — L'ophtalmique est compris à l'intérieur du prolongement interne et supérieur du cavum de Meckel, ce prolongement lui forme une gaine complète qui l'accompagne jusqu'à la fente sphénoïdale ; le feuillet dure-mérien qui limite en dehors le sinus caverneux étant enlevé on ne voit pas l'ophtalmique il faut inciser la gaine, prolongement du cavum de Meckel. C'est dans l'épaisseur de la paroi externe du sinus en arrière de la fente sphénoïdale ou à son niveau (Arnold) que l'ophtalmique se divise en ses trois branches terminales. Parfois les trois branches naissent au même point, souvent il y a bifurcation en nasal et tronc commun du lacrymal et du frontal ; le tronc commun ne se divisant que deux ou trois millimètres plus en avant. Quand le nasal naît ainsi isolément il se détache de la partie inférieure de l'ophtalmique et de sa face profonde.

Dans l'épaisseur de la paroi externe du sinus caverneux l'ophtalmique entre en rapport avec les nerfs moteurs du globe oculaire (*Voyez le nerf moteur oculaire commun*). Une ou plusieurs artères abordent l'ophtalmique dans cette région. Ces artères le plus souvent au nombre de deux sont relativement grosses, elles naissent de la face inférieure de la portion horizontale de la carotide interne, elles se portent en bas en dehors au travers du sinus caverneux passant au-dessus du moteur oculaire externe et au-dessous du pathétique, elles se divisent en T en abordant le nerf.

D'après Princeteau, une collatérale de la carotide interne aborde l'ophtalmique tout près du ganglion de Gasser et se divise en deux branches qui toutes deux se portent jusqu'à la fente sphénoïdale, l'une au-dessus, l'autre au-dessous du nerf. Au niveau de la fente, le rameau supérieur s'anastomose souvent avec une branche récurrente de l'ophtalmique.

La veine grande anastomotique de Trolard peut rester très en dehors n'affectant pas de rapport avec l'ophtalmique, elle gagne alors le sinus pétreux supérieur en passant en dehors des trous grand rond et ovale, mais bien plus souvent la veine s'arrête au niveau du sinus caverneux (Princeteau, Hovelacque et Reinhold) elle se termine alors au-dessous de l'ophtalmique entre lui et le maxillaire supérieur.

Sur une pièce, Hovelacque et Reinhold ont vu la partie sinusienne de la grande anastomotique, grossie de la veine de Breschet, cheminer dans la paroi externe du sinus caverneux, elle n'atteignait pas en arrière le sinus pétreux s'arrêtant à 3 millimètres de lui.

Branches collatérales de l'ophtalmique. — 1° Soemmering et Valentin ont décrit des anastomoses avec le moteur oculaire commun, le pathétique, le moteur oculaire externe, leur existence est niée (*Voyez le nerf moteur oculaire commun*) ; 2° l'ophtalmique s'anastomose d'une façon constante par deux ou trois filets avec le plexus carotidien au niveau du sinus caverneux ; 3° l'ophtalmique donne des filets qui se rendent à la dure-mère. Les uns sont courts et se distribuent tout de suite à la dure-mère qui forme les parois du sinus caverneux et le cavum de Meckel ; un filet est long c'est le nerf récurrent d'Arnold ou nerf de la tente du cervelet (nervus recurrens inter laminas tentorii) (Fig. 10). Ce nerf se détache du bord supérieur de l'ophtalmique peu en avant du ganglion de Gasser, recevant un filet sympathique il se porte en arrière se place au contact du pathétique, dans sa gaine, le traverse parfois (Cusco) sans s'anastomoser avec lui (Arnold) ; il pénètre dans l'épaisseur de la tente du cervelet au niveau du prolongement de la petite circonférence et s'épanouit entre les deux lames de la tente en petites branches grosses comme des cheveux. Il atteint l'insertion de la faux du cerveau et envoie des filets au sinus pétreux supérieur et au sinus latéral. Le nerf de la tente du cervelet est très développé chez certains animaux et notamment chez le veau (ARNOLD).

D'après PRINCETEAU une artériole, branche de la carotide interne différente de la branche de l'ophtalmique et de la branche de THEILE pour le ganglion de Gasser apparaît sur la paroi externe du sinus caverneux tout près du confluent des trois sinus, passe avec le sinus pétreux supérieur au-dessus du trijumeau et pénètre dans l'épaisseur de la tente, allant se distribuer au sinus droit. PRINCETEAU pense que cette artériole a été souvent prise pour le nerf récurrent.

Branches terminales de l'ophtalmique. — 1° **Nerf lacrymal**. — Le nerf lacrymal est la plus fine des trois branches terminales de l'ophtalmique. Il naît isolé ou par un tronc commun avec une des deux autres branches dans l'épaisseur de la paroi externe du sinus caverneux, un peu en arrière de la fente sphénoïdale. Il se porte en avant en haut et se place au-dessous du frontal qui le sépare du pathétique, au-dessus de la branche supérieure du moteur oculaire commun, ou sur le même plan qu'elle. Le nerf s'engage dans la *partie large* de la fente sphénoïdale en dehors de l'anneau de Zinn immédiatement au-dessus et en dedans de la veine ophtalmique en dehors du frontal qui le sépare du pathétique (Fig. 18). A peine dégagé de la fente il change de direction et se porte en dehors, en avant et légèrement en haut surcroisant la veine ophtalmique. A l'intérieur de la cavité orbitaire il chemine parallèlement à la partie étroite de la fente sphénoïdale, arrivé à l'extrême pointe de cette fente il change brusquement de direction et se porte en avant. Le lacrymal présente donc un véritable trajet en baïonnette, (HOVELACQUE et REINHOLD).

Pour trouver le nerf au cours de la dissection, il suffit, après avoir fait sauter le plafond de l'orbite jusque et y compris la petite aile du sphénoïde d'inciser l'aponévrose commune périmusculaire juste en avant de la fente et parallèlement à elle. La description que nous rappelons ici se voit très nettement représentée sur les planches de FARABEUF et c'est probablement le changement de direction du nerf qui a pu induire en erreur les anatomistes qui décrivent le nerf comme sortant par la pointe de la fente sphénoïdale.

Après son second coude le nerf se porte en avant en dehors, croise le bord supérieur du muscle droit externe, et s'applique sur sa face externe jusqu'au bord postérieur de la glande lacrymale. Dans la partie antérieure de son trajet le nerf est accompagné par l'artère lacrymale, celle-ci ne le rejoint qu'à l'union du tiers postérieur et des deux tiers antérieurs du trajet orbitaire et se place le long de son bord interne (Fig. 21 et 20).

Branches terminales du lacrymal. — Avant que d'atteindre la glande le nerf lacrymal se divise en deux branches; une externe et une interne. La branche interne la plus volumineuse atteint le bord postérieur de la glande, s'engage dans son épaisseur et la traverse lui abandonnant des filets avant que d'aller se terminer dans les paupières; la branche externe beaucoup plus grêle s'anastomose avec le filet orbitaire du maxillaire supérieur. L'anastomose très ténue en forme d'arcade à concavité postérieure se fait à l'intérieur de la loge de la glande, à la face supérieure de celle-ci ou dans son épaisseur, quelques filets lacrymaux partent de l'arcade. Les filets palpébraux nés du lacrymal ont un territoire étendu ils se distribuent à l'angle externe de l'œil ainsi qu'à la partie externe des deux paupières. Les filets de la paupière inférieure s'incurvent en dedans et vont jusqu'au milieu de la paupière où ils s'anastomosent avec les filets du nerf sous-orbitaire (ZANDER).

VARIATIONS DU NERF LACRYMAL. — A la partie postérieure de l'orbite, le lacrymal peut dans quelques cas très rares se creuser un véritable tunnel de 15 à 20 millimètres de long dans le plafond de l'orbite (HALLOPEAU et DOUAY). — *Variations dans l'origine* : VALENTIN a vu le lacrymal naître isolément alors que le frontal et le nasal naissaient d'un tronc commun. — *Naissance par deux racines* : CRUVEILHIER, QUAIN, une racine supplémentaire venant du pathétique ; disposition considérée comme normale par SWAN (*Citation Krause-Telgman*). — DELBET, une racine supplémentaire du maxillaire supérieur (un cas). DELBET, une racine supplémentaire du nasal immédiatement en arrière de la racine sensible du ganglion ophtalmique (un cas) ; il cite un cas de SCHLEM où le filet naissait de la racine même du ganglion. — *Origine anormale* : MECKEL a vu une fois le lacrymal naître par deux racines, une venant du nasal, l'autre du frontal. — *Aspect plexiforme*. Sur une pièce de SŒMMERING, le lacrymal dès son origine, se divisait en un certain nombre de branches et formait un plexus. — *Distribution anormale* : VALENTIN a vu deux filets naître du point d'union du sus-orbitaire et du temporal, ces filets se rendaient à la peau des tempes. Dans un cas de VOIGT, le lacrymal plus gros que d'ordinaire suppléait en partie le sus-orbitaire. — *Absence* : Des cas d'absence ont été signalés.

2° **Nerf frontal.** — De beaucoup la plus volumineuse des branches terminales de l'ophtalmique le frontal est long de 3 centimètres 5 environ, étroit à la partie postérieure (2 millimètres 5) il s'élargit en avant (3 millimètres 5). Il naît isolément ou par un tronc commun avec une des deux autres branches. D'abord compris dans la paroi externe du sinus caverneux entre le pathétique situé au-dessus de lui, et le lacrymal situé au-dessous, il passe par la partie *large* de la fente sphénoïdale en dehors de l'anneau de Zinn entre le pathétique situé en dedans de lui et le lacrymal situé en dehors. Dans l'orbite le nerf se porte presque directement en avant vers le rebord orbitaire supérieur, reposant tout de suite sur le muscle releveur de la paupière il croise à la partie toute postérieure la face supérieure du nerf pathétique également situé au-dessus du muscle. Le nerf est très superficiel séparé seulement du périoste par l'aponévrose d'enveloppe commune des muscles (Fig. 21). Le nerf est isolé dans presque tout son trajet ce n'est qu'à 7 ou 8 millimètres en arrière du pôle postérieur du globe oculaire que l'artère sus-orbitaire ou frontale externe née au moment où l'ophtalmique croise la face supérieure du nerf optique contourne le bord interne du releveur et vient s'accoler au bord interne du nerf. Le frontal à l'intérieur de l'orbite se divise en deux branches terminales, le frontal interne assez grêle (1 millimètre 5) et le frontal externe beaucoup plus volumineux (3 millimètres), véritable continuation du tronc. Le point de bifurcation du frontal est essentiellement variable, si le plus souvent la bifurcation se fait 6 à 7 millimètres en arrière du rebord orbitaire, elle peut ne se faire que juste derrière ce rebord ou bien elle peut être beaucoup plus précoce, des cas de nerfs divisés avant que de pénétrer dans l'orbite ont été rapportés (CRUVEILHIER).

Branches collatérales du frontal. — Le frontal émet quelques filets périostiques sur toute la longueur de son trajet. En un point des plus variable, le frontal donne une branche très longue et très grêle le *nerf supra-trochléaire d'Arnold* (Fig. 21), né tantôt juste en avant de la fente sphénoïdale, tantôt juste en arrière de la division du frontal, le nerf supra-trochléaire se porte en avant en dedans, quitte le bord interne du releveur et chemine au milieu de la graisse semi-fluide de la région vers la poulie du grand oblique, il passe au-dessus puis en avant d'elle pour s'anastomoser avec le nasal externe, parfois né très en arrière il reste accolé sur une partie de son trajet au bord interne du nerf frontal.

Branches terminales du frontal. — 1° Le *frontal externe* (nerf sus-orbitaire) la plus volumineuse des deux branches terminales continue la direction du tronc ; le plus souvent il se divise en deux ou trois branches de volume inégal (généralement la plus externe est la plus grosse) à l'intérieur de l'orbite. Il sort accompagné de l'artère sus-orbitaire, située en dedans et un peu en avant de lui, par l'échancrure sus-orbitaire et apparaît dans la région frontale.

L'échancrure sus-orbitaire d'après Farabeuf est située à 25 ou 30 millimètres de la ligne médiane comme les trous sous-orbitaire et mentonnier. Pour Poirier, dans 76 p. 100 des cas, l'échancrure serait à moins de 25 millimètres de la ligne médiane. Schwegel l'a vu située à 13 millimètres et à 4 centimètres de la ligne médiane. L'échancrure normalement fermée en bas par un pont fibreux peut être transformée en un trou osseux complet (19 fois sur 100 Poirier ; 103 fois sur 208 Lotze ; dans le quart des cas, sur 409 crânes examinés par Krause). Parfois le trou est cloisonné, les deux ou trois branches terminales du frontal externe passent isolément ; Poirier a vu certains de ces canaux s'ouvrir à plus de un centimètre au-dessus du rebord orbitaire. Il existe une forme intermédiaire entre l'échancrure et le trou, le contour externe de l'échancrure se prolongeant en dedans en un crochet qui passe au-dessous du nerf.

Dès sa sortie de l'échancrure sus-orbitaire le frontal externe s'épanouit en un certain nombre de rameaux les uns ascendants frontaux, les autres descendants palpébraux, les derniers profonds périostiques et osseux. Nous verrons les deux premières catégories de branches terminales après avoir étudié le frontal interne. Les rameaux périostiques et osseux se distribuent dans la région inférieure de l'os frontal, un de ces filets signalé d'abord par Kobelt pénètre jusqu'au sinus frontal en traversant l'os un peu au-dessus des arcades sourcillières.

2° Le *frontal interne* généralement beaucoup moins volumineux que le frontal externe s'écarte de lui à angle aigu en se portant en avant et en dedans, il sort de l'orbite accompagné des vaisseaux frontaux internes à égale distance de l'échancrure sus-orbitaire et de la poulie du grand oblique. C. Krause a signalé l'existence possible d'une petite échancrure au niveau du rebord orbitaire, elle peut même être transformée en trou (échancrure ou trou frontal).

Lotze, sur 208 arcades orbitaires a vu l'échancrure frontale 207 fois et une fois le trou frontal. Krause, sur 409 crânes a trouvé l'échancrure dans la moitié des cas, 11 fois seulement il a trouvé un canal.

Dès sa sortie de l'orbite le nerf frontal interne se divise en filets frontaux et en filets palpébraux.

Les filets frontaux du frontal externe et du frontal interne s'anastomosent et se divisent. Ils montent d'abord appliqués sur le périoste et recouverts par le muscle frontal puis ils perforent le frontal pour se porter dans la région du cuir chevelu. D'abord parallèles à la ligne médiane les filets divergent ensuite. La limite postérieure de leur territoire est très variable, parfois elles ne dépassent pas le front, d'autres fois non seulement elles atteignent le vertex mais encore elles débordent sur la région postérieure. Latéralement elles s'étendent en général à la région temporale où leur limite n'est pas régulière, leur territoire s'arrêtant suivant une ligne arrondie ou suivant une ligne angulaire ; en dedans les fibres dépassent la ligne médiane (ZANDER). Les filets frontaux s'anastomosent avec les filets frontaux du facial (Fig. 64).

Les filets palpébraux des deux branches terminales du frontal descendent jusqu'au bord libre de la paupière supérieure, les filets se ramifient à angles très aigus. Près du bord libre on compte généralement une ramification pour deux ou trois cils, puis les filets deviennent très nombreux et s'entrecroisent (ZANDER). Certains filets palpébraux vont se distribuer aux téguments de l'angle interne de l'œil ainsi qu'à la partie interne de la paupière supérieure et de la paupière inférieure, dans cette région aboutissent des rameaux du nerf sous-orbitaire avec lesquels ils s'anastomosent.

VARIATIONS DU NERF FRONTAL. — Grande variété dans le calibre des branches terminales. MECKEL a vu quelquefois un rameau du frontal pénétrer dans le grand oblique et aller s'unir au nasal externe. — Il peut exister une anastomose avec le lacrymal. — BOCK a vu plusieurs fois naître d'une anastomose tendue du frontal au nasal un petit rameau qui gagnait le sinus frontal, donnant des filets à la muqueuse du sinus, ce filet sortait du sinus par un petit trou creusé dans l'arcade orbitaire et allait se terminer dans le muscle sourcillier.

3° **Nerf nasal.** — Plus volumineux que le lacrymal, sensiblement moins gros que le frontal, le nerf naît d'une façon un peu variable suivant les sujets. (Voyez le nerf lacrymal et ses variations). Dans son très court segment initial compris dans l'épaisseur de la paroi externe du sinus caverneux le nasal est nettement au-dessous des deux autres branches de l'ophtalmique, il est situé entre les deux branches du moteur oculaire commun, mais sur un plan externe par rapport à elles, ce n'est qu'à la limite toute antérieure du sinus qu'il se porte en dedans, s'engageant dans la fourche formée par le moteur oculaire commun.

Le nasal traverse la fente sphénoïdale et passe dans l'anneau de Zinn, les deux branches de la troisième paire sont en dehors de lui, l'une au-dessus, l'autre au-dessous, la racine sympathique du ganglion ophtalmique est également dans l'anneau de Zinn immédiatement au-dessous et en dedans du nasal. Dans l'orbite le nerf se porte en avant en dedans ; d'abord situé en dehors et un peu au-dessous du nerf optique et de l'artère ophtalmique il croise la face supérieure du nerf un peu en avant du point où la branche supérieure du moteur oculaire commun le croise; dans ce trajet il est recouvert par le muscle droit supérieur (fig. 28). Dégagé du muscle au niveau de son bord interne, le nerf changeant de direction se porte presque directement en avant au milieu des paquets graisseux qui comblent l'espace entre le droit interne et le nerf optique, le nasal est très rapproché du muscle, l'artère nasale n'affecte pas toujours les mêmes rapports avec le nerf elle est en général au-dessus et en dedans de lui. Arrivé au niveau du trou ethmoïdal antérieur, le nasal se divise en ses deux branches terminales, le nasal externe ou nerf infra-trochléaire et le nasal interne ou filet ethmoïdal du nerf nasal.

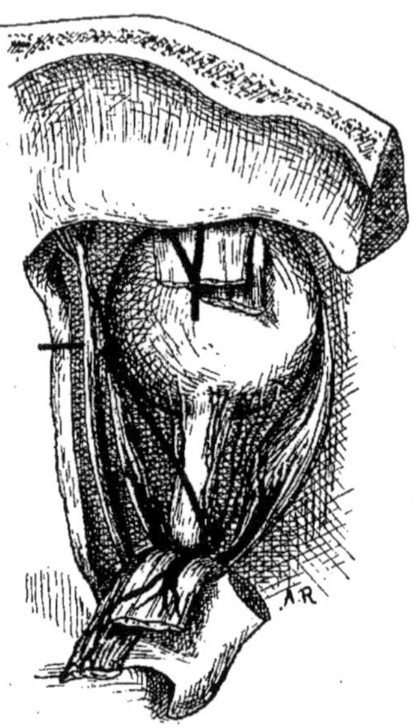

Fig. 28. — Les nerfs contenus dans la cavité orbitaire vus de haut. — Le nerf frontal est coupé, sa partie antérieure est seule visible. — Le muscle releveur de la paupière et le muscle droit supérieur sont sectionnés, leur partie postérieure est rabattue en arrière, laissant voir la branche supérieure du moteur oculaire commun qui les innerve. Le nerf nasal au moment où il croise le nerf optique donne les nerfs ciliaires longs qui cheminent au-dessus et en dedans du nerf optique, alors que les nerfs ciliaires courts, nés du ganglion ophtalmique, cheminent au-dessus et en dehors du nerf.

Branches collatérales du nasal. — 1° *La racine longue* ou racine grêle ou racine sensitive du ganglion ophtalmique, naît du nasal dès qu'il pénètre dans l'orbite, elle se détache du tronc au moment où celui-ci est encore appliqué sur la face externe de l'artère ophtalmique, n'ayant pas encore atteint le nerf optique; la racine se porte en bas en avant se détachant du tronc à angle très aigu; elle atteint la partie supérieure du pôle postérieur du ganglion. — 2° *Les nerfs ciliaires longs* au nombre de deux ou trois, très grêles, naissent du nasal au moment où il croise la face supérieure du nerf optique, ils se portent en avant généralement situés au-dessus et en dedans de la deuxième paire et pénètrent dans le globe oculaire avec les nerfs ciliaires courts (*Voyez le ganglion ophtalmique*). — 3° *Le filet sphéno-ethmoïdal* décrit par Luschka est inconstant; Delbet ne l'a trouvé que deux fois sur six orbites (le filet existait chez le même sujet des deux côtés); nous ne l'avons jamais vu sur une série de 14 orbites. Le filet se dirigerait en dedans, passant au-dessus du mucle droit interne ou au travers de lui (Delbet); parfois au travers du grand oblique (Luschka), il pénètre dans le trou ethmoïdal postérieur situé dans la suture fronto-ethmoïdale, parfois dans la suture entre la lame papyracée et le corps du sphénoïde (Poirier). Il chemine dans le canal ethmoïdal postérieur, canal courbe à concavité antérieure creusé entre les masses latérales et le frontal ; il est en arrière de l'artère ethmoïdale postérieure; il se divise en branches terminales qui se distribuent à la muqueuse des cellules ethmoïdales et du sinus sphénoïdal.

Branches terminales du nasal. — 1° *Le nerf nasal interne ou filet ethmoïdal* (Fig. 8, 21, 28), naît à la hauteur du trou ethmoïdal antérieur et interne ou un peu en arrière de lui, il se porte en dedans ou légèrement en avant et en dedans et s'insinue entre le droit interne et le grand oblique ; il pénètre ensuite à l'intérieur du canal ethmoïdal antérieur, canal courbe à concavité antérieure, creusé entre les masses latérales et le frontal (parfois tout entier dans l'épaisseur du frontal (Poirier) ; le nerf est situé en arrière de l'artère ethmoïdale antérieure, branche directe ou indirecte de l'ophtalmique. Il débouche sur la face endocranienne de la base du crâne par un orifice souvent volumineux situé dans la scissure qui sépare le frontal de la lame criblée ; il s'applique sur la face supérieure de la lame criblée et se porte en avant et en dedans vers le trou ethmoïdal situé à la partie antérieure de la lame criblée et séparé de l'apophyse crista-galli par la fente ethmoïdale. Le nerf marque son passage d'une façon à peu près constante sur la lame criblée en traçant une gouttière (29 fois sur 33 d'après Stieda). Dans ce trajet le nasal interne compris dans un dédoublement de la dure-mère est soit sous-jacent à la partie toute antérieure du bulbe olfactif, soit plus souvent en avant de lui. Dès sa sortie du trou ethmoïdal le nasal interne est situé à la partie supérieure des fosses nasales, tout contre la partie antérieure de la cloison. Il se divise en deux branches, une interne et une externe. La branche interne descend sur la cloison non loin de son bord antérieur décrivant une courbe à convexité antérieure, ses filets se distribuent à la muqueuse. La branche externe se divise tout de suite en deux filets un postérieur qui chemine sur la paroi externe des fosses nasales en avant des cornets donnant par son bord postérieur des ramifications à la tête des cornets moyen et inférieur ; un antérieur ou nerf naso-lobaire chemine dans une gouttière (parfois transformée en canal, Cruveilhier) creusée à la face postérieure des os propres du nez, s'insinue entre le cartilage de l'aile du nez et le bord inférieur des os propres échancré au passage du nerf ; les rameaux terminaux se distribuent aux téguments du lobule du nez.

2° *Le nerf nasal externe* (Fig. 28) continue la direction du tronc et se porte en avant au milieu de la graisse, en dehors du muscle droit interne. Il se dirige vers le bord inférieur de la poulie du grand oblique (*nerf infra-trochléaire d'Arnold*), d'après Trousseau il serait maintenu en ce point contre le périoste par du tissu cellulaire très dense. En réalité le nerf se divise avant que d'atteindre cette poulie à l'intérieur de l'orbite. Les classiques (Cruveilhier, Sappey) décrivaient la division comme se faisant hors de l'orbite et Badal a proposé l'arrachement du nerf à son émergence comme traitement du glaucome ; Lagrange puis Delbet ont montré que le nerf se divise à l'intérieur de l'orbite à 7 ou 8 millimètres du rebord orbitaire ; ALBERT TROLARD a même vu le nerf divisé dès son origine au point où il se séparait du nasal interne. Le nerf donne trois sortes de rameaux naissant soit par trifurcation du tronc, soit par bifurcation, un des troncs secondaires se bifurquant à son tour. Un filet se distribue en s'épanouissant au sac lacrymal, envoyant des ramuscules à la partie interne de la conjonctive, à la caroncule lacrymale et à la muqueuse des conduits lacrymaux (BADAL) ; un second filet, très souvent bifurqué, gagne la peau de la racine du nez et du dos du nez (CRUVEILHIER) (*Filet dorsal du nez de* TROLARD) ; le troisième filet se distribue à la partie interne de la paupière supérieure et de la paupière inférieure, régions également innervées par le frontal interne et le sous-orbitaire avec lesquels le nasal externe s'anastomose.

VARIATIONS DU NASAL. — CRUVEILHIER a vu le nasal externe fournir un rameau qui traversait la voûte orbitaire, cheminant sous la dure-mère, traversait l'os frontal et se distribuait à la peau du front. — FORSEBECK signale des branches du nasal allant au releveur de la paupière supérieure. — SWITZER (citation KRAUSE-TELGMAN) a vu le nasal tout de suite après son origine donner un rameau récurrent allant s'anastomoser avec le moteur oculaire commun et le moteur oculaire externe.

Anastomoses de la branche ophtalmique. — 1° *Anastomoses avec le moteur oculaire commun, le pathétique, le moteur oculaire externe* dans le sinus caverneux décrites par SOEMMERING et VALENTIN niées par BISCHOFF (*Voyez le nerf moteur oculaire commun*).

2° *Anastomoses avec le sympathique*, par deux ou trois filets au niveau du plexus carotidien.

3° *Anastomoses avec le nerf maxillaire supérieur.* a) le lacrymal avec la branche lacrymo-palpébrale du filet orbitaire ; b) les filets palpébraux du lacrymal avec les filets palpébraux du sous-orbitaire dans la moitié externe de la paupière inférieure ; c) les filets palpébraux du frontal avec les filets palpébraux du sous-orbitaire dans la moitié interne des deux paupières ; d) les filets palpébraux du nasal externe avec les filets palpébraux du sous-orbitaire dans la moitié interne des deux paupières.

4° *Anastomoses des branches de l'ophtalmique entre elles.* a) le nasal externe avec le nerf supratrochléaire d'Arnold, branche du frontal ; b) les filets frontaux du frontal externe et du frontal interne entre eux.

5° *Anastomoses avec le facial*, les filets frontaux du sus-orbitaire avec les filets frontaux de la branche temporo-faciale.

GANGLION OPHTALMIQUE OU GANGLION CILIAIRE (Fig. 19 et 28). — Le ganglion ophtalmique est constant ; il est classique de lui décrire une forme quadrilatère allongée d'avant en arrière, il serait long de deux millimètres et haut de un millimètre. En réalité sa forme et son volume sont essentiellement variables ; il peut être allongé, vaguement ovoïde ou grossièrement triangulaire à base antérieure. Parfois il est assez gros pour apparaître immédiatement, d'autres fois il est presque impossible à découvrir à l'œil nu. Sa coloration ne tranche en général pas sur celle des nerfs voisins, il peut cependant être un peu plus foncé et légèrement rougeâtre. Le ganglion est situé contre le nerf optique, appliqué *en dedans* sur la face externe de ce nerf au point où l'artère ophtalmique croise sa face supérieure. Il y a adhérence intime entre ce ganglion et le nerf par l'intermédiaire d'une mince couche de tissu cellulaire condensé. *En dehors*, le ganglion répond au muscle droit externe ou plutôt à l'interstice qui sépare le droit externe du droit supérieur ; une abondante couche de graisse semi-fluide sépare le ganglion de la face profonde du muscle. — Le ganglion reçoit trois racines, il émet un certain nombre de branches, les nerfs ciliaires. *La racine courte* ou grosse racine naît du nerf du petit oblique (moteur oculaire commun) quelques millimètres après l'origine de ce nerf, longue de 1 à 2 millimètres tout au plus, parfois si courte qu'elle semble manquer, elle se porte en haut légèrement en avant, vers la partie postérieure et inférieure du ganglion. La racine courte est souvent désignée sous le nom de racine motrice, terme impropre car les nerfs ciliaires, branches efférentes motrices du ganglion ne reçoivent pas leurs fibres de cette racine. André-Thomas a montré que chez le tabétique présentant une dégénérescence avancée du moteur oculaire commun, les nerfs ciliaires sont intacts. Ce fait va à l'encontre de l'expérience classique de Hensen et Voelckers. Ces auteurs expérimentant chez le chien, le chat et le singe, montrent que la choroïde dans son ensemble est tirée en avant lors de la contraction du muscle ciliaire et que l'expérience réussit aussi bien que l'on excite le moteur oculaire commun ou les nerfs ciliaires courts. — La *racine longue* ou racine grêle naît du nasal peu après que celui-ci a pénétré dans l'orbite, elle se détache du tronc au moment où celui-ci est encore appliqué sur la face externe de l'artère ophtalmique, elle se porte en bas en avant et atteint le ganglion au niveau de la partie supérieure de son pôle postérieur. André-Thomas a vu que dans les cas de dégénérescence de la racine motrice du trijumeau, la racine grêle du ganglion ophtalmique est intacte, cette racine souvent désignée sous le nom de *racine sensitive* est donc bien formée de fibres centripètes. — La *racine sympathique* naît du plexus carotidien au moment où l'artère émerge hors du canal carotidien osseux, elle se porte en avant dans le sinus caverneux en dedans du moteur oculaire externe et elle sort par la fente sphénoïdale au travers de l'anneau de Zinn au-dessous et en dedans du nasal. Dans l'orbite la racine sympathique chemine au-dessous de la racine grêle et très près d'elle pour atteindre le ganglion entre les deux autres racines. — Les branches efférentes du ganglion sont les *nerfs ciliaires courts* (les nerfs ciliaires longs au nombre de deux ou trois proviennent directement du nasal). Les nerfs ciliaires courts sont en nombres variables, huit à quatorze pour Svanow, quatorze à dix-huit pour Jerofejew, six à huit pour Sernow (cités par Magitot). Le plus souvent ils naissent du ganglion par trois ou quatre troncs qui se ramifient, d'abord accolés au tronc du nerf optique et répartis en deux groupes, un supéro-externe, un inféro-interne, ils s'écartent un peu du nerf au moment où ils abordent le globe oculaire.

Avant que d'atteindre la sclérotique, les nerfs ciliaires courts donnent quelques filets aux enveloppes méningées du nerf optique, aux vaisseaux de l'orbite et aux muscles moteurs du globe oculaire (Jégorow).

Gaskell a montré que les nerfs ciliaires courts sur tout leur trajet sont constitués de fibres myélinisées, ceci est une exception à la disposition générale, partout ailleurs les fibres qui pénètrent dans les ganglions sympathiques sont des fibres myélinisées (rameaux blancs), les fibres qui s'échappent du ganglion sont des fibres sans myéline (rameaux gris). Gaskell explique cette exception par le fait que dans la série animale le sphincter de l'iris est longtemps représenté par un muscle strié.

Ganglions ophtalmiques accessoires. — Ils sont fréquents, et souvent très petits, d'Erchia sur un fœtus humain de 211 millimètres a trouvé des cellules nerveuses dans les racines du ganglion et sur les nerfs ciliaires. André-Thomas a trouvé chez le nouveau-né et l'adulte des cellules nerveuses dans la racine courte et même dans le tronc du moteur oculaire commun.

Variations dans la situation. — Bichat a vu le ganglion au contact du nerf du petit oblique, il n'y avait pas de grosse racine, Testut rapporte un cas semblable.

Racines supplémentaires. — Krause et Telgman signalent des racines motrices venant du pathétique ; Arnold, Valentin, Tiedemann (un cas) du maxillaire supérieur (*radix media inferior ganglii ophtalmici*) Pourfour du Petit, du moteur oculaire externe dans un cas où la troisième paire manquait. La grosse racine peut être double (Cruveilhier). La racine sympathique peut être formée de plusieurs filets. La racine sensitive peut venir de l'ophtalmique ou du sus-orbitaire (Switzer).

Structure du ganglion. — Lenhossek et Carpenter ont étudié le ganglion chez les oiseaux, les cellules de par leur taille se rapprochent des cellules cérébro-spinales et les fibres ne se divisent pas en T. Pitzorno chez les sélaciens et les chéloniens ne trouve pas le type sympathique net, cependant il a vu une fibre spirale autour du cylindre-axe et un réseau nerveux autour du corps cellulaire. Muller a montré que chez l'homme le ganglion ciliaire est formé exclusivement de cellules multipolaires différentes des cellules sympathiques. Ses recherches histologiques permettent d'affirmer que, chez l'homme tout au moins, le ganglion ne contient pas en même temps des cellules cérébro-spinales et des cellules sympathiques comme le fait a été avancé.

Le ganglion ophtalmique chez les animaux. — Chez les équidés, d'après Mobilio, le ganglion ophtalmique est très petit, il peut ne pas être apparent macroscopiquement. Il est situé presque toujours sur le trajet du pathétique, la branche sensitive vient du palpébro-nasal. Chez les artiodactyles, le ganglion peut recevoir sa racine sensitive soit du nerf palpébro-nasal soit du maxillaire supérieur, soit des deux en même temps.

Chez certains animaux (porc, sanglier, buffle, chèvre, lapin), le ganglion est double. — Lenhossek après Schwalbe, Zaglinski, Holtzmann, n'a trouvé qu'une seule racine, la racine motrice, venant du moteur oculaire commun, le ganglion ne recevait ni racine sensitive ni racine sympathique. Il existe bien une racine sensitive, mais elle gagne directement un des nerfs ciliaires. Cette disposition existerait chez un certain nombre d'oiseaux. Par contre, Carpenter décrit chez le poulet une racine sensitive allant au ganglion et décrit également la racine sensitive allant au nerf ciliaire. Chez les sélaciens et les chéloniens, Pitzorno n'a trouvé qu'une seule racine, elle provenait du moteur oculaire commun, ce nerf, sans qu'on puisse en faire la preuve doit donc contenir des fibres sympathiques.

2° NERF MAXILLAIRE SUPÉRIEUR

Le nerf maxillaire supérieur, deuxième branche du trijumeau, naît du bord convexe du ganglion de Gasser entre l'ophtalmique et le maxillaire inférieur.

Trajet. — Le nerf se porte en avant et un peu en dehors vers le trou grand rond situé à 11 ou 12 millimètres en avant du bord antérieur du trou déchiré antérieur, traverse le trou grand rond et débouche dans l'arrière-fond de la fosse ptérygo-maxillaire ; se coudant et devenant presque transversal il traverse l'arrière-fond en se portant en dehors et un peu en bas, s'engage dans la fente ptérygo-maxillaire, s'applique sur la tubérosité maxillaire occupant alors la partie antérieure et interne de la fosse ptérygo-maxillaire ; puis il se coude à nouveau pour se porter en avant et légèrement en dehors vers la gouttière sous-orbitaire ; au niveau du plancher de l'orbite le nerf chemine oblique en avant en dedans dans la gouttière puis dans le canal sous-orbitaire d'où il émerge au niveau du trou sous-orbitaire à la partie supérieure de la fosse canine. Le nerf deux fois coudé a un trajet en baïonnette (Poirier).

Configuration extérieure. — Le nerf maxillaire supérieur d'un diamètre de 4 millimètres au plus est plus volumineux que le nerf ophtalmique, et moins volumineux que le maxillaire inférieur. Dans son segment intra-cranien le nerf a un aspect plexiforme très net, il se rétrécit en se portant vers le trou grand rond ; cette première partie du nerf affecte une forme triangulaire (Bichat). La disposition plexiforme disparaît au niveau du trou grand rond et le nerf s'arrondit légèrement mais jamais il n'est complètement cylindrique.

Rapports. — 1° *Dans l'étage moyen de la base du crâne* (Fig. 14, 15, 16 et 29). — Le maxillaire supérieur est compris dans un des trois prolongements antérieurs du cavum de Meckel, la paroi supérieure du prolongement est plus épaisse que la paroi inférieure. *En bas* le nerf repose sur la racine postérieure et sur la racine moyenne de la grande aile du sphénoïde en dedans du trou ovale. L'os est creusé d'une gouttière plus ou moins profonde dont le bord interne rectiligne, antéro-postérieur, se confond avec la lèvre inférieure de la gouttière caverneuse, dont le bord externe rectiligne dans sa partie antérieure s'incurve en dehors vers son extrémité postérieure de façon à aller mourir sur l'extrémité interne et antérieure du trou ovale (Princeteau). Lorsque le sinus sphénoïdal est très développé il peut envoyer dans l'épaisseur de la grande aile un prolongement (prolongement alaire) qui s'engage entre le trou grand rond et le trou ovale. L'existence de ce prolongement peut expliquer certaines névrites au cours des sinusites sphénoïdales. *En dedans* le maxillaire supérieur est accolé au sinus caverneux répondant à l'union de sa face externe oblique en bas et en dehors et de sa face inférieure, certains auteurs ont pu décrire le

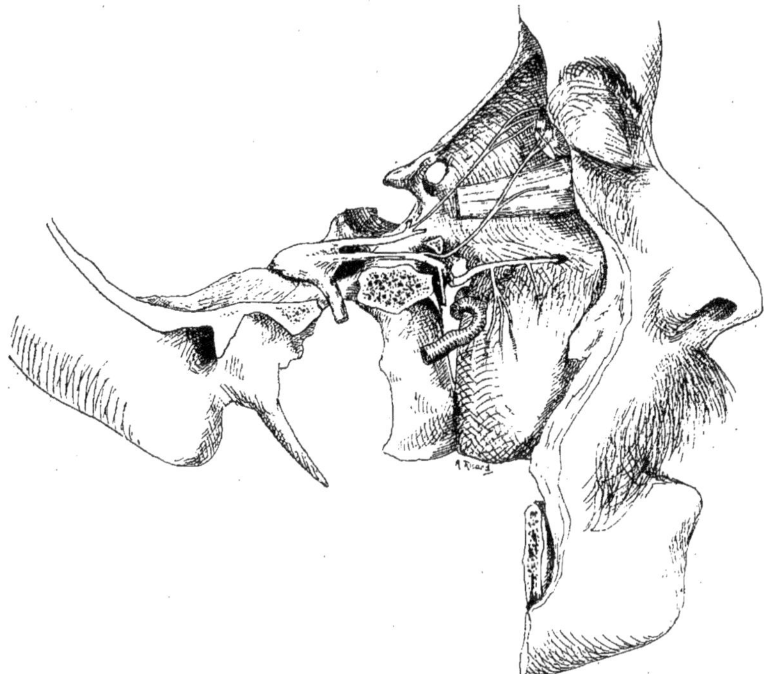

Fig. 29. — Le nerf maxillaire supérieur et la branche lacrymale de l'ophtalmique de Willis. — De haut en bas : Le nerf lacrymal, sa branche de division interne ou palpébrale est bifurquée avant sa pénétration dans la glande, sa branche de division externe s'anastomose avec le filet orbitaire du maxillaire supérieur à l'intérieur de la glande. — Le rameau orbitaire, dont la branche temporo-malaire est coupée. — Les nerfs dentaires postérieurs naissant par un tronc commun et descendant bas sur la tubérosité maxillaire. — Le nerf dentaire moyen pénétrant presque tout de suite dans l'épaisseur de l'os.

maxillaire supérieur comme compris dans la paroi externe du sinus. Parfois le sinus caverneux peut s'engager sous le nerf de façon à le soulever un peu (Princeteau). Tous les organes compris dans la paroi externe du sinus caverneux sont en dedans et au-dessus du maxillaire supérieur, l'ophtalmique est l'organe le plus rapproché. *En dehors* le nerf maxillaire inférieur d'abord tout proche du maxillaire supérieur s'écarte de lui pour se porter vers le trou ovale, CRUVEILHIER a signalé des filets anastomotiques entre les deux nerfs. *En haut* le maxillaire supérieur est recouvert par le lobe sphéno-temporal. Dans ce trajet le nerf est accompagné sur une certaine longueur par une artériole née du rameau carotidien signalé par THEILE qui se distribue au ganglion de Gasser.

2° *Au niveau du trou grand rond.* — Dans le trou ou mieux canal grand rond long de 4 à 5 millimètres oblique en avant en dehors, le nerf repose en bas sur la face supérieure de la racine moyenne de la grande aile excavée en gouttière longitudinale ; il est surplombé par la racine antérieure qui se termine en arrière par un bord tranchant concave en bas sur lequel vient se perdre le feuillet supérieur de la gaine durale. Des veines signalées par NÜHN peuvent accompagner le nerf dans le trou grand rond, elles unissent les plexus ptérygoïdiens à la partie antérieure de la face externe du sinus caverneux, elles ne sont pas constantes, KNOTT les considère même comme exceptionnelles ; lorsqu'elles existent elles n'occupent pas une situation constante par rapport au nerf, elles sont cependant en général au-dessus et en dehors de lui.

3° *Dans l'arrière-fond de la fosse ptérygo-maxillaire* (Fig. 30). — Le maxillaire supérieur apparaît à la partie toute supérieure de la paroi postérieure de l'arrière-fond hors du trou grand rond qui se présente là comme un orifice ovalaire à bords mousses, à grand axe oblique en bas et en dehors. Le nerf se porte franchement en dehors et un peu en bas, il se rapproche en même temps de la tubérosité maxillaire, paroi antérieure de l'arrière-fond, il s'écarte de plus en plus de la paroi interne formée par la lame verticale du palatin surmontée de ses deux apophyses. Les cellules ethmoïdales peuvent envahir l'apophyse orbitaire du palatin se mettant ainsi en rapport avec l'arrière-fond, la paroi des cellules peut être mince, sa déhiscence a été signalée, le maxillaire supérieur peut donc être exposé au cours d'une suppuration sphéno-ethmoïdale (RAMADIER). Le nerf perdu dans une couche cellulo-graisseuse très lâche est en rapport avec un ganglion sympathique et avec des vaisseaux. Le ganglion sphéno-palatin ou ganglion de Meckel triangulaire (SAPPEY), est situé au-dessous du maxillaire supérieur et à plusieurs millimètres en dedans de lui, il répond à l'orifice antérieur du canal vidien (SAPPEY) situé entre les deux ailes de l'apophyse ptérygoïde ; il est relié au maxillaire supérieur par des filets formant un plexus long de 3 à 5 millimètres (Voyez le nerf sphéno-palatin). L'artère maxillaire interne dont le calibre diminue progressivement est située au-dessous du nerf, elle passe en avant du ganglion de Meckel ; dans la région elle est souvent très flexueuse et presque toujours en gagnant le trou sphéno-palatin elle décrit une courbe à concavité supérieure qui embrasse la face inférieure du nerf. Dans l'arrière-fond la maxillaire interne donne plusieurs branches, la vidienne, la palatine descendante, la ptérygo-palatine ; la vidienne est la plus rapprochée du nerf elle se porte en arrière dans le canal vidien en passant en dehors du ganglion sphéno-palatin.

Des veines sont au contact du nerf, plexus veineux situé au-dessous du

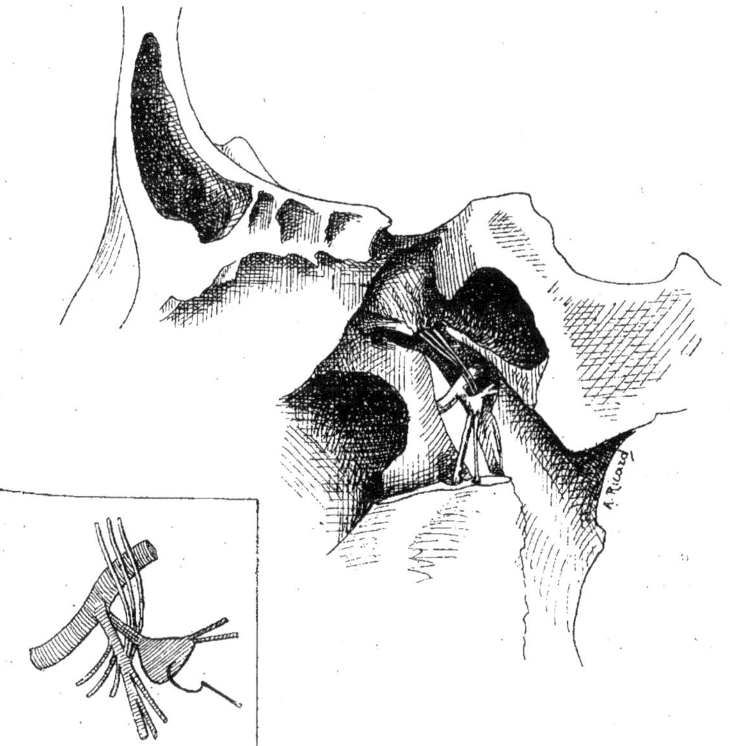

Fig. 30. — Le ganglion sphéno-palatin vu par sa face interne. — La partie supérieure de la lame verticale du palatin est réséquée laissant voir les nerfs palatins qui s'engagent dans le canal palatin postérieur et dans le canal palatin accessoire. — Dans le cadre le nerf sphéno-palatin, ses branches et ses rapports avec le ganglion sphéno-palatin.

nerf et autour de l'artère sans que l'on puisse reconnaître un tronc veineux maxillaire interne.

Ganglion sphéno-palatin (Fig. 30). — Le ganglion sphéno-palatin a été décrit par Meckel en 1749. Bichat n'admet pas son existence, pour lui, quand il y a une augmentation de volume sur le trajet du nerf, ce qui est rare, elle n'est pas plus grosse que celles que l'on rencontre sur le trajet des nerfs en général et jamais on ne trouverait la structure ganglionnaire. Cruveilhier ne considère pas le ganglion comme constant. — La couleur du ganglion est gris cendrée ou rougeâtre. Il est triangulaire ou arrondi (Krause), en forme de cœur (Boyer), triangulaire (Sappey), il est en forme de cône aplati transversalement à sommet postérieur s'engageant dans le canal vidien (Poirier). Il peut être divisé en de nombreux fragments (Müller). — Le volume varie des dimensions d'une lentille à celles d'un petit pois (Sappey). Cruveilhier a vu une fois le ganglion appliqué à la face interne du maxillaire supérieur.

La disposition des branches afférentes et efférentes a été très discutée. Pour les anciens, le ganglion reçoit un nerf, le nerf sphéno-palatin et il émet un certain nombre de branches qui vont se distribuer aux fosses nasales, à la voûte palatine et au voile du palais, aux cellules ethmoïdales. En réalité, Cruveilhier, Longet puis Prévost ont montré que les rameaux considérés comme branches efférentes du ganglion, ne lui appartenaient pas, ils lui sont seulement accolés ou parfois le traversent, ce sont les branches terminales du nerf sphéno-palatin, dont quelques-unes reçoivent au contact du ganglion des fibres anastomotiques venues des cellules ganglionnaires. En résumé le ganglion reçoit : 1° par l'intermédiaire du nerf sphéno-palatin des filets nés du maxillaire supérieur ; 2° le nerf vidien (voyez le nerf grand pétreux superficiel). Il émet un certain nombre de fibres qui se jettent sur certaines branches terminales du nerf sphéno-palatin.

Structure du ganglion sphéno-palatin. — D'après Biondi, la structure du ganglion de Meckel s'éloigne par quelques particularités de la structure fondamentale des ganglions sympathiques, mais elles ne sont pas telles qu'on puisse avec Lenhossek considérer le ganglion sphéno-palatin comme un ganglion *sui generis*. Chez l'homme Müller n'a trouvé que des cellules multipolaires. Elles peuvent être dispersées au milieu d'un plexus nerveux.

4° *Dans la fente ptérygo-maxillaire.* — Le nerf maxillaire supérieur sort de l'arrière-fond par la partie la plus élevée de la fente ptérygo-maxillaire, il est appliqué contre le bord antérieur de la fente ; en arrière et un peu au-dessous de lui se trouve l'artère maxillaire interne appliquée avec ses veines contre le bord postérieur de la fente par un ligament innominé tendu obliquement en bas en arrière du tubercule sphénoïdal à l'épine ptérygoïdienne antérieure. Le tubercule sphénoïdal, tubercule le plus antérieur de la crête temporale du sphénoïde, de développement très variable, peut venir masquer le nerf, en obturant en partie l'extrémité supérieure de la fente ptérygo-maxillaire (Potherat et Segond).

Chipault reconnaît trois types de tubercules : ou bien il est peu saillant, toute petite épine ; ou bien il est gros, tombant verticalement et masque la base de la fente, surplombant soit sa partie antérieure, soit sa partie postérieure ou bien enfin le tubercule est énorme, son sommet se divisant en épines multiples, il cache toute la moitié supérieure de la fente.

5° *Dans la fosse ptérygo-maxillaire.* — Le nerf maxillaire supérieur ne chemine qu'un court instant dans la région il est appliqué contre la tubérosité maxillaire logé dans une gouttière osseuse oblique en haut et en avant gagnant la partie moyenne de la fente sphéno-maxillaire. Parfois, d'après Juvara, la lèvre interne de la gouttière particulièrement saillante peut former un crochet qui recouvre le nerf. Perdu dans une couche graisseuse abondante, le nerf laisse en arrière de lui les origines du ptérygoïdien externe et du temporal sur le tubercule sphénoïdal, il est souvent en rapport avec une des sinuosités de la maxillaire interne qui en une courbe à convexité antérieure et interne vient s'appliquer sur la tubérosité maxillaire au-dessous et en dehors du nerf.

6° *Au niveau du plancher de l'orbite.* — Le nerf maxillaire supérieur gagne le plancher de l'orbite en passant au travers de la fente sphéno-maxillaire à sa partie moyenne, au point où d'étroite elle devient large ; le nerf glisse sous la lame fibreuse qui obture la fente. D'abord recouvert seulement par le périoste le maxillaire supérieur oblique en avant en dedans, occupe la gouttière sous-orbitaire « bientôt convertie en canal par un mince couvercle qui ne s'épaissit qu'au bord de l'orbite » (Farabeuf). Le canal fait saillie à l'intérieur du sinus, des cas de déhiscence du plancher du canal ont été signalés, le nerf est alors au contact de la muqueuse. Dans ce trajet, le maxillaire supérieur est accompagné sur presque toute sa longueur par l'artère sous-orbitaire ; née de la maxillaire interne sur la tubérosité maxillaire, en dehors du nerf, elle pénètre avec lui dans la fente sphéno-maxillaire, et dans la gouttière sous-orbitaire elle le croise passant en général au-dessous de lui pour se placer à son bord interne; ZANDER a signalé des cas dans lesquels l'artère perfore le nerf.

7° *Au niveau du trou sous-orbitaire.* — Le maxillaire supérieur sort de son canal au niveau de la partie supérieure de la fosse canine par le trou sous-orbitaire. Bien limité en haut par un bord tranchant en forme de demi-croissant concave en bas ; mal limité en bas, se prolongeant en une gouttière de plus en plus large vers la partie supérieure de la fosse, le trou sous-orbitaire peut quelquefois être apprécié par la palpation au travers des parties molles, 5 à 6 millimètres au-dessous du rebord orbitaire.

Le trou sous-orbitaire est situé sur la verticale descendant de l'échancrure sus-orbitaire (FARABEUF). Sur une ligne unissant l'échancrure sus-orbitaire à la commissure labiale (MONOD et VANVERTS). 5 millimètres au-dessous de la petite élevure que l'on peut toujours sentir à la partie moyenne du bord inférieur de l'orbite, élevure qui répond à l'union du malaire et du maxillaire supérieur (POIRIER). — Anormalement, il peut exister deux ou plusieurs orifices ; GRÜBER en a signalé jusqu'à cinq. Sur 217 crânes, POIRIER a trouvé trente-cinq fois un orifice double, deux fois un orifice triple, une fois quatre orifices. Nous verrons que le nerf épanoui sort par un ou plusieurs de ces orifices.

Branches collatérales du maxillaire supérieur. — 1° **Rameau méningé.** — Le rameau méningé naît peu en arrière du trou grand rond ; il se distribue à la dure-mère, dans un territoire assez petit. Il s'anastomose avec le rameau méningé du maxillaire inférieur.

2° **Rameau orbitaire.** — Le rameau orbitaire décrit par les classiques comme naissant à la sortie du trou grand rond, naît en réalité plus en arrière, soit dans le canal grand rond, soit même dans l'étage moyen de la base du crâne, il se détache de la partie supérieure et externe du maxillaire supérieur et reste accolé à lui jusque dans l'orbite. Lorsque le maxillaire supérieur se dégage de la fente sphéno-maxillaire le rameau orbitaire se sépare de lui et chemine un certain temps oblique en avant en dehors dans l'épaisseur de la lame fibreuse qui comble la partie large de la fente. Dégagé de cette lame fibreuse, le rameau orbitaire monte oblique en haut en avant dans l'épaisseur du périoste de la paroi externe de l'orbite ; à la hauteur du bord inférieur du muscle droit externe ou un peu au-dessous, le nerf se divise en deux branches, une supérieure *lacrymo-palpébrale* une inférieure *temporo-malaire*. La *branche lacrymo-palpébrale* dégagée du périoste continue son trajet ascendant vers la glande lacrymale et s'anastomose par un rameau très ténu avec le nerf lacrymal en formant une anse à concavité postérieure et inférieure. L'anastomose se fait sur la face supérieure et externe de la glande à l'intérieur de la loge, (quelquefois dans l'épaisseur de la glande) ; de sa convexité naissent de courts filets qui pénètrent dans l'épaisseur de la glande (filets lacrymaux) et des filets plus gros qui longeant la glande se portent vers la moitié externe de la paupière supérieure (filets palpébraux) débordant sur la moitié externe de la paupière inférieure. A ce niveau les filets s'anastomosent avec les filets ascendants du nerf sous-orbitaire (Zander). La *branche temporo-malaire*, quelquefois formée de deux filets distincts dès l'origine, se porte en dehors vers la face interne de l'apophyse orbitaire du malaire et pénètre après un trajet extrêmement court dans l'épaisseur de l'os. Le canal osseux se divise rapidement en deux branches (s'il n'est double dès l'origine), une branche se porte en bas et en avant et vient déboucher sur la face génienne de l'os, l'autre se porte en haut et en arrière, et débouche sur la face temporale du malaire peu au-dessous de l'apophyse orbitaire du frontal. Comme le canal osseux, le rameau temporo-malaire se divise en deux branches, une antérieure se distribue à la peau de la pommette ; une postérieure perforant l'aponévrose temporale se distribue à la peau de la région temporale antérieure après s'être souvent anastomosée avec le nerf temporal profond antérieur, une anastomose avec les rameaux frontaux du facial semble constante. Frohse insiste sur la grande variabilité de l'étendue du territoire de ce dernier rameau.

Krause et Telgman citent des cas d'absence du temporo-malaire.

3° **Nerf sphéno-palatin** (Fig. 30 et 31). — Le nerf sphéno-palatin naît dans l'arrière-fond de la fosse ptérygo-maxillaire. Il est constitué par 5 ou 6 filets très courts, ne dépassant pas 4 millimètres de longueur ; ces filets ne sont pas parallèles entre eux mais s'entrelacent formant une sorte de plexus. Le nerf sphéno-palatin s'accole au ganglion de Meckel, passant soit sur sa face externe soit en avant de lui (Cunéo). Le nerf abandonne un ou deux filets au ganglion et se divise en ses branches terminales : *les nerfs nasaux supérieurs, le nerf naso-palatin, les trois nerfs palatins et les rameaux orbitaires*. Avant Cruveilhier ces branches étaient considérées comme des branches du ganglion lui-même.

a) *Nerfs nasaux supérieurs*. (*Nerfs sphéno-palatins externes* d'Hirschfeld). — Les nerfs nasaux supérieurs sont au nombre de 3 à 4, il s'engagent dans la partie antérieure du trou sphéno-palatin en avant de l'artère, se coudent brusquement pour se porter en avant et se distribuent à la muqueuse qui tapisse le cornet supérieur et le cornet moyen, parmi ces nerfs très difficiles à disséquer, deux sont en général un peu plus volumineux et peuvent être suivis jusqu'à la partie antérieure des cornets. Les nerfs nasaux supérieurs peuvent donner naissance dès qu'ils apparaissent dans les fosses nasales à des filets qui se portent en arrière et atteignent la muqueuse de l'orifice de la trompe en cheminant avec l'artère ptérygo-palatine dans le canal ptérygo-palatin entre l'apophyse vaginale de la ptérygoïde et l'apophyse sphénoïdale du palatin, ces filets constituent *le nerf pharyngien de* Bock.

b) *Nerf naso-palatin*. (*Nerf sphéno-palatin interne* d'Hirschfeld) (Fig. 8). — Le nerf naso-palatin découvert par Cotunni (cité par Bichat) s'engage dans le trou sphéno-palatin, en avant ou au-dessous de l'artère sphéno-pala-

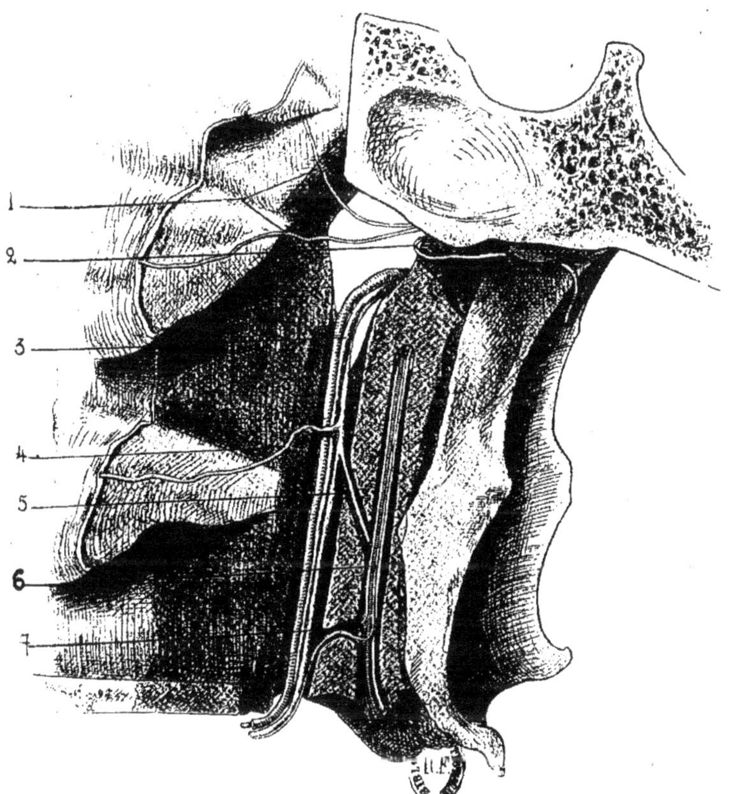

Fig. 31. — Les nerfs palatins dans leurs canaux osseux. — L'os palatin est plus fortement teinté que les os voisins. — Le canal palatin postérieur et le canal palatin accessoire sont ouverts ; le trou sphéno-palatin est agrandi vers le bas par suite de l'ouverture du canal palatin postérieur. — 1. Les nerfs nasaux supérieurs. — 2. Le nerf pharyngien. — 3. L'artère palatine descendante, le nerf palatin antérieur et le nerf palatin moyen dans le canal palatin postérieur (Toute l'épaisseur de la lame verticale du palatin est enlevée). — 4. Le nerf nasal inférieur allant à la muqueuse du cornet inférieur. — 5. Une anastomose entre le nerf palatin antérieur et le nerf palatin postérieur cheminant dans un canal *creusé dans l'épaisseur* de la lame verticale. — 6. Le nerf palatin postérieur divisé très haut, accompagné d'une artériole dans le canal palatin accessoire *creusé dans l'épaisseur* de la lame verticale. — 7. Une des deux branches sensitives du nerf palatin postérieur gagnant le canal palatin postérieur par un trajet *creusé dans l'épaisseur* de la lame verticale.

tine, s'applique sur la face antérieure du corps du sphénoïde, et gagne la partie postérieure de la cloison des fosses nasales non loin de son extrémité supérieure. Il descend sur la cloison dans un sillon creusé sur le vomer parallèlement au bord antérieur de cet os et tout près de lui. Le nerf s'engage dans les conduits postérieurs du canal palatin antérieur, conduits qui se réunissent en bas ce qui fait que le nerf s'accole à celui du côté opposé, il s'anastomose avec le nerf palatin antérieur et va se distribuer à la muqueuse du tiers antérieur de la voûte palatine.

Rappelons que les vaisseaux passent en général dans les conduits latéraux du canal palatin antérieur.

c) *Nerfs orbitaires.* — Les nerfs orbitaires assez volumineux, au nombre de deux ou trois, s'engagent dans la partie la plus postérieure de la fente sphéno-maxillaire pour pénétrer dans l'orbite, ils gagnent les cellules ethmoïdales soit en s'engageant dans le trou ethmoïdal postérieur, soit en s'insinuant dans la fente sphéno-ethmoïdale, soit enfin en perforant la lame papyracée (Luschka).

Hirzel (cité par Cunéo) et Rousset ont vu un filet des nerfs orbitaires se perdre sur la gaine du nerf optique. — Dans un cas très complexe, Rousset a vu les nerfs orbitaires envoyer des filets anastomotiques au pathétique au moteur oculaire externe, au ganglion de Gasser.

d) *Nerfs palatins* (Fig. 31 et 32). — Les nerfs palatins sont au nombre de trois, l'antérieur, le moyen, et le postérieur, le nerf palatin postérieur est quelquefois double dès son origine.

α) *Nerf palatin antérieur.* — Le nerf palatin antérieur, accompagné de l'artère palatine descendante, s'applique dès son origine dans la gouttière creusée à la face externe de la lame verticale du palatin, entre la tubérosité maxillaire en avant, la partie antérieure de la ptérygoïde en arrière. Il est là accolé aux deux autres nerfs palatins compris dans la même gouttière et situés en arrière de lui. Le palatin moyen est dans la même gaine que lui, le palatin postérieur est dans une gaine propre. Oblique en bas en avant le nerf palatin antérieur souvent dissocié en plusieurs faisceaux au cours de son trajet (Bichat), s'engage très rapidement dans le canal palatin postérieur formé par la juxtaposition de deux gouttières, l'une creusée sur la face interne du maxillaire supérieur, en arrière de l'orifice d'entrée du sinus, l'autre sur la face externe de la lame verticale du palatin. Le nerf toujours accompagné de son artère satellite le plus souvent placée en avant de lui, apparaît à la face inférieure de la voûte palatine osseuse par l'orifice inférieur du canal palatin postérieur, orifice limité en dehors par le rebord alvéolaire, en dedans par le bord externe concave de la lame horizontale du palatin. Plus en avant, à la face inférieure de l'apophyse palatine du maxillaire supérieur, se trouvent creusées trois gouttières qui se portent en avant continuant le canal palatin postérieur ; la gouttière externe qui longe l'arcade alvéolaire livre passage à l'artère, le nerf accompagné d'une collatérale artérielle chemine dans la gouttière moyenne, les veines palatines cheminent dans la gouttière interne presque transversale (Poirier). Le nerf palatin antérieur se divise en plusieurs branches terminales ; après avoir envoyé quelques filets récurrents à la muqueuse de la face inférieure du voile elles se distribuent à la muqueuse de la voûte palatine ; un des filets s'anastomose avec le naso-palatin. — Dans son trajet le nerf palatin antérieur donne une collatérale, le nerf nasal inférieur qui perfore de dehors en dedans la lame verticale du palatin et qui va se distribuer à la muqueuse qui revêt le cornet inférieur ; ce filet peut être double.

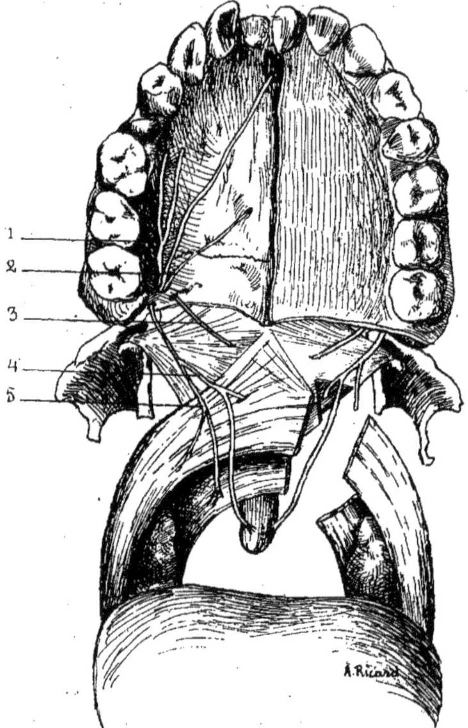

Fig. 32. — La muqueuse de la voûte palatine est enlevée du côté droit. — Les muscles du voile du palais sont entièrement disséqués. — A gauche le palato-glosse et le pharyngo-staphylin sont sectionnés ; l'aponévrose du voile est échancrée pour laisser voir le muscle péristaphylin interne. — 1. Le nerf palatin antérieur divisé en plusieurs branches. — 2. Le nerf palatin moyen. — 3. Un des rameaux sensitifs du nerf palatin postérieur. — 4. Le tronc commun pour le péristaphylin interne et l'azygos de la luette. — 5. Le tronc commun pour le palato-glosse et le pharyngo-staphylin.

Le conduit palatin postérieur (*canalis ptérygo-palatinus* B. N. A.) très large est surtout creusé aux dépens de l'os palatin, quelquefois même il est formé complètement par cet os. Parfois on observe une bifurcation du canal dans sa partie inférieure (Poirier).

β) *Nerf palatin moyen.* — Le nerf palatin moyen (nerf palatin externe de Henle) est d'abord compris dans la même gaine que le palatin antérieur, il chemine avec lui dans la gouttière creusée à la face externe de la lame verticale du palatin et s'engage dans le canal palatin postérieur débouchant avec le nerf palatin antérieur à la face inférieure de la voûte palatine osseuse. Le nerf palatin moyen se distribue à la muqueuse de la moitié postérieure de la voûte palatine en dedans et en arrière des ramifications du nerf palatin antérieur. Parfois le nerf palatin moyen ne suit pas le canal palatin postérieur dans toute sa longueur, il le quitte plus ou moins haut et s'engage dans un conduit palatin accessoire creusé dans l'épaisseur de la lame verticale du palatin ; ce conduit palatin accessoire débouche à la face inférieure de l'apophyse pyramidale.

γ) *Nerf palatin postérieur.* — Le nerf palatin postérieur, plus gros que le moyen, quelquefois aussi gros que l'antérieur (Henle) est accompagné d'une fine artériole branche de la palatine descendante, l'artériole se divise en même temps que le nerf. Après un trajet de deux millimètres tout au plus dans la gouttière de la face externe de la lame verticale du palatin, trajet pendant lequel il est accolé au bord postérieur du paquet commun palatin antérieur et palatin moyen, le nerf palatin postérieur s'écarte de ce paquet à angle aigu, il se porte en bas et en arrière et s'engage dans un canal osseux creusé dans l'épaisseur de la lame verticale du palatin. Ce canal après avoir traversé la zone spongieuse sus-jacente à l'apophyse pyramidale, débouche à la face inférieure de cette apophyse peu en avant de la base du crochet ptérygoïdien sur le prolongement du bord postérieur de la lame horizontale du palatin. Dans ce trajet le nerf palatin postérieur s'anastomose d'une façon presque constante avec le nerf palatin antérieur, par l'intermédiaire d'un rameau transversal ou légèrement oblique en haut en avant qui chemine dans un canal creusé dans la lame verticale du palatin. Dès la partie supérieure du canal le nerf palatin postérieur se divise en deux branches, une antérieure sensitive une postérieure motrice. 1° La branche sensitive se divise en deux filets terminaux à un niveau variable, un des filets s'engage dans un canalicule creusé dans l'épaisseur de la lame verticale du palatin, ce canalicule oblique en bas en avant vient déboucher dans le canal palatin postérieur en un point variable généralement un millimètre au-dessus de l'orifice inférieur, le filet sort par cet orifice et va se distribuer à la muqueuse de la face inférieure du voile sur une toute petite étendue. Le second filet sensitif sort d'une façon presque constante par un orifice spécial différent de celui que nous avons vu à la face inférieure de l'apophyse pyramidale et situé soit en dehors soit en dedans de lui, cet orifice peut même être situé à la face inférieure de la lame horizontale du palatin ; 2° la branche motrice va innerver les muscles du voile du palais ; son trajet et son mode de terminaison ont été étudiés par Rousset. La branche motrice grosse de un demi millimètre tout au plus accompagnée d'une artériole, dès qu'elle est dégagée de son canal osseux se courbe à angle droit en arrière et pénètre dans l'épaisseur du voile. Le nerf est plaqué contre la face inférieure de l'aponévrose du voile, très peu en dedans de la saillie du crochet ptérygoïdien, il est profond, masqué par la très épaisse couche glandulaire. Après un trajet de 2 à 3 millimètres le nerf se divise en deux branches qui continuent la direction du tronc primitif cheminant presque parallèlement l'une à l'autre. Les deux branches quittant le contact de l'aponévrose du voile s'appliquent à la face inférieure du glosso-staphylin et chaque branche se divise en deux filets terminaux. Les filets terminaux de la *branche externe* vont l'un au glosso-staphylin qu'il aborde par sa face inférieure, l'autre au chef palatin du pharyngo-staphylin qu'il aborde par sa face inférieure en arrière du glosso-staphylin non loin de la ligne médiane. Les filets terminaux de la *branche interne* se rendent au péristaphylin interne et à l'azygos de la luette. Le filet de l'azygos perfore le faisceau palatin du pharyngo-staphylin et aborde le muscle au quart postérieur de son bord latéral parfois par sa face dorsale. Le filet du péristaphylin interne perfore le faisceau palatin du pharyngo-staphylin et aborde le péristaphylin interne par sa face inférieure en arrière de l'aponévrose du voile.

Variations du nerf palatin postérieur. — Le filet moteur hors du canal osseux peut avant de se diviser ne mesurer qu'un millimètre ou atteindre un centimètre. — Le nerf du péristaphylin interne peut ne pas perforer le pharyngo-staphylin, dans ce cas il contourne le bord postérieur du glosso-staphylin puis le bord antérieur du pharyngo-staphylin. — Dans un cas le nerf moteur se divisait en trois branches, la branche externe et la moyenne se bifurquaient pour se rendre l'une et l'autre à l'azygos et au glosso-staphylin, la branche interne allait au péristaphylin interne et au pharyngo-staphylin. — Un cas où la branche externe allait au glosso-staphylin et à l'azygos et où la branche interne innervait le pharyngo-staphylin et le péristaphylin interne. — L'azygos peut recevoir deux filets, un filet accessoire venant du nerf du péristaphylin interne. — Sur un sujet, le nerf du glosso-staphylin très long cheminait sur la partie descendante du muscle, sous la muqueuse, ne pénétrant le muscle qu'au voisinage de la base de la langue. — Sur une pièce, un tronc commun pour le péristaphylin interne et le pharyngo-staphylin sortait par le canal palatin postérieur (*Pour les variations des nerfs des muscles du voile du palais, voyez* Rousset).

4° **Nerfs dentaires postérieurs.** — Les nerfs dentaires ou alvéolaires postérieurs au nombre de deux ou trois naissant parfois en un tronc commun se détachent du maxillaire supérieur au moment où il va s'engager dans la gouttière sous-orbitaire. Ils cheminent en bas et en avant sur la tubérosité maxillaire en grande partie masqués par une lame fibreuse, nacrée, à fibres épaisses, parallèles, allant de la fente sphéno-maxillaire jusque près du rebord alvéolaire ; les nerfs se creusent des gouttières plus ou moins visibles sur l'os avant que de disparaître dans son épaisseur vers la moitié ou le tiers inférieur de sa hauteur. Dans leur segment libre les nerfs donnent des rameaux gingivaux qui descendent sur la tubérosité maxillaire. L'artère maxillaire interne décrivant sa crosse plaquée sur la tubérosité maxillaire est appliquée sur les nerfs, généralement séparée d'eux par la lame fibreuse ; elle peut dans quelques cas s'insinuer entre eux ; la maxillaire interne donne à ce niveau l'artère alvéolaire qui, volumineuse, décrit des sinuosités au contact des nerfs entre l'os et la membrane fibreuse ; après avoir donné des collatérales qui pénètrent dans les canaux dentaires elle gagne la fosse canine (Cruveilhier).

Krause et Telgman signalent des cas où les nerfs dentaires postérieurs envoyaient des filets au ptérygoïdien.

5° **Nerf dentaire moyen.** — Le nerf dentaire moyen est inconstant mais il existe très fréquemment, il naît du maxillaire supérieur, en un point un peu variable, en général un peu en arrière du point où la gouttière sous-orbitaire se transforme en canal. Il pénètre immédiatement dans l'épaisseur de l'os, cheminant dans la paroi externe du sinus se portant vers la racine de la première prémolaire.

6° **Nerf dentaire antérieur.** — Le nerf dentaire antérieur est le seul rameau qui naisse dans le canal sous-orbitaire à une distance un peu variable du trou sous-orbitaire (5 à 6 millimètres, Sappey, — 10 ou 12, Cruveilhier). Il chemine dans un canal particulier creusé dans le maxillaire, d'abord horizontal dirigé de dehors en dedans, puis brusquement vertical, enfin courbe à concavité dirigée en haut et dedans un peu au-dessous du plancher des fosses nasales. Dans son deuxième segment (vertical) le nerf est tout proche du sinus, quelquefois le canal est transformé en gouttière et le nerf est au contact de la muqueuse. Dans sa partie terminale (courbe) le nerf est très superficiel, à peine séparé de la pituitaire par une mince couche osseuse souvent même au contact de la pituitaire (Clermont). Le nerf se termine en se divisant en branches ascendantes qui vont se perdre dans la muqueuse des fosses nasales près de l'orifice inférieur du canal nasal et en branches descendantes qui contribuent à former le plexus dentaire. Le nerf est accompagné d'une artère née de l'artère sous-orbitaire au moment où celle-ci pénètre dans le canal.

Terminaison des nerfs dentaires. — Plexus dentaire. — A l'intérieur de leurs canaux les nerfs dentaires postérieurs s'anastomosent entre eux et avec le dentaire moyen, plusieurs filets anastomotiques peuvent relier l'un à l'autre les différents nerfs ; le dentaire antérieur avant sa division en trois branches terminales envoie également une branche au dentaire moyen. La réunion des différents nerfs forme au-dessus de la racine des dents un plexus plus ou moins complexe et plus ou moins étendu en hauteur, s'anastomosant sur la ligne médiane avec le plexus du côté opposé. De ce plexus partent des branches osseuses et des branches dentaires. Chaque dent reçoit autant de rameaux qu'elle possède de racines. Les rameaux pour les molaires et les prémolaires viennent de la portion du plexus formé par les nerfs postérieurs et moyens, les rameaux pour la canine et les incisives viennent des trois branches anastomosées entre elles du dentaire antérieur. Parfois le filet le plus postérieur du dentaire antérieur (canine) envoie un rameau à la première prémolaire (Cruveilhier, Sappey), le plus souvent le filet de la première prémolaire vient de l'anse anastomotique entre le dentaire antérieur et le dentaire moyen (Arnold) (Voyez Clermont).

Branche terminale du nerf maxillaire supérieur. — *Nerf sous-orbitaire* (Fig. 33). — Le nerf sous-orbitaire en général divisé émerge du trou sous-orbitaire, ce trou est prolongé en une gouttière oblique en bas et en dedans à la partie supérieure de la fosse canine. Lorsque les orifices du canal sous-orbitaire sont multiples les filets nerveux s'engagent dans ces divers orifices, exceptionnellement ils passent par un seul. L'épanouissement nerveux repose en arrière d'abord sur l'os puis sur le muscle canin qui remonte dans la fosse jusqu'à un centimètre au-dessous de l'orifice, en avant le plexus sous-orbitaire est masqué par le muscle élévateur propre de la lèvre supérieure, il déborde le muscle en dedans. Les rameaux sous-orbitaires du facial apparaissent au bord antérieur des muscles zygomatiques et croisant la veine faciale ils s'engagent sous l'élévateur de la lèvre supérieure lui envoyant des filets ainsi qu'au muscle canin. En se divisant et en s'anastomosant les filets du facial forment un plexus qui s'anastomose avec le plexus sous-orbitaire du maxillaire supérieur. FROHSE ne voit pas là d'anastomoses, d'après lui il n'y aurait qu'intrication, par la dissection il aurait pu séparer les filets des deux nerfs.

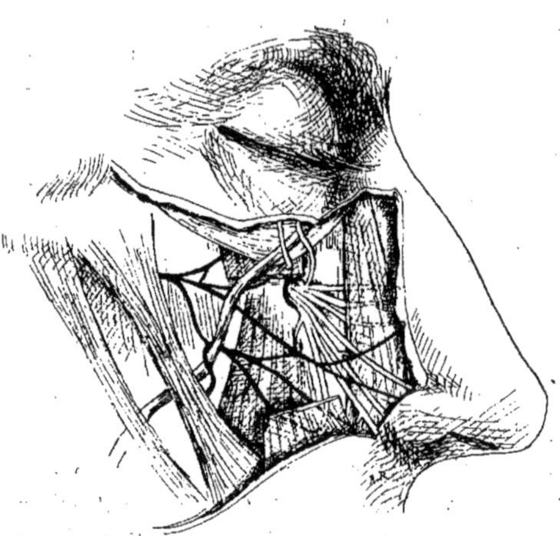

Fig. 33. — Le nerf sous-orbitaire et les filets sous-orbitaires du facial. — Le muscle élévateur propre de la lèvre supérieure est largement réséqué pour laisser voir le muscle canin et le nerf sous-orbitaire.

Les branches terminales sont les unes ascendantes, les autres internes, les dernières descendantes. Les branches ascendantes sont *palpébrales*, elles perforent l'élévateur propre de la lèvre supérieure pour atteindre la paupière inférieure. Les filets très nombreux gagnent le bord libre de la paupière, en dehors ils s'anastomosent avec le lacrymal qui déborde sur la moitié externe de la paupière inférieure, en dedans ils débordent sur la partie interne de la paupière supérieure et ils s'anastomosent avec le frontal interne et le nasal externe qui débordent sur la partie interne de la paupière inférieure. Les branches internes sont *nasales*, elles apparaissent au bord interne de l'élévateur commun de la lèvre supérieure et de l'aile du nez elles innervent la peau du nez depuis la racine jusqu'à la pointe. Les branches descendantes sont *labiales* elles atteignent la fente buccale, en dedans elles atteignent et débordent la ligne médiane, en dehors elles contournent la commissure et pénètrent dans la lèvre inférieure s'anastomosant avec le nerf mentonnier qui lui-même déborde sur la lèvre supérieure. La limite externe du territoire du sous-orbitaire est difficile à préciser, d'après ZANDER il s'étendrait jusqu'à la région zygomatique.

D'après MOBILIO, chez les artiodactyles les muscles moteurs du globle oculaire reçoivent des filets du maxillaire supérieur.

Anastomoses du nerf maxillaire supérieur. — 1° *Avec la branche ophtalmique de* WILLIS. — *a*) La branche lacrymo-palpébrale du rameau orbitaire avec un filet du lacrymal. — *b*) les filets palpébraux du sous-orbitaire avec : 1° les filets palpébraux du lacrymal dans la moitié externe de la paupière inférieure ; 2° les filets palpébraux du frontal interne dans la moitié interne des deux paupières ; 3° les filets palpébraux du nasal externe dans la moitié interne des deux paupières.

2° *Avec le maxillaire inférieur.* — *a*) Filets d'un tronc à l'autre dans l'étage moyen de la base du crâne (Cruveilhier). — *b*) Les rameaux méningés de l'un et l'autre nerf. — *c*) Le rameau temporo-malaire avec le temporal profond antérieur. — *d*) Les filets labiaux du sous-orbitaire avec les filets du mentonnier.

3° *Avec le facial.* — *a*) Le rameau temporo-malaire avec les rameaux frontaux du facial. — *b*) Le nerf sous-orbitaire et les filets sous-orbitaires du facial (discussion de Frohse). — *c*) Le grand pétreux superficiel avec le ganglion sphéno-palatin.

4° *Avec le sympathique*, d'après Langenbeck (citation Arnold) le maxillaire supérieur s'anastomose avec le plexus carotidien, comme l'ophtalmique. Arnold n'a pas vu cette anastomose chez l'homme, elle serait constante chez le veau.

5° *Anastomoses des branches du maxillaire supérieur entre elles.* — *a*) Des filets palpébraux du lacrymo-palpébral avec des filets palpébraux du nerf sous-orbitaire. — *b*) Le nerf naso-palatin avec le nerf palatin antérieur. — *c*) Les nerfs palatins antérieur et postérieur s'unissent par une anastomose presque transversale dans l'épaisseur de la lame verticale du palatin. — *d*) Les nerfs dentaires entre eux au niveau du plexus dentaire.

3° NERF MAXILLAIRE INFERIEUR

Le nerf maxillaire inférieur, troisième branche du trijumeau est formé de deux racines, une sensitive se détache de la partie externe du bord convexe du ganglion de Gasser, l'autre motrice est la petite racine du trijumeau ou nerf crotaphitico-buccinateur que nous avons vu glisser à la face inférieure du plexus triangulaire puis sous la corne externe du ganglion de Gasser (Fig. 23). La racine motrice, petite racine, est située au-dessous de la racine sensitive, entre elle et l'os. Le simple accolement des deux racines tel que le décrivait Paletta n'est plus admis, il y a fusionnement, mais le point où ce fusionnement se produit est décrit d'une façon variable par les auteurs, pour les uns la fusion se ferait avant que le nerf n'atteigne le trou ovale, pour la plupart elle se ferait au niveau du trou ovale, Bichat, Arnold et Meckel la donnent comme située juste au-dessous et Chipault la décrit sensiblement plus bas. Les deux racines n'échangent aucune anastomose jusqu'à leur point de fusionnement ; la racine motrice se divise en deux branches, une antérieure plus grosse une postérieure plus petite. La plus grosse envoie quelques fibres à la face interne de la racine sensitive, puis contourne son bord antérieur atteignant sa face externe, rejoignant à ce niveau les fibres de la plus petite branche qui ont contourné le bord postérieur de la racine sensitive. La racine sensitive est ainsi entourée d'un cercle formé par la racine motrice. En s'entremêlant les fibres des deux racines constituent le plexus de Girardi ou de Santorini.

Sappey signale l'existence possible mais inconstante d'un filet allant du ganglion de Gasser à la racine motrice. Edgeworth a sectionné chez le macaque les racines du trijumeau, 30 jours après, en cherchant les fibres dégénérées par des coupes sériées il a vu des fibres passant de la racine sensitive dans la racine motrice au niveau du ganglion de Gasser. Il en conclut que les muscles innervés par le trijumeau reçoivent des filets non seulement de la racine motrice mais aussi du ganglion, ce qui rapprocherait ces muscles des muscles squelettiques qui reçoivent non seulement des fibres des racines motrices mais aussi des fibres venant des ganglions.

Trajet. — Né dans l'étage moyen de la base du crâne le maxillaire inférieur se porte en avant en bas en dehors vers le trou ovale qu'il atteint après un trajet variant de 2 à 7 millimètres ; il s'engage dans le trou ovale et apparaît hors du crâne non pas dans l'espace sous-parotidien antérieur comme il est classique de le dire mais dans la région interptérygoïdienne et après un trajet de quelques millimètres dans cette région il se divise en ses branches terminales. Le mode de division est un peu variable suivant les sujets ; le plus souvent le tronc se divise en deux branches, une antérieure, nerf crotaphitico-buccinateur, qui donnera le nerf temporo-buccal, le temporal profond moyen, le temporo-massétérin, et une postérieure qui fournira le dentaire inférieur, le lingual, l'auriculo-temporal et le tronc commun pour le muscle ptérygoïdien interne, le muscle péristaphylin externe et le muscle du marteau.

Le mode de division indiqué par Bichat n'est pas exceptionnel ; une branche supérieure et externe fournit les nerfs temporaux et le nerf du ptérygoïdien interne, une branche inférieure et interne donne le lingual, le dentaire inférieur, l'auriculo-temporal. La division même partielle à l'intérieur du crâne doit être considérée comme une anomalie, nous citerons les faits connus à propos de chaque nerf, nous nous contentons de signaler ici le cas de Curnow dans lequel le trou ovale était divisé en deux parties par une lamelle osseuse, dans la division postérieure passait la portion sensitive du maxillaire inférieur et des rameaux séparés pour chacun des ptérygoïdiens, dans la division antérieure passaient les trois nerfs temporaux et un second nerf pour le ptérygoïdien externe.

Rapports.. — 1° *Dans l'étage moyen de la base du crâne* (Fig. 14, 15, 16, 23). — Né de la zone plexiforme longue de 2 millimètres émanée du bord antérieur du ganglion de Gasser le nerf conserve un aspect plexiforme, il est large de près de 5 millimètres ; la racine sensitive masque complètement la racine motrice ; la longueur du trajet intra-cranien varie de 2 à 7 millimètres, nous avons vu qu'il était oblique en avant en bas en dehors. Dans tout ce segment le nerf est compris dans un des prolongements antérieurs du cavum de Meckel, les feuillets dure-mériens supérieur et inférieur du prolongement peuvent sans peine être suivis jusqu'au trou ovale, à ce niveau ils se fusionnent avec le périoste. La racine motrice n'est pas comprise dans la même gaine que la racine sensitive, ou bien elle possède une gaine propre ayant quitté le cavum à la face inférieure du ganglion, ou bien elle chemine dans l'épaisseur du feuillet inférieur du cavum puis dans l'épaisseur du feuillet inférieur du prolongement maxillaire inférieur, quoiqu'il en soit la racine motrice ne pénètre dans la

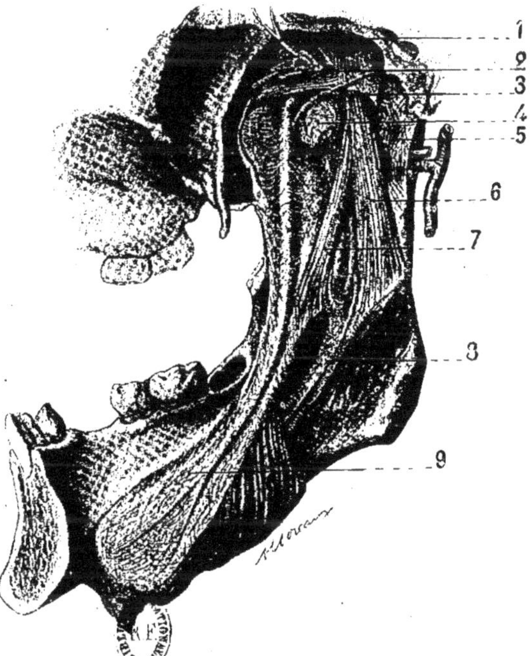

Fig. 34. — L'aponévrose interptérygoïdienne vue par sa face interne. — 1. Le tronc commun des nerfs du péristaphylin externe et du muscle du marteau. — 2. Le nerf du ptérygoïdien interne ayant en avant de lui une artère ptérygoïdienne interne, artère et nerf apparaissent au-dessus du ligament de Civinini, en perforant la zone criblée de l'aponévrose interptérygoïdienne. — 3. La corde du tympan qui croise la face interne de l'épine du sphénoïde avant d'aller se jeter sur le nerf lingual. La corde est masquée par l'aponévrose qui tapisse toute la face interne de l'épine avant de se fixer à la base du crâne. — 4. Amas graisseux encapsulé compris entre le bord postérieur et supérieur du ptérygoïdien interne et la face inférieure du ptérygoïdien externe. — 5. Le ligament maxillo-glasérien formant le bord postérieur de l'aponévrose interptérygoïdienne. — 6. La branche postérieure du ligament sphéno-maxillaire. — 7. La branche antérieure du ligament sphéno-maxillaire ; entre les deux branches on aperçoit par transparence, au travers de l'aponévrose, le nerf dentaire inférieur qui va s'engager dans son canal osseux et l'origine du nerf mylo-hyoïdien. — 8. Le nerf mylo-hyoïdien recouvert par un prolongement fibreux et nacré de l'aponévrose. — 9. Prolongement lingual de l'aponévrose appliqué sur la face supérieure et interne du muscle mylo-hyoïdien

gaine de la racine sensitive que très peu au-dessus du trou ovale ; malgré l'existence de deux gaines différentes il est impossible d'arracher la racine sensitive sans arracher le nerf masticateur. A l'intérieur de sa gaine dure-mérienne le nerf est accompagné par l'artère petite méningée, du reste inconstante, qui chemine le plus souvent au-dessous et parfois un peu en dehors de lui ; elle pénètre à l'intérieur du cavum et se distribue à la face inférieure du ganglion de Gasser et au feuillet inférieur du cavum de Meckel.

Par l'intermédiaire de sa gaine durale, le maxillaire inférieur intra-cranien repose *en bas* sur la face supérieure de la racine postérieure de la grande aile du sphénoïde, qui, à peine excavée en une gouttière transversale tombe avec une forte obliquité sur le bord interne et postérieur du trou ovale. Souvent les nerfs pétreux glissent sous dure-mériens entre l'os et la gaine du maxillaire inférieur. *En dedans* le nerf maxillaire supérieur d'abord tout proche du maxillaire inférieur s'écarte de lui se portant presque directement en avant, les deux nerfs échangent du reste parfois des fibres sur une certaine longueur (Cruveilhier). *En dehors* l'artère méningée moyenne apparaît par le trou sphéno-palatin, sa branche collatérale postérieure qui se porte vers le bord externe du ganglion de Gasser avant que de se couder et de gagner l'hiatus de Fallope, est située tout près du bord externe du nerf. La veine grande anastomotique de Trolard contenue dans un dédoublement de la dure-mère est plus ou moins proche du maxillaire inférieur, cheminant d'avant en arrière elle peut gagner le sinus pétreux supérieur en passant en dehors des trous grand rond et ovale, mais plus souvent elle n'affecte pas de rapports avec le maxillaire inférieur car elle vient se terminer dans le sinus caverneux en avant du trou ovale. *En haut* le maxillaire inférieur comme le ganglion de Gasser est recouvert par la face inférieure du lobe sphéno-temporal.

2° *Au niveau du trou ovale.* — Le nerf a toujours son caractère plexiforme ; au moins aussi étalé qu'à son émergence au niveau du ganglion, il n'occupe pas toute la longueur du trou ovale dont le grand axe oblique en avant en dedans peut atteindre 7 millimètres. Par contre le nerf occupe toute la largeur du trou. Lorsque l'artère petite méningée existe, elle émerge d'une façon presque constante en dehors et en arrière du nerf au niveau de l'extrémité postérieure du trou, quant à la veine ou aux veines du trou ovale, allant du plexus caverneux au plexus ptérygoïdien postérieur placé en arrière du muscle ptérygoïdien externe, elles sont presque toujours situées en avant et en dedans du nerf vers l'extrémité antérieure du trou ovale (Trolard).

Knott a étudié les veines du trou ovale sur **44** sujets ; cinq fois elles n'existaient que d'un côté ; onze fois il n'y avait qu'une seule veine de chaque côté ; dix-huit fois deux veines de chaque côté ; dix fois une d'un côté et deux de l'autre. L'existence d'un pont osseux entre le maxillaire inférieur et les veines a été signalée.

3° *Dans la région interptérygoïdienne.* — Le nerf descend presque vertical ; il se divise en ses branches terminales après un trajet de 4 à 5 millimètres au maximum. Dans cette région le nerf n'apparaît pas sous forme d'un cordon blanc bien isolé, mais le plexus veineux ptérygoïdien postérieur englobe le nerf ; celui-ci entouré de veinules et de tissu celluleux prend l'aspect d'un cône rougeâtre dont le sommet s'enfonce dans le trou ovale (Poirier). La division du nerf, 4 ou 5 millimètres au-dessous de la base du crâne est la variété de beaucoup la plus fréquente.

Dans son court trajet extra-cranien le nerf est compris entre deux aponévroses : l'aponévrose interptérygoïdienne en dedans et en arrière (Rouvière), l'aponévrose ptérygo-temporo-maxillaire en avant et en dehors (Hovelacque et Virenque). L'aponévrose interptérygoïdienne descendant de la base du crâne déborde en haut le bord postérieur oblique en bas en arrière du ptérygoïdien interne et c'est elle seule qui sépare le nerf de

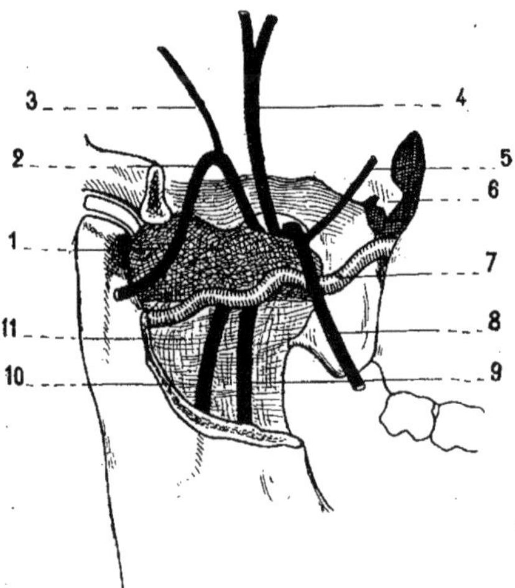

Fig. 35. — L'aponévrose ptérygo-temporo-maxillaire, vue par sa face antéro-externe. — 1. L'aponévrose ptérygo-temporo-maxillaire, la partie libre de son bord supérieur limite en bas le porus crotaphitico-buccinatorius, cette partie libre, quelquefois renforcée, est le ligament innominé de Hyrtl. — 2. Le nerf massétérin. — 3. Le nerf temporal profond postérieur. — 4. Le nerf temporal profond moyen qui émerge du porus de Hyrtl entre le tronc temporo-massétérin et le tronc temporo-buccal. — 5. Le nerf temporal profond antérieur qui passe au niveau du tubercule sphénoïdal. — 6. Le tubercule sphénoïdal. — 7. L'artère maxillaire interne qui va s'engager dans la fente ptérygo-maxillaire. — 8. Le nerf buccal qui croise la face superficielle de l'artère maxillaire interne ; car l'artère était ici de variété profonde. — 9. Le nerf lingual. — 10. Le nerf dentaire inférieur. — 11. La face antérieure et externe de l'aponévrose interptérygoïdienne, sa partie inférieure n'est pas recouverte par l'aponévrose ptérygo-temporo-maxillaire.

l'espace sous-parotidien antérieur ; dans cette région l'aponévrose est mince, c'est un véritable fascia cribriformis limité en bas par le ligament ptérygo-épineux de Civinini ; ce ligament, renforcement de l'aponévrose est tendu presque horizontalement du bord antérieur de l'épine du sphénoïde au bord postérieur de l'aile externe de l'apophyse ptérygoïde au niveau duquel il se fixe sur une petite épine osseuse (Fig. 34). L'aponévrose ptérygo-temporo-maxillaire appliquée à la face profonde du ptérygoïdien externe sépare le nerf du muscle ; son bord supérieur est fixé à la base du crâne depuis la racine transverse du zygoma jusqu'au bord postérieur du trou ovale ; plus en avant ce bord est libre, quittant tout contact avec l'aile du sphénoïde il se porte vers le bord postérieur de l'aile externe de la ptérygoïde sur lequel il se fixe au-dessus du ligament de Civinini. La partie libre du bord supérieur est renforcée (ligament innominé de Hyrtl) elle convertit en canal la gouttière osseuse creusée à la face inférieure de la grande aile du sphénoïde ; c'est là le porus crotaphitico-buccinatorius de Hyrtl [1] (Fig. 35).

Entre les deux aponévroses le tronc du nerf maxillaire inférieur est en rapport avec des artères et avec le ganglion otique. L'artère maxillaire interne est sur un plan inférieur au tronc du maxillaire inférieur ; quelle que soit sa variété elle donne au niveau de son segment postérieur quelques branches qui s'engagent entre les deux aponévroses. L'artère petite méningée, inconstante du reste, s'accole rapidement au bord postérieur et externe

[1] Il est utile de rappeler ici la disposition des aponévroses interptérygoïdiennes, la connaissance exacte de leur disposition est indispensable pour comprendre les rapports du tronc et des branches du maxillaire inférieur. L'aponévrose interptérygoïdienne est quadrilatère ; *le bord antérieur* présente deux segments d'égale longueur, un supérieur se fixe au bord postérieur de l'aile externe de la ptérygoïde, un inférieur tombe libre, longé par le nerf lingual ; il touche le bord antérieur de la branche montante à un centimètre en arrière de la dernière molaire. *Le bord supérieur* s'insère à la base du crâne *en dedans* des trous ovale et petit rond, en dehors de la fossette scaphoïde et du péristaphylin externe, à la face interne de l'épine du sphénoïde tout près de sa base, sur la branche pétro-tympanale de la scissure de Glaser puis sur la scissure elle-même (tympano-squameuse). *Le bord postérieur* libre limite la boutonnière rétro-condylienne, tombant vertical depuis l'extrémité externe de la scissure de Glaser jusqu'au bord postérieur de la branche montante où il se fixe à un centimètre au-dessous d'un plan horizontal passant par l'orifice d'entrée du canal dentaire. Le bord inférieur oblique en bas en avant s'insère à la face interne de la branche montante en passant au-dessous de l'orifice d'entrée du canal dentaire. Le bord inférieur émet un prolongement qui recouvre le nerf mylo-hyoïdien, de l'angle antérieur et inférieur se détache un prolongement qui accompagne le nerf lingual sur les faces latérales de la langue. La partie postérieure de l'aponévrose est renforcée (ligament sphéno-maxillaire), la partie antérieure est beaucoup plus mince, elle est divisée en deux segments par le ligament de Civinini, tendu de l'épine du sphénoïde au bord postérieur de l'aile externe de la ptérygoïde, le segment situé au-dessus du ligament est un véritable *fascia cribriformis* comme l'a montré Rouvière.

L'aponévrose ptérygo-temporo-maxillaire située en avant et en dehors de l'aponévrose interptérygoïdienne est beaucoup moins étendue qu'elle ; c'est une bandelette quadrilatère haute de 1 centimètre 5 à 2 centimètres en dedans et en avant, elle ne mesure plus guère que 5 à 6 millimètres en dehors et en arrière. Elle masque complètement la partie supérieure de l'aponévrose interptérygoïdienne, elle laisse à découvert sa partie inférieure. *Le bord antérieur* s'insère sur la moitié supérieure du bord postérieur de l'aile externe de la ptérygoïde confondant ses insertions avec celles de l'aponévrose interptérygoïdienne. *Le bord supérieur* répond à la base du crâne, il se fixe à la face inférieure de la grande aile du sphénoïde depuis la racine transverse du zygoma jusqu'à l'extrémité postérieure du trou ovale en passant en dehors du trou ovale, puis quittant le contact osseux, libre et renforcé (ligament innominé de Hyrtl), il va se fixer au bord postérieur de l'aile externe de la ptérygoïde au-dessus du ligament de Civinini. Le ligament de Hyrtl situé au-dessous et en dehors du trou ovale limite le *porus crotaphitico-buccinatorius* de Hyrtl. *Le bord postérieur* est peu étendu, il s'insère au col du condyle du maxillaire inférieur sur la lèvre interne de la fossette d'insertion du ptérygoïdien externe, les fibres les plus élevées se fixant sur la capsule. *Le bord inférieur* est libre et déchiqueté (Voy. Hovelacque et Virenque).

du nerf avant que de pénétrer dans sa gaine ; l'artère méningée moyenne est plus postérieure et plus externe, elle monte vers le trou petit rond distante du maxillaire inférieur de 3 à 4 millimètres. Le ganglion otique est dans la presque totalité des cas plaqué contre la face interne du nerf maxillaire inférieur, une couche cellulo-graisseuse peut l'en séparer, il est uni par de nombreux filets au tronc du nerf.

Le ganglion otique décrit par Arnold en 1826 est une masse arrondie ou ovalaire aplatie de dehors en dedans, il est exceptionnellement semi-lunaire ou fusiforme, sa longueur est de 2 millimètres environ, sa hauteur de 1 millimètre 5, son épaisseur de 1 demi-millimètre ; il est de couleur gris rougeâtre, sa consistance est molle. Le ganglion peut manquer et être remplacé par un ou plusieurs plexus nerveux qui renferment des cellules ganglionnaires disséminées ; ou bien, à côté du ganglion il peut exister de petits ganglions accessoires (Weigner). Le ganglion peut se présenter sous forme d'une lamelle aplatie se différenciant très peu du tissu cellulaire lâche qui l'entoure, l'examen histologique seul peut permettre de préciser ses limites (Müller). Dans un cas Weigner a vu le ganglion situé non pas en dedans, mais en arrière du nerf maxillaire inférieur. Le ganglion otique reçoit des branches afférentes : 1° une *racine courte* formée par deux ou trois filets nés de la face interne du maxillaire inférieur abordant le ganglion par sa face externe ; 2° Le *petit nerf pétreux superficiel*, venu du facial sort du crâne en général par un orifice innominé situé en dedans et en arrière du trou ovale, il aborde le ganglion par son pôle postérieur ; 3° Le *petit nerf pétreux profond* branche du nerf de Jacobson aboutit au ganglion à côté du nerf précédent ou uni à lui en un tronc commun. Petits nerfs pétreux superficiel et profond constituent la racine longue (Arnold) ; 4° Une racine sympathique venue du plexus entourant l'artère méningée moyenne aborde le ganglion par son pôle postérieur, cette racine peut être double. Les branches efférentes du ganglion otique sont représentées par : 1) des filets qui vont se perdre sur les nerfs du ptérygoïdien interne, du péristaphylin externe, du muscle du marteau. Arnold décrit ces filets sous le nom de racines grises de ces différents nerfs. Ils naissent de la partie supérieure de l'extrémité postérieure du ganglion au-dessous de l'insertion de la racine longue. 2) des filets qui gagnent le nerf auriculo-temporal, en général il existe deux très fines branches naissant de la partie postérieure et inférieure du ganglion et se rendant à l'une et l'autre racine de l'auriculo-temporal. 3) Deux ou trois filets qui se rendent à la corde du tympan, disposés en plexus ils présenteraient sur leur trajet quelques cellules ganglionnaires (Rauber). 4) Rauber signale quelques filets allant au nerf buccal. 5) Krause et Rauber décrivent sous le nom de *nervulus sphénoïdalis internus* un filet qui se porte en dedans, perfore la paroi externe du canal vidien et se jette sur le nerf vidien, établissant une anastomose entre le ganglion otique et le ganglion sphéno-palatin. 6) Les mêmes auteurs décrivent un autre filet, *nervulus sphénoïdalis externus* qui par le trou petit rond gagnerait le ganglion de Gasser.

Anomalie. — Rousset a vu une fois une masse nerveuse grosse comme un haricot accolée au tronc du nerf. Cette masse envoyait des filets aux plexus périartériels de la région, à la peau de la région parotidienne et à la corde du tympan.

Structure. — Le ganglion otique est formé de cellules multipolaires (Müller).

Branche collatérale du maxillaire inférieur. — La seule branche collatérale du nerf maxillaire inférieur est un rameau méningé. Cette collatérale n'est pas signalée par tous les auteurs, elle est toujours très grêle, souvent constituée par un seul filet elle peut être plus complexe et être formée de 3 ou de 4 filets (Weigner). Naissant de la face interne du nerf le rameau méningé se porte en arrière en dehors en haut, il pénètre dans le trou petit rond en général en arrière de l'artère méningée moyenne ; dans le crâne le nerf se divise en deux branches qui suivent les deux branches de la méningée moyenne ; d'après les auteurs (Voyez Cunéo, Rauber) la branche antérieure irait se terminer dans l'épaisseur de la grande aile du sphénoïde, la branche postérieure s'engagerait dans la scissure pétro-squameuse pour gagner la muqueuse des cellules mastoïdiennes. La branche antérieure s'anastomose avec le rameau méningé du maxillaire supérieur.

Branches terminales du maxillaire inférieur. — Le mode de division du nerf maxillaire inférieur est variable suivant les sujets, dans la très grande majorité des cas le nerf se divise en deux troncs, un antérieur et un postérieur. Le tronc antérieur (nerf crotaphitico-buccinateur, branche alisphénoïdienne) donne le temporo-buccal, le temporal profond moyen, le temporo-massétérin ; le tronc postérieur en se divisant fournit le dentaire inférieur, le lingual, l'auriculo-temporal, le tronc commun pour le muscle du marteau et pour le ptérygoïdien interne et le péristaphylin externe.

Nerf temporo-buccal. — Le nerf temporo-buccal, né souvent par deux filets distincts qui se réunissent rapidement, se porte en avant et en dehors

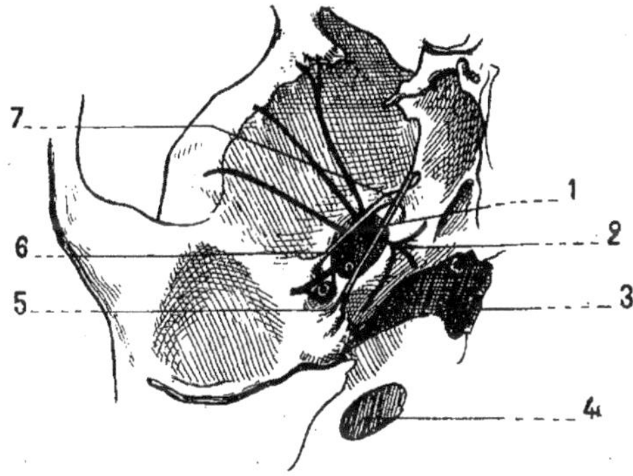

Fig. 36. — Vue inférieure de la base du crâne et rapports des nerfs avec les ligaments de Hyrtl et de Civinini. On ne voit pas le tronc du maxillaire inférieur déjà divisé, ce qui fait que les différents nerfs semblent sortir isolément du trou ovale. — 1. Le ligament ptérygo-épineux de Civinini qui est situé au-dessous du trou ovale. La presque totalité du trou ovale est en dehors du ligament. — 2. Le tronc nerveux commun pour le ptérygoïdien interne, le péristaphylin externe et le muscle du marteau, passant *au-dessus* du ligament de Civinini. — 3. Le trou déchiré antérieur. — 4. Le trou carotidien. — 5. L'artère méningée moyenne pénétrant dans le trou petit rond après avoir traversé la boutonnière du nerf auriculo-temporal (La ligne de conduite est un peu trop en arrière). — 6. Le nerf dentaire inférieur ayant en arrière et en dedans de lui l'artère petite méningée, le nerf lingual est en avant du dentaire. Les deux nerfs et l'artère sont *entre* les deux ligaments. — 7. Le ligament innominé de Hyrtl inséré en avant sur une épine ptérygoïdienne et en arrière sur une épine osseuse à la face inférieure de la grande aile du sphénoïde. Le ligament affleure le bord externe du trou ovale, il transforme en canal la gouttière osseuse qui prolonge en dehors le trou ovale. C'est le porus de Hyrtl dans lequel passent les trois nerfs temporaux.

appliqué dans la gouttière de la face inférieure de la grande aile du sphénoïde, il s'engage avec les deux autres nerfs temporaux dans le porus crotaphitico-buccinatorius limité en bas par le ligament innominé de Hyrtl (Fig. 35 et 36). Immédiatement en avant du porus le nerf s'insinue entre les deux chefs du ptérygoïdien externe et en avant du muscle se divise en ses deux branches terminales : *temporal profond antérieur et buccal.* Sur la face superficielle du muscle le nerf peut entrer en rapport avec l'artère maxillaire interne, les rapports sont différents suivant que l'artère est de variété superficielle ou de variété profonde (HOVELACQUE et VIRENQUE) (Fig. 37 et 38). Sauf variations dans le cas de situation superficielle de l'artère, le tronc temporo-buccal descend sur la face antérieure du faisceau inférieur du ptérygoïdien externe entre lui et l'artère, il ne se divise qu'au-dessous de l'artère et le temporal profond antérieur dans son trajet ascendant croise la face profonde de l'artère en avant et en dedans du temporo-buccal. Dans la variété profonde de l'artère le temporo-buccal n'entre pas en rapport avec elle ; il faut envisager deux cas : ou bien l'artère apparaît très en dedans sans rapport avec la bifurcation du nerf, ou bien elle apparaît plus en dehors et ce n'est pas le temporo-buccal qui la croise mais le buccal seul et dans ces cas le nerf est superficiel par rapport à l'artère.

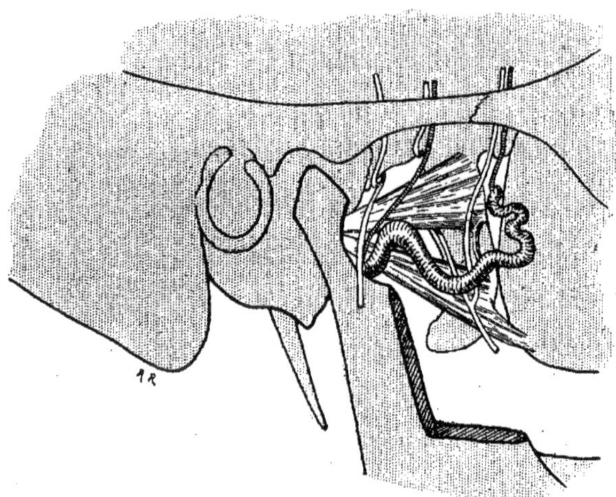

Fig. 38. — Schéma montrant les rapports des nerfs temporaux avec le muscle ptérygoïdien externe, l'artère maxillaire interne dans sa variété superficielle et les artères temporales.

Le porus peut être divisé en deux loges par une dent aponévrotique détachée du bord supérieur du ligament de HYRTL, dans la loge antérieure passe le temporo-buccal, dans la loge postérieure, le temporal profond moyen et le temporo-massétérin. — Le ligament de HYRTL peut être ossifié et le porus est alors complètement osseux (2,13 p. 100 des cas dans une série de 3.602 crânes, HOVELACQUE et VIRENQUE). L'ossification partielle du ligament est plus fréquente (Dans 4,66 p. 100 des cas une épine osseuse antérieure, dans 30 p. 100 des cas une épine osseuse postérieure, indiquent l'ossification partielle H. et V. — Von BRUNN, GROSSE, WEBER ont constaté que chez les anthropoïdes la disposition était la même que chez l'homme, chez les singes inférieurs il existe un porus osseux. — Chez les petits singes, l'aile externe de la ptérygoïde se prolonge loin en arrière masquant le trou ovale et c'est dans l'aile externe qu'est creusé le porus ; HOVELACQUE et VIRENQUE ont trouvé cette disposition simiesque 8 fois sur 3.602 crânes humains.

Le nerf temporo-buccal donne une collatérale, le *nerf du ptérygoïdien externe.* Court et d'assez fort calibre il naît au moment où le tronc s'engage entre les deux chefs du ptérygoïdien externe, il s'insinue entre les deux chefs, en général en dedans du tronc et se divise en très fins filets

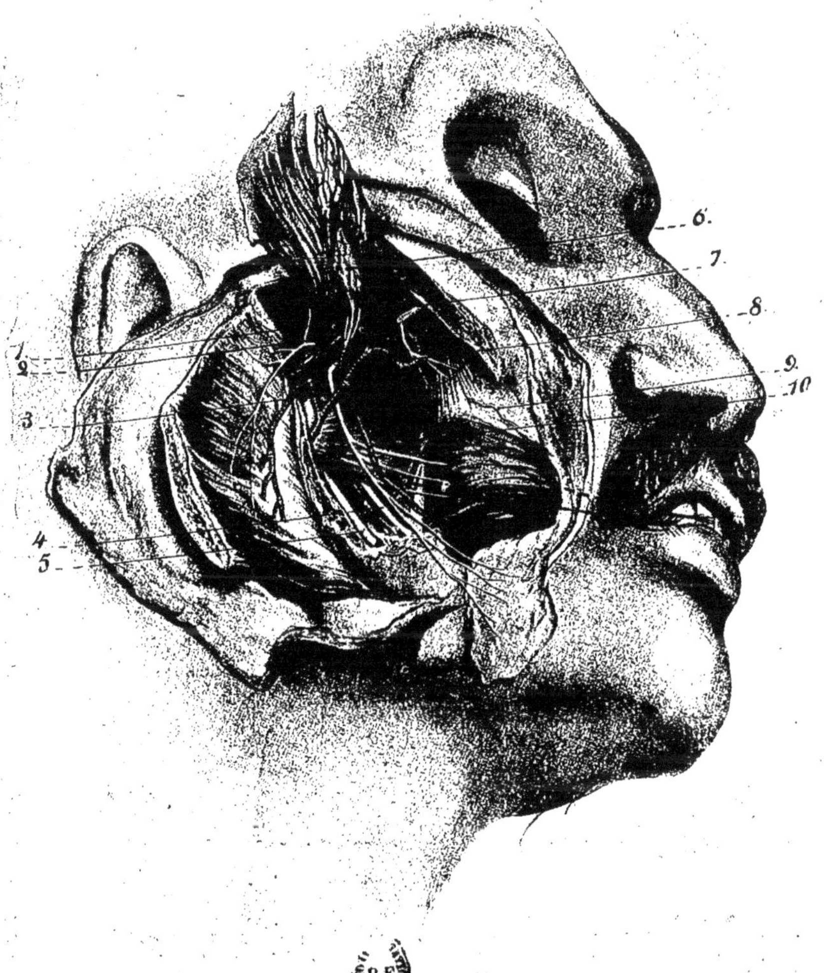

Fig. 37. — Le zygoma a été scié en avant et en arrière du masséter ; le muscle est rabattu en dehors. La coronoïde et une partie de la branche montante du maxillaire inférieur ont été sectionnées ; le muscle temporal est relevé. — 1. Le nerf temporal profond moyen. — 2. Le nerf temporo-massétérin. — 3. L'artère temporale profonde moyenne. (Elle donne ici des artères massétérines.) — 4. Le nerf lingual. — 5. Le nerf dentaire inférieur. — 6. Le faisceau profond du muscle temporal. — 7. Le nerf maxillaire supérieur sortant de la fente ptérygo-maxillaire. — 8. Le nerf temporo-buccal apparaissant entre les deux faisceaux du ptérygoïdien externe. — 9. L'artère alvéolaire glissant entre la tubérosité et la couche fibreuse descendant de la fente sphéno-maxillaire vers le rebord alvéolaire. — 10. Le faisceau maxillaire du ptérygoïdien interne recouvrant la face externe du ptérygoïdien externe et masquant la partie inférieure de la fente ptérygo-maxillaire

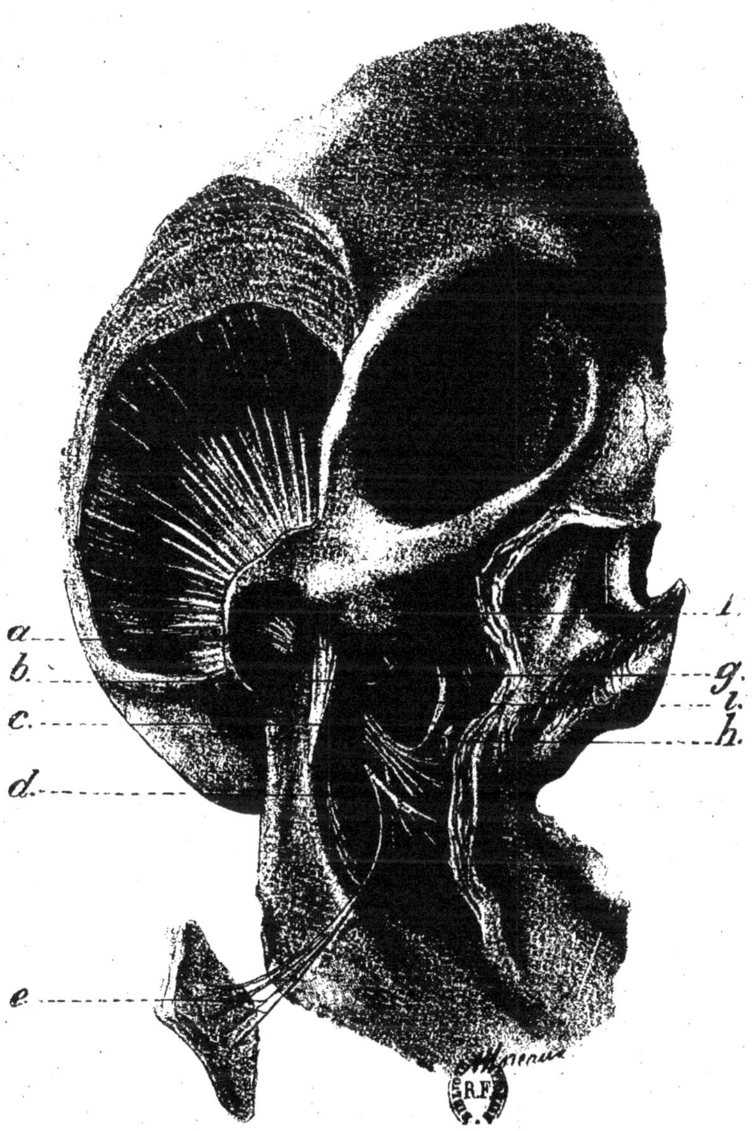

Fig. 59. — Le nerf buccal. — a. Tendon du temporal. — b. Tissu cellulaire maintenant le nerf buccal contre le faisceau sphénoïdal du temporal. — c. Expansion aponévrotique allant de la face profonde du tendon du temporal au muscle buccinateur (au niveau du buccinateur les fibres supérieures de l'expansion peuvent être prises pour le ligament ptérygo-maxillaire.). — d. Continuité des fibres du faisceau sphénoïdal du temporal avec les fibres du buccinateur au niveau de la fosse triangulaire rétro-alvéolaire — e. Rameaux cutanés du nerf buccal. — f. Faisceau sphénoïdal du temporal. —g. Le nerf buccal. — h. Le canal de Sténon. — i. Le muscle ptérygoïdien externe

qui pénètrent le chef supérieur par sa face inférieure et le chef inférieur par sa face supérieure. Exceptionnellement le nerf du ptérygoïdien externe peut naître du buccal.

Le nerf temporal profond antérieur, très souvent divisé en deux branches presque dès son origine, se porte en haut en avant sur la face superficielle du chef supérieur du ptérygoïdien externe, affectant comme nous l'avons vu des rapports variables avec l'artère maxillaire interne. Le nerf se porte vers la face profonde de la partie antérieure du muscle temporal et notamment vers le faisceau profond, il est toujours aisé de le trouver au niveau du tubercule sphénoïdal ou juste en avant de lui. Les branches terminales remontent à peine à deux ou trois centimètres au-dessus de la crête temporale du sphénoïde ; parmi ces branches la plus antérieure va s'anastomoser avec le temporo-malaire, les plus postérieures les seules obliques en haut et en arrière, vont s'anastomoser dans l'épaisseur du muscle avec le temporal profond moyen. Sappey décrit des fibres sensitives naissant de l'anastomose avec le temporo-malaire et perforant l'aponévrose temporale. Dans son trajet le nerf est accompagné par l'artère temporale profonde antérieure branche de la maxillaire interne, elle naît en général en arrière et en dehors du nerf et le croise le plus souvent par sa face superficielle avant que de venir dans l'épaisseur du muscle passer en avant du tubercule sphénoïdal ; elle remonte beaucoup plus haut que le nerf.

Le nerf buccal (Fig. 39), dégagé du muscle ptérygoïdien externe et de l'artère maxillaire interne se porte obliquement en bas en avant en dehors, il s'applique tout de suite à la face profonde du faisceau profond du temporal, accolé à lui par une couche de tissu cellulaire condensé ou même par quelques fibres musculaires formant des anses autour du nerf. Le buccal sort de la région ptérygo-maxillaire en passant dans un triangle musculo-tendineux formé *en dehors* par le bord antérieur de la branche montante doublée des fibres tendineuses du temporal, *en bas et en dedans* par la face externe du buccinateur, en *haut et en dedans* par une lame tendineuse constante et très nette qui se détache de la face profonde du tendon du temporal pour venir oblique en bas et en dedans s'épanouir sur la face externe du buccinateur en avant du ligament ptérygo-maxillaire (Hovelacque). L'expansion fibreuse sépare le nerf du prolongement interne de la boule graisseuse de Bichat située au-dessus et en dedans. A la sortie du triangle musculo-tendineux le nerf buccal apparaît au bord antérieur du masséter en un point répondant au milieu d'une ligne tendue du lobule de l'oreille à la commissure labiale (Richet), il est appliqué *en dedans* sur le muscle buccinateur, il est recouvert *en dehors* par la boule graisseuse de Bichat comprise dans un dédoublement de la très épaisse aponévrose buccinatrice (Blandin). Le nerf buccal se divise en ses deux branches terminales ; une branche externe et postérieure très grêle s'épanouit en trois ou quatre filets qui gagnent en se ramifiant la face profonde de la peau de la joue, de la commissure labiale et des parties latérales des deux lèvres, supérieure et inférieure (Zander). De plus un filet de la branche externe s'applique sur la veine faciale donnant des rameaux ascendants

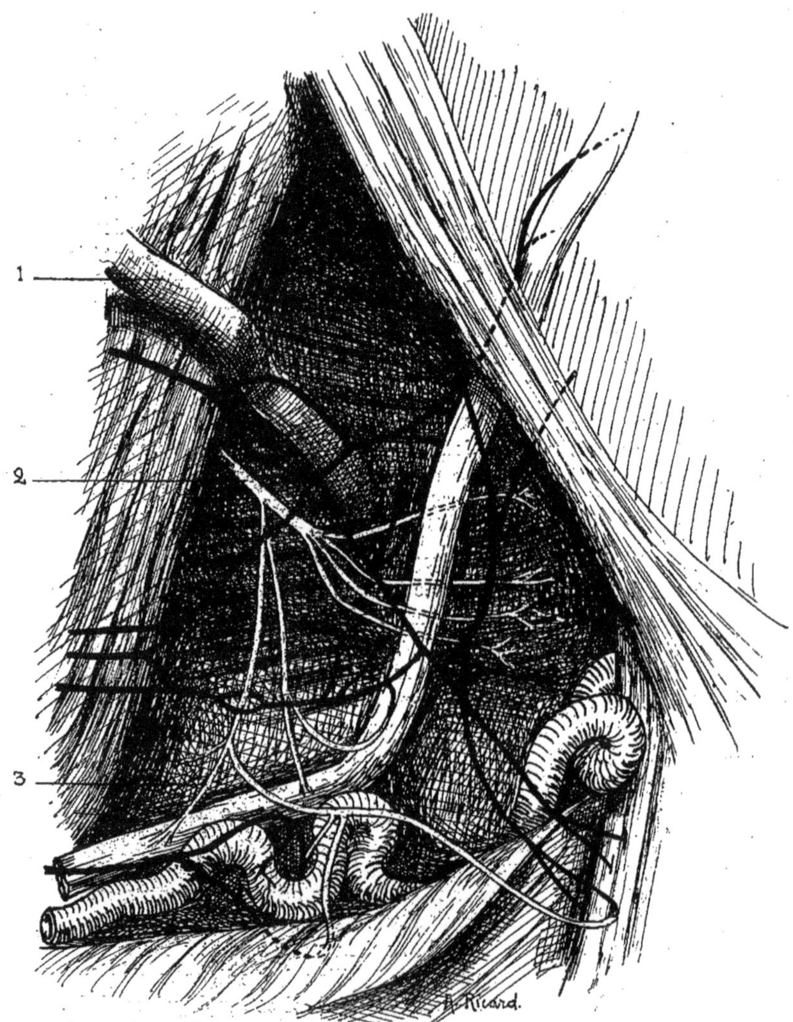

Fig. 40. — Le nerf buccal et le nerf facial (Agrandissement d'un segment de la figure 64). — 1. Le canal de Sténon croisant le bord antérieur du masséter. — 2. Le nerf buccal. — 3. Le tronc commun des filets cutanés, sectionné sur la pièce.

et des rameaux descendants qui se distribuent à la veine. Une branche interne et antérieure (Fig. 40) volumineuse se ramifie en cinq ou six filets qui gagnent la muqueuse buccale et la couche glanduleuse, notamment les grandes molaires ; les filets nés de cette branche interne traversent le muscle buccinateur ; comme l'ont montré Debierre et Lemaire ils s'engagent au travers de petites boutonnières musculaires sans abandonner de rameaux au muscle.

Le buccal s'anastomose avec le facial par l'intermédiaire de deux à trois filets très grêles qui se détachent du plexus que forment en s'anastomosant entre eux les rameaux buccaux supérieurs et inférieurs, ces rameaux contournent le bord antérieur de la boule graisseuse de Bichat pour gagner les rameaux muqueux du buccal. Parfois un rameau du buccal pénètre dans l'épaisseur du triangulaire des lèvres et s'anastomose avec le filet du facial qui se rend à ce muscle, formant avec lui une anse.

Dans son trajet le nerf est accompagné par une artère. L'artère buccale naît de la maxillaire interne en général en avant et en dedans du nerf, elle s'accole plus ou moins vite à lui, atteint la face externe du buccinateur sur laquelle elle se divise en nombreuses branches anastomosées en plexus.

Variations du temporo-buccal. — Weigner a vu le temporo-buccal naître du maxillaire inférieur par trois racines. — Fréquemment (trois fois sur dix-sept) les deux racines d'origine du temporo-buccal ne se réunissent qu'en avant du ptérygoïdien externe, dans ces cas, le nerf temporal profond antérieur naît de la racine interne. — Arnold signale des cas où le temporo-buccal ne traverse pas le ptérygoïdien externe mais chemine entre lui et le ptérygoïdien interne. — Dans un cas d'Hovelacque et Virenque le temporo-buccal ne passait pas par le porus crotaphitico-buccinatorius, mais passait au-dessous du ligament de Hyrtl perforant l'aponévrose ptérygo-temporo-maxillaire. — Turner a vu le buccal naître du maxillaire supérieur. — Gegenbaur l'a vu naître du dentaire inférieur. — Gaillet sur un enfant de 4 ans a disséqué un buccal naissant directement du ganglion de Gasser entre le maxillaire supérieur et le maxillaire inférieur, il sortait du crâne par un trou spécial creusé entre le trou ovale et le trou grand rond apparaissant au bord supérieur du ptérygoïdien externe. — Bichat a vu le temporo-buccal naître directement de la racine motrice du trijumeau dont une partie seulement se confondait avec la racine sensitive. — Paletta (cité par Krause et Telgman) a vu sur 30 pièces le nerf du ptérygoïdien externe naître du lingual. — Mollière l'a vu naître du tronc du maxillaire inférieur. — Valentin et Mollière l'ont vu naître du dentaire inférieur.

2° **Nerf temporal profond moyen.** — Le temporal profond moyen le plus gros des trois nerfs temporaux est généralement constitué par un tronc unique dès son origine, rarement il est représenté par deux filets. Il s'engage tout de suite dans le porus de Hyrtl et apparaît au bord supérieur du ptérygoïdien externe ; le nerf est plaqué sur la crête temporale du sphénoïde et sur la partie inférieure de la portion ascendante de la grande aile par une lame fibreuse, dépendance de la lame vasculaire qui entoure les branches postérieures de la maxillaire interne ; cette lame souvent épaisse peut masquer le nerf, rendant sa recherche difficile (Fig. 41). En un point variable le plus souvent peu au-dessus de la crête temporale, le temporal profond moyen se divise en deux branches terminales qui montent à la face profonde du muscle temporal en avant de la suture sphéno-squameuse. Les branches terminales ne peuvent guère être suivies plus de deux centimètres et demi au-dessus de la crête temporale; une branche se porte en avant vers la partie antérieure du muscle qu'elle innerve et un ou plusieurs de ses filets s'anastomosent avec le temporal profond antérieur ; la seconde branche se porte en arrière, dans la portion squameuse du temporal et s'anastomose par quelques filets avec le temporal profond postérieur. Les deux branches terminales du temporal profond moyen s'anastomosent entre elles par leurs branches de division et chacune envoie un ou deux rameaux longs et grêles qui perforent le muscle

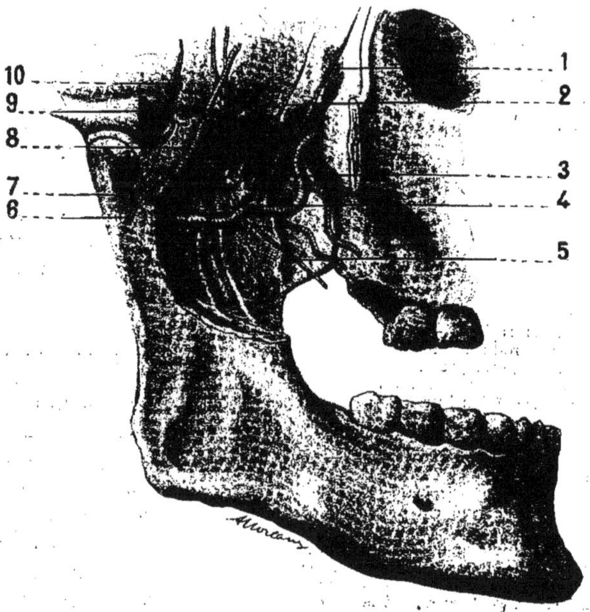

Fig. 41. — Le muscle ptérygoïdien externe a été enlevé, on voit la lame vasculaire qui est située à la face profonde du muscle. — 1. L'artère temporale profonde antérieure passant en avant du tubercule sphénoïdal et remontant haut dans le muscle. — 2. Le nerf temporal profond antérieur. Il a croisé la face postérieure de l'artère maxillaire interne (Variété superficielle), il monte dans le muscle temporal moins haut que l'artère. — 3. Le tronc temporo-buccal qui émerge hors de la lame vasculaire au-dessus d'une arcade de renforcement et va passer en arrière du tronc de la maxillaire interne (Variété superficielle). — 4. Le nerf du ptérygoïdien externe. — 5. Le nerf buccal. En avant de lui se trouve l'artère buccale. — 6. L'artère massétérine née de la temporale profonde moyenne. — 7. Le nerf massétérin. — 8. L'artère temporale profonde moyenne entraînant un repli de la lame vasculaire ; ce repli masque la moitié externe de la face antérieure du ptérygoïdien externe et contribue à former sa loge. (Le muscle est enlevé sur cette préparation.) L'artère aborde la fosse temporale en arrière du nerf temporal profond moyen. — 9. Le nerf temporal profond moyen croisé par l'artère temporale profonde moyenne. — 10. Le nerf temporal profond postérieur.

de la profondeur vers la superficie et remontent sous l'aponévrose jusque près du bord supérieur du muscle ; Cruveilhier décrit des rameaux nés de ces branches perforant l'aponévrose temporale et se distribuant à la peau, Sappey nie l'existence de ces filets sensitifs. Le nerf temporal profond moyen est accompagné par la très grosse artère temporale profonde moyenne. Celle-ci naît de la maxillaire interne, très en arrière, à la face profonde de la branche montante, au niveau du bord inférieur du ptérygoïdien externe; elle se porte en avant en dedans en haut croisant la face superficielle du muscle et atteint la crête temporale du sphénoïde en arrière du nerf à 4 ou 5 millimètres en arrière du tubercule sphénoïdal. Au-dessus de la crête temporale l'artère croise le nerf passant soit sur sa face superficielle, soit sur sa face profonde, pour se placer en avant de lui et remonter beaucoup plus haut dans le muscle. Dans les cas de bifurcation précoce du nerf l'artère croise ses branches terminales. L'artère temporale profonde moyenne est la seule artère temporale qui soit encadrée par deux veines importantes.

3° **Nerf temporo-massétérin.** — Le tronc temporo-massétérin, naissant parfois du maxillaire inférieur par deux racines qui se réunissent presque immédiatement, s'engage dans le porus de Hyrtl et apparaît entre la crête temporale du sphénoïde et le bord supérieur du ptérygoïdien externe, juste en avant de la racine transverse du zygoma. Il se divise tout de suite en ses deux branches terminales, le nerf temporal profond postérieur et le nerf massétérin.

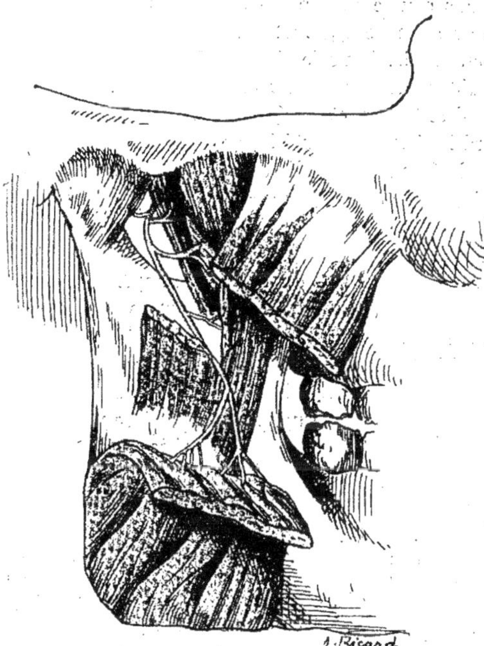

Fig. 42. — Le nerf massétérin donnant des filets aux trois chefs du masséter Sur cette pièce le nerf perforait le chef postérieur du muscle, disposition assez fréquente.

Le nerf temporal profond postérieur très grêle double la crête temporale juste en avant de l'articulation temporo-maxillaire, il s'enfonce entre la face profonde du temporal et l'os, plaqué sur l'os comme le temporal profond moyen par un prolongement de la lame vasculaire. Toute de suite le nerf se recourbe en arrière s'épanouissant en filets terminaux qui se distribuent à la partie postérieure du muscle; un ou deux des filets seulement se portent en avant allant s'anastomoser avec le temporal profond moyen. Le nerf temporal profond postérieur n'est accompagné d'aucune artère, l'artère temporale profonde postérieure naît de la temporale superficielle et aborde le muscle par son bord postérieur.

Le nerf massétérin (Fig. 42), descend sur la face superficielle du ptérygoïdien externe et s'engage dans l'échancrure sigmoïde en arrière des fibres du temporal en avant du col du condyle ; il atteint le bord postéro-supérieur du masséter à l'union de son tiers supérieur et de son tiers moyen, chemine oblique en bas en avant plaqué sur l'os dans l'interstice qui sépare le chef postérieur du chef antérieur du masséter et atteint presque le bord antérieur du muscle, répondant à l'union du tiers inférieur et du tiers moyen de ce bord. Dans son trajet le nerf massétérin donne des branches collatérales, d'abord deux ou trois filets à la face antérieure de l'articulation temporo-maxillaire puis des rameaux musculaires. Dès qu'il émerge de l'échancrure sigmoïde le nerf donne un assez fort rameau qui atteint par son bord postérieur le faisceau le plus profond du masséter, faisceau tendu entre la face interne de l'arcade zygomatique et le coroné (faisceau généralement rattaché au temporal). Dans le sillon qui sépare le faisceau postérieur du faisceau antérieur du masséter, le nerf donne cinq ou six filets ascendants par son bord antérieur et supérieur et en général un seul filet descendant par son bord inférieur et postérieur ; des filets ascendants, deux ou trois pénètrent dans la face superficielle du faisceau postérieur près de ses insertions mandibulaires, les autres filets ascendants ainsi que le filet descendant pénètrent la face profonde du faisceau antérieur. Parfois le nerf ne chemine pas tout de suite entre les deux faisceaux du masséter mais traverse le faisceau profond de la profondeur vers la superficie. Dans son trajet le nerf massétérin est accompagné par une artère et par des veines ; les veines, de petit calibre, forment un plexus au contact du nerf, en général en arrière de lui. L'artère, née tantôt de la temporale profonde moyenne, tantôt et plus rarement de la maxillaire interne, chemine soit en avant, soit en arrière du nerf et même quelquefois à sa face profonde ; si elle est postérieure au nerf elle croise en X très allongé sa face profonde pour se placer en avant de lui tout près de sa terminaison ; l'artère donne de petites collatérales qui accompagnent les collatérales nerveuses.

Quelquefois (40 p. 100 des cas) il existe une petite artère massétérine branche directe de la carotide externe (LIVINI), elle se porte horizontalement en avant, dans la parotide, s'applique sur la face externe du masséter, et pénètre dans son épaisseur, dans ces cas l'artère massétérine branche directe ou indirecte de la maxillaire interne peut manquer.

VARIATIONS DU TEMPORO-MASSÉTÉRIN. — Le temporal profond postérieur peut envoyer quelques filets à l'articulation temporo-maxillaire (RUDINGER). — HYRTL signale un cas où le nerf massétérin ne passait pas dans le porus crotaphitico-buccinatorius, né directement du tronc du maxillaire inférieur il passait au-dessous du porus alors que le temporal profond postérieur avait un trajet normal. — EISLER a vu souvent un fin filet nerveux né du plexus parotidien pénétrer dans le faisceau superficiel du masséter par sa face externe, allant s'anastomoser avec des branches du nerf massétérin. Il s'agirait de fibres sensitives de l'auriculo-temporal. — Les nerfs temporaux profonds peuvent s'anastomoser au-dessous de la grande aile du sphénoïde (HILDEBRANDT-WEBER, citation KRAUSE-TELGMAN).

4° **Tronc commun des nerfs du ptérygoïdien interne, du péristaphylin externe et du muscle du marteau** (Fig. 43). — Le nerf relativement volumineux se détache de la face interne du maxillaire comme l'a montré ARNOLD; il traverse le ganglion otique ou bien il contourne sa face externe et apparaît à son bord antérieur. Se portant en dedans en bas en avant, il s'engage dans le trou ptérygo-épineux limité en bas par le ligament de Civinini, et comblé par le segment cribriforme de l'aponévrose interptérygoïdienne ; une artère volumineuse, branche de la maxillaire interne, unique en général, passe par le trou en avant du nerf, quelquefois cependant il existe deux artères. De très nombreuses veines entourant artère et nerf passent par les orifices du fascia et sur les pièces où les veines ont été injectées, une coupe passant au ras de l'aponévrose montre les vaisseaux absolument au contact les uns des autres. Le nerf se divise en ses

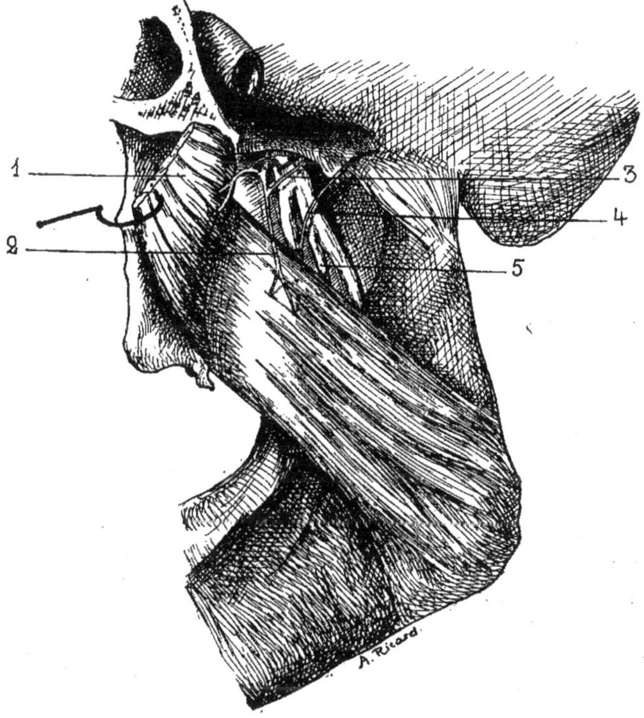

Fig. 43. — Le ganglion otique et le nerf maxillaire inférieur. — 1. Le muscle péristaphylin externe récliné en dedans pour laisser voir son nerf. — 2. Le nerf du ptérygoïdien interne. — 3 Le nerf du muscle du marteau ; au-dessus de lui se trouvent les deux nerfs petits pétreux qui gagnent le ganglion otique. — 4. La corde du tympan. — 5. L'anastomose entre le dentaire inférieur et le lingual.

trois branches immédiatement après avoir perforé le fascia cribriformis ; deux branches grêles pour le péristaphylin externe et le muscle du marteau, une branche assez grosse pour le ptérygoïdien interne. Dans quelques cas rares le nerf peut être divisé avant de perforer l'aponévrose.

Le ligament de Civinini qui limite en bas le trou ptérygo-épineux, a la forme d'une bandelette plus rarement celle d'une cordelette arrondie. Il peut être ossifié (4,55 p. 100 des cas, statistique portant sur 3.602 crânes). Parfois une volumineuse épine ptérygoïdienne indique l'ossification de la partie antérieure du ligament (6,55 p. 100 des cas), d'autres fois il existe une épine osseuse postérieure (7,96 p. 100 des cas) (Hovelacque et Virenque). Les variations du ligament ptérygo-épineux peuvent être expliquées si on envisage l'anatomie comparée comme l'ont fait Von Brunn et Grosse. Chez les singes supérieurs la disposition est absolument semblable à celle que l'on trouve chez l'homme, chez les singes inférieurs de l'ancien monde le ligament est ossifié d'une façon constante, le trou ptérygo-épineux semble donc bien représenter les restes d'un canal osseux disparu chez les anthropoïdes et chez l'homme.

Nerf du ptérygoïdien interne. — Le nerf aborde le bord postéro-supérieur du muscle à un centimètre et demi ou deux centimètres de l'extrémité supérieure de ce bord, il descend appliqué à la face interne du muscle sur une longueur de 6 à 7 millimètres et s'enfonce entre les fascicules aponévrotiques nés du bord postérieur de l'aile interne de la ptérygoïde. Dans l'épaisseur du ptérygoïdien interne le nerf se dirige presque verticalement en bas, très légèrement en arrière, cheminant dans le plan de clivage qui sépare les deux faisceaux du muscle ; il atteint ainsi le faisceau qui se détache de l'apophyse pyramidale du palatin, le nerf lui donne un filet spécial ; par ses deux faces il a émis des collatérales longues et fines pour les deux faisceaux du muscle, en général un filet pour chaque faisceau. L'artère ptérygoïdienne accompagne le nerf ; lorsqu'il existe deux artères c'est la plus volumineuse qui accompagne le nerf, la plus grêle se portant sur la face externe du muscle ne le pénétrant que plus bas.

Nerf du péristaphylin externe. — Beaucoup plus grêle, difficile à disséquer, ce nerf croise le bord postéro-supérieur du ptérygoïdien interne en avant du nerf de ce muscle, à 4 ou 5 millimètres en arrière de la ptérygoïde ; situé dans la partie toute antérieure de l'espace sous-parotidien antérieur il atteint la face externe du muscle péristaphylin externe et descend sur lui presque verticalement se rapprochant ainsi progressivement de son bord postérieur qu'il n'atteint pas.

J'ai vu le nerf s'enfoncer dans l'épaisseur du muscle ptérygoïdien interne et traverser obliquement la lame aponévrotique interne de ce muscle pour apparaître à sa face interne à 4 millimètres au-dessous du bord supérieur. Rousset rapporte deux cas semblables, dans l'un l'origine du ptérygoïdien interne se prolongeait très loin en arrière presque jusqu'à la styloïde.

Nerf du muscle du marteau. — Particulièrement grêle le nerf du muscle du marteau se porte en haut en arrière tout contre la face interne ou profonde de l'aponévrose interptérygoïdienne, il atteint les origines du muscle qui se font sur la convexité du cartilage de la trompe et sur la face inférieure de l'angle de la grande aile du sphénoïde. Morat a signalé un renflement ganglionnaire sur le trajet du nerf au point où il va pénétrer dans le muscle.

Variations du tronc commun ptérygoïdien interne, péristaphylin externe, muscle du marteau. — Peut naître par deux branches du dentaire inférieur. (Krause et Telgman). — Peut naître par un tronc commun avec les temporaux, avec le dentaire inférieur, avec le lingual ou avec l'auriculo-temporal (Weigner).

5° **Nerf dentaire inférieur.** — Le nerf dentaire inférieur né du maxillaire inférieur 4 ou 5 millimètres au-dessous du trou ovale, descend entre les deux muscles ptérygoïdiens puis entre le ptérygoïdien interne et la branche montante de la mâchoire vers l'orifice d'entrée du canal dentaire; il s'engage dans ce canal et à son intérieur se divise en ses deux branches terminales, le nerf incisif et le nerf mentonnier, celui-ci sort du canal au niveau de la face externe du corps du maxillaire inférieur.

Dans son premier segment depuis son origine jusqu'à l'orifice d'entrée du canal dentaire, le nerf long de 5 centimètres environ, se porte en bas et en dehors en décrivant une courbe à concavité antérieure et inférieure, le premier segment de la courbe est souvent assez fortement oblique en bas en arrière. Le nerf est d'abord compris entre deux aponévroses, l'aponévrose interptérygoïdienne en arrière et en dedans, l'aponévrose ptérygo-temporo-maxillaire en avant et en dehors qui le sépare du ptérygoïdien

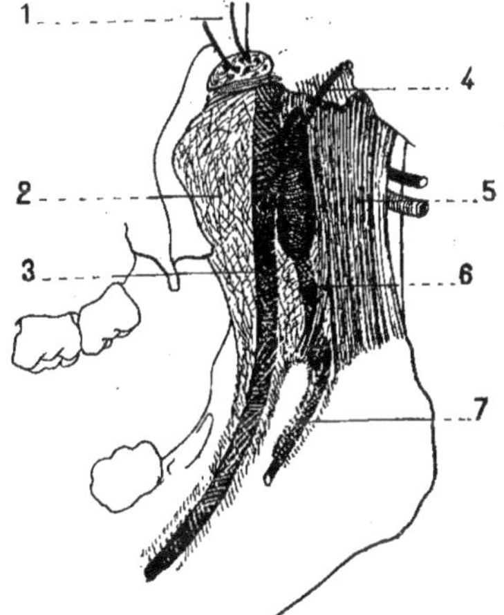

Fig. 44. — L'aponévrose interptérygoïdienne (variété la plus fréquente) vue par sa face interne. — 1. Les nerfs du ptérygoïdien interne, du péristaphylin externe et du muscle du marteau perforant la zone criblée de l'aponévrose au-dessus du ligament de Civinini. — 2. La partie antérieure mince de l'aponévrose. — 3. Le nerf lingual vu par transparence au travers de l'aponévrose. — 4. La corde du tympan qui croise l'épine du sphénoïde puis l'amas graisseux encapsulé avant de se jeter sur le lingual. — 5. La partie postérieure renforcée de l'aponévrose : ligament sphéno-maxillaire, ligament maxillo-glasérien ; le ligament sphéno-maxillaire est plus épais. — 6. Le nerf dentaire inférieur vu par transparence. — 7. Le nerf mylo-hyoïdien masqué par un prolongement aponévrotique.

externe ; l'aponévrose ptérygo-temporo-maxillaire se termine par un bord déchiqueté à peu près au bord inférieur du muscle ptérygoïdien externe, à partir de ce point le nerf est en rapport avec la face profonde de la branche montante dont il se rapproche peu à peu. Dans ce trajet le nerf dentaire inférieur répond à la partie postérieure épaisse de l'aponévrose interptérygoïdienne, ce qui fait qu'on ne le voit pas avant d'avoir incisé l'aponévrose lorsqu'on dissèque par la face profonde ; de plus le nerf n'est pas nu, il est entouré d'un manchon cellulo-graisseux qui l'entoure sur toutes ses faces, cette gangue commence dès l'origine du nerf et ne se termine guère qu'à un centimètre de l'orifice osseux (Fig. 44). Dans tout ce premier segment ou segment libre le nerf entre en rapport avec des vaisseaux et des nerfs. L'artère maxillaire interne quelle que soit sa variété est en avant du nerf, en avant du ptérygoïdien externe dans les cas de variété superficielle, en avant de la portion sous-ptérygoïdienne du nerf dans les cas de variété profonde. Quelques-unes de ses branches nées très en arrière et ayant doublé le bord inférieur de l'aponévrose ptérygo-temporo-maxillaire sont situées comme le nerf entre les deux aponévroses, ces artères sont comprises dans un prolongement de la gaine vasculaire (Fig. 45) ; la méningée moyenne située en arrière et en dehors est plus ou moins rapprochée suivant la situation du trou petit rond, la

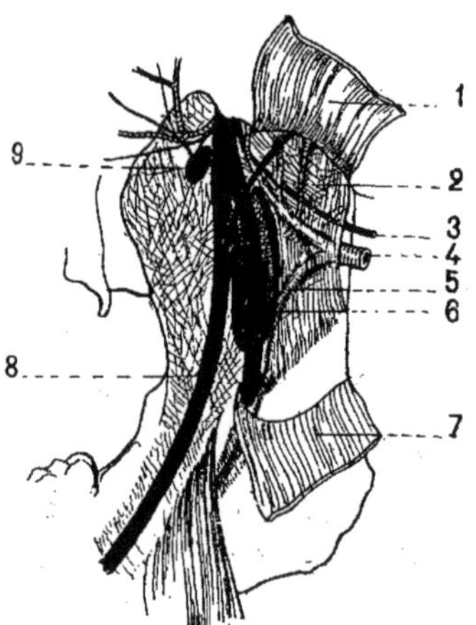

Fig. 45. — L'aponévrose interptérygoïdienne a été incisée transversalement et les deux lambeaux sont écartés (1 et 7). On n'aperçoit pas la lame ptérygo-temporo-maxillaire, en arrière elle est masquée par un repli de la gaine vasculaire qui accompagne les branches ascendantes de l'artère maxillaire interne, en avant elle est masquée par une couche de tissu cellulaire. — 1. Le lambeau supérieur de l'aponévrose interptérygoïdienne. — 2. Repli de la lame vasculaire accompagnant les branches ascendantes de la maxillaire interne. — 3 Le nerf auriculo-temporal. — 4. L'artère maxillaire interne. — 5. L'artère dentaire inférieure accompagnée d'une lame celluleuse. — 6. Le nerf dentaire inférieur entouré de son manchon cellulo-graisseux, ce manchon est incisé verticalement. — 7. Le lambeau inférieur de l'aponévrose interptérygoïdienne. — 8. Le nerf lingual. — 9. Le ganglion otique (déplacé et attiré en avant), au-dessus de lui le tronc commun des nerfs du ptérygoïdien interne, du péristaphylin externe et du muscle du marteau accompagné d'une artère ptérygoïdienne.

petite méningée peut s'accoler au bord postérieur du nerf dentaire avant que de s'accoler au tronc du maxillaire inférieur ; l'artère dentaire née de la maxillaire interne nettement en arrière du nerf, ne l'atteindra et ne s'accolera à lui qu'au niveau de l'orifice osseux. Le nerf lingual est en avant du dentaire, il s'en écarte à angle aigu en se portant en bas et en avant ; la corde du tympan ayant croisé la face interne de l'épine du sphénoïde, se porte entre les deux aponévroses obliquement en bas et en avant pour se jeter sur le bord postérieur du lingual, elle croise la face interne du dentaire inférieur séparée de lui par la gangue cellulo-adipeuse ; l'auriculo-temporal également compris entre les deux aponévroses s'éloigne tout de suite du dentaire, se portant en arrière en dehors un peu en bas à la face profonde du ptérygoïdien externe.

Le dentaire inférieur et le lingual sont normalement situés en avant et en dehors de l'aponévrose interptérygoïdienne (Rouvière) et par conséquent en avant et en dehors du ligament de Civinini, (fait signalé par Civinini dès 1835) ; il existe cependant quelques exceptions. Sur 104 pièces réunies par la Société anatomique anglaise, 92 fois les deux nerfs passaient en dehors du ligament, 12 fois le lingual et le dentaire inférieur passaient en dedans du ligament. Blacker (cité par Testut) sur 22 cas, a vu 16 fois le lingual au côté interne du ligament de Civinini, 6 fois seulement il était à son côté externe. Cunéo donne comme normale cette séparation des deux nerfs par le ligament, elle est du reste représentée sur les figures de Calori. J'ai eu avec Virenque l'occasion de voir cette variété une fois sur 17 pièces ; le lingual après être sorti par le trou ptérygo-épineux et avoir croisé la face interne du ligament pénétrait dans l'épaisseur de l'aponévrose pour reprendre sa place normale. Il est une disposition qui peut prêter à confusion : Henle a en effet décrit un petit ligament ptérygo-pétreux cloisonnant en hauteur le trou ptérygo- épineux ; lorsqu'il existe, ce ligament peut séparer le dentaire inférieur du lingual.

Le nerf pénètre dans le canal dentaire (Fig. 46) dont l'orifice d'entrée ouvert en haut et en arrière surplombé à sa partie antérieure et supérieure

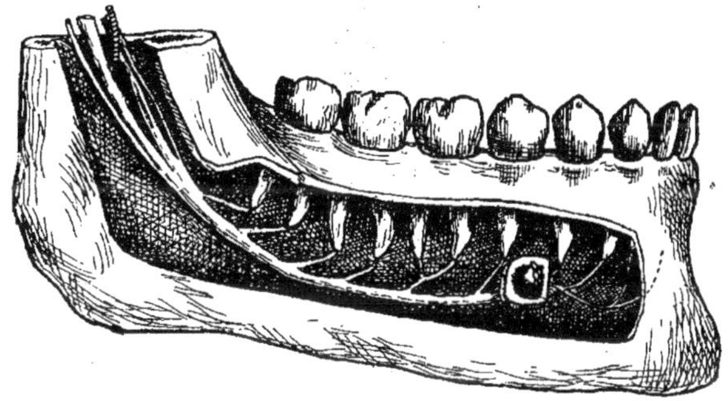

Fig. 46. — Schéma montrant la disposition du nerf dentaire inférieur à l'intérieur de son canal osseux. A la partie supérieure il est divisé en plusieurs fascicules ici écartés pour permettre de montrer l'artère dentaire inférieure. Plus en avant il donne ses collatérales avant de se diviser en nerf mentonnier et nerf incisif.

par l'épine de Spix, se trouve à la face interne de la branche montante à égale distance du bord antérieur et du bord postérieur et à mi-chemin entre le bord inférieur et la concavité de l'échancrure sigmoïde, sur le prolongement du bord alvéolaire chez le sujet denté (Farabeuf). L'orifice de sortie ou trou mentonnier disposé verticalement, souvent double, est situé sur la face externe de l'os au droit de la deuxième prémolaire (Paulet et Sarazin, Daniel Mollière, Farabeuf) un peu plus près du bord inférieur que du bord supérieur de l'os sauf chez les édentés (Farabeuf). Dans son ensemble le canal décrit une courbe à concavité antérieure et supérieure dont le premier segment est fortement oblique en bas et en avant tandis que le deuxième segment est presque horizontal et ne se relève qu'à la partie toute antérieure (Dieulafé et Gayral), le point le plus déclive de la courbe est à un centimètre au-dessus du bord inférieur de la mâchoire (MONOD). De plus le canal dentaire traverse l'os de dedans en dehors croisant en X très allongé l'axe du corps du maxillaire inférieur, interne par rapport aux racines de la dent de sagesse et de la deuxième molaire, et situé plus bas qu'elle, il est sous-jacent aux racines de la première molaire et externe et inférieur par rapport à celles de la deuxième prémolaire (DIEULAFÉ et GAYRAL). Chez la plupart des sujets le canal n'est pas simple mais au-dessous des grosses molaires il est bifurqué en un canal principal et un canal collatéral sus-jacent, les deux canaux se rejoignant en avant (DANIEL MOLLIÈRE).

Dès son entrée dans l'os le nerf se divise en quatre ou cinq gros fascicules qui cheminent parallèlement les uns aux autres compris dans une très épaisse gaine commune ; parfois, alors même que le canal osseux n'est pas divisé un fascicule chemine séparé des autres dans une gaine propre, il rejoint le faisceau commun après un certain trajet. L'artère dentaire a pénétré dans l'os avec le nerf, elle chemine à l'intérieur de la gaine commune au milieu des fascicules nerveux entièrement entourée par eux. Au niveau de l'orifice antérieur du canal dentaire le nerf se divise en ses deux branches terminales, le nerf mentonnier et le nerf incisif.

VARIATIONS DU CANAL DENTAIRE. — *Orifice d'entrée.* MORESTIN attire l'attention sur les variations qui existent d'un sujet à l'autre en ce qui concerne la hauteur du maxillaire et la distance qui sépare l'angle, de l'épine de Spix. D'après CHALOT, l'entrée du canal dentaire serait située, suivant les sujets à 3 centimètres ou 3 centimètres 5 au-dessus du bord inférieur du maxillaire ; il serait situé sur une horizontale prolongeant en arrière le *bord libre* des dents. Pour MONOD l'orifice d'entrée serait situé à un centimètre au-dessous de la partie la plus déclive de l'échancrure sigmoïde. PAGEIX a examiné 20 maxillaires et a trouvé l'orifice d'entrée distant de 8 à 14 millimètres du bord antérieur de la branche montante. Il étudie également sa situation par rapport à d'autres points de repère.

Orifice de sortie du canal dentaire. — La situation du trou mentonnier a été très discutée, beaucoup d'auteurs le donnent comme situé sur une verticale passant par la première prémolaire. DIEULAFÉ et GAYRAL ont montré que sa situation est variable avec l'âge. A la naissance il est en regard du germe de la canine, à 2 ou 3 ans il répond au bord antérieur de la première prémolaire, à 13 ans à son bord postérieur, chez l'adulte il atteint la deuxième prémolaire ou reste un peu en avant d'elle. La distance entre le trou mentonnier et la symphyse est donc variable avec l'âge. Chez le fœtus à terme elle est de 14 millimètres, chez l'enfant de 7 ans de 20 millimètres, chez l'adulte de 26 millimètres.

Canal dentaire et racines des molaires. — DIEULAFÉ et GAYRAL ont montré que chez l'adulte le canal dentaire reste placé à une certaine distance des racines, il est à 9 millimètres de la deuxième prémolaire, à 8 de la première molaire, à 7 de la deuxième, à 6 de la troisième. La distance des racines au canal est minimum au niveau de la troisième grosse molaire et « au cours de l'évolution de cette dent, tant qu'elle est incluse son follicule est en rapport avec le canal dentaire. »

Dents traversées ou sillonnées par le nerf dentaire. — PUIG a réuni 28 observations de nerfs dentaires creusant un sillon sur les racines des dents ou traversant un canal creusé au milieu de ces racines, anomalies dues soit à la longueur inhabituelle des racines, soit à la situation haute du canal, soit surtout à la situation basse d'une dent de 12 ans ou d'une dent de sagesse.

Branches collatérales du dentaire inférieur. — 1° *Anastomose avec le lingual.* — Très haut dans la région interptérygoïdienne le dentaire inférieur envoie une anastomose horizontale ou oblique au lingual encore très rapproché de lui, cette anastomose peut être double, les deux branches formant un X (SAPPEY). Souvent comme l'a montré CRUVEILHIER l'anastomose n'atteint le lingual qu'au-dessous de la corde du tympan.

2° *Nerf mylo-hyoïdien* (Fig. 47). — Le nerf mylo-hyoïdien naît du bord postérieur du nerf dentaire inférieur, au moment où ce nerf va s'engager dans le canal dentaire, son volume est essentiellement variable suivant les sujets. Le nerf mylo-hyoïdien décrivant dans son ensemble une courbe concave en avant et très légèrement en haut se porte d'abord

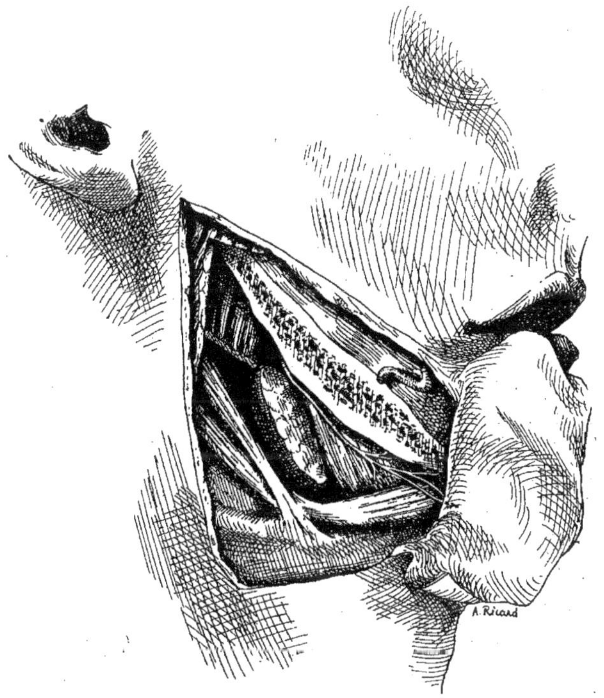

Fig. 47. — Le nerf mylo-hyoïdien. — L'angle et le bord inférieur du corps du maxillaire sont réséqués. — La partie antérieure du masséter est sectionnée ; dans la profondeur la partie inférieure du muscle ptérygoïdien interne est également sectionnée.

en bas en avant, dans un fin sillon osseux, long de deux centimètres en moyenne, creusé à la face interne de la branche montante à un centimètre en arrière de la ligne oblique interne, se continuant sur le corps du maxillaire inférieur jusqu'à la partie postérieure de la fosse sous-maxillaire osseuse, point où il cesse d'être visible. Le nerf, longé sur son bord postérieur par une artère branche de la dentaire, est plaqué dans son sillon par une lame aponévrotique, prolongement du bord inférieur de l'aponévrose interptérygoïdienne ; ce prolongement, falciforme dans son ensemble, est long de 2 centimètres à 2 centimètres 5 en moyenne, mais il peut être plus court, il laisse voir le nerf par transparence. Plaqué contre l'os, le nerf répond en dedans à la face inférieure et externe du muscle mylo-hyoïdien, il en est séparé à la partie antérieure par la glande sous-maxillaire, le nerf dégagé de son sillon croise la face supérieure et externe de la glande sur laquelle il imprime parfois son passage en un fin sillon.

Dans son trajet, le nerf mylo-hyoïdien donne des collatérales. *a*) Des filets pour l'artère satellite (Daniel Mollière) ; *b*) des rameaux périostiques ; *c*) des rameaux gingivaux qui remontent le long de l'os au travers des fibres du mylo-hyoïdien ; *d*) une anastomose avec le lingual. Signalée par Bichat, décrite comme constante par Sappey, cette branche parfois volumineuse forme une anse à convexité antérieure, située dans un plan oblique en bas et en dehors, elle perfore le muscle mylo-hyoïdien à peu près à la hauteur de la partie moyenne du muscle hyo-glosse. Tous les auteurs n'admettent pas son existence; *e*) des branches descendantes se portent vers l'artère faciale ou l'artère sous-mentale allant s'anastomoser avec le plexus sympathique qui entoure ces artères (Schumacher), ces fibres très fines ne peuvent être vues qu'au microscope; *f*) un ou plusieurs rameaux pour la glande sous-maxillaire (Swann et Meckel), la plupart des auteurs nient leur existence (Voyez les variations).

A la partie antérieure de la fosse sous-maxillaire, le nerf mylo-hyoïdien se divise en ses branches terminales : branches pour le muscle mylo-hyoïdien, branches pour le ventre antérieur du muscle digastrique et parfois filets cutanés. Les nerfs pour le muscle mylo-hyoïdien sont au nombre de deux ou trois, ils abordent le muscle par sa face inféro-externe. Le ventre antérieur du digastrique reçoit le plus souvent deux filets nés d'un tronc commun, un filet abordant la face interne du muscle en un point variable et non pas toujours peu en avant du tendon intermédiaire ; l'autre abordant la face externe du muscle.

Le filet cutané signalé par Valentin est essentiellement inconstant ; d'après Schumacher, lorsque le nerf cutané existe, il passe accompagné de l'artère sous-mentale entre les insertions au maxillaire du muscle mylo-hyoïdien et du muscle digastrique, puis se coude se portant en dehors pour s'épanouir ; son territoire serait large de 4 à 5 centimètres et haut de 3.

3° *Rameaux dentaires*. — Le nerf dentaire inférieur donne en général un filet au droit de chacune des dents, ce filet se divise en un certain nombre de branches, chacune abordant une racine dentaire. La distribution des filets est assez variable, chaque dent peut ne recevoir ses nerfs que d'un seul rameau ou bien elle les reçoit de plusieurs, un rameau peut se diviser, donnant à deux dents différentes ; quoi qu'il en soit, chaque racine reçoit un filet, de petits rameaux artériels accompagnent les rameaux nerveux dentaires.

Branches terminales du nerf dentaire inférieur. — Le nerf dentaire se divise à la hauteur du trou mentonnier. 1° *Le nerf incisif* continue la direction du dentaire et donne des rameaux aux racines de la canine et des deux incisives il ne dépasse pas la ligne médiane ; 2° *le nerf mentonnier* (Fig. 48) sort par le trou mentonnier, son volume égale les deux tiers de celui du dentaire (Daniel Mollière). Dès sa sortie, il est divisé en général en trois faisceaux reliés par du tissu cellulaire assez lâche ; recouvert par le muscle carré du menton, le mentonnier donne des filets

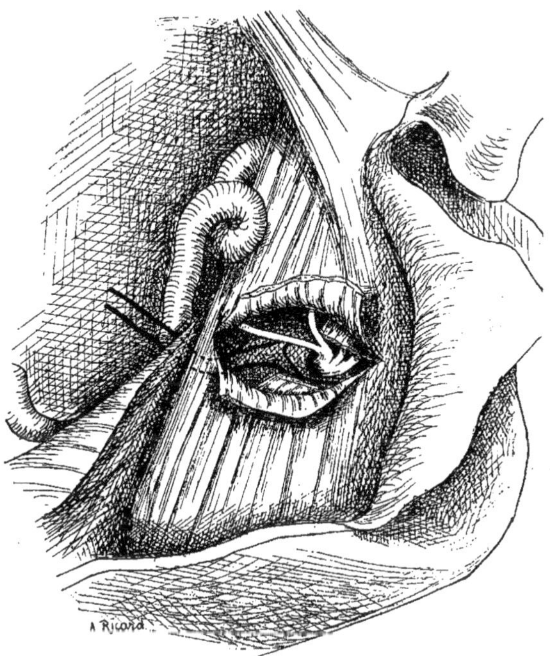

Fig. 48. — Le nerf mentonnier et les filets mentonniers du facial. — Le triangulaire des lèvres est largement ouvert ; plus profondément, le carré du menton est réséqué de façon à laisser apercevoir le nerf mentonnier.

aux glandules buccales, à la muqueuse labiale et à la peau des lèvres. Le territoire cutané d'après Zander ne s'étendrait pas seulement à la région comprise entre la fente buccale et le menton, mais s'étendrait plus en dehors et déborderait même sur la partie externe de la lèvre supérieure ; au niveau du menton le territoire du mentonnier déborderait la ligne médiane, chevauchant sur le territoire du nerf sous-orbitaire. Superficiellement, les filets mentonniers de la branche cervico-faciale du facial, croisent la direction du nerf mentonnier, ils glissent à la face profonde du carré du menton ou bien d'abord situés superficiellement par rapport à lui, ils le perforent pour gagner sa face profonde ; les deux nerfs s'anastomosent. Frohse nie l'existence de ces anastomoses, il ne voit là qu'une intrication de filets. Daniel Mollière se demande si le nerf mentonnier ne donne pas quelques filets au carré du menton, il ne tranche pas la question.

Variations du nerf dentaire inférieur. — Le nerf dentaire serait moins volumineux chez les vieillards que chez les jeunes sujets (Cruveilhier). D'après Weigner le dentaire inférieur se séparerait du lingual plus bas chez l'enfant que chez l'adulte. — Le dentaire inférieur peut naître par deux racines (Krause et Telgman). — Le nerf dentaire inférieur peut se diviser prématurément; Daniel Mollière l'a vu divisé en trois branches avant que de pénétrer dans le canal dentaire, une branche allant former le nerf mentonnier, la seconde le plexus des molaires, la troisième le plexus des incisives. — Division du nerf en deux branches formant boutonnière dans laquelle passe la maxillaire interne (un cas de Curnow, un cas de Hovelacque et Virenque). Hovelacque et Virenque ont vu dans un cas l'artère maxillaire interne de variété profonde, passer en dedans du dentaire inférieur puis entre lui et le lingual et en dehors du lingual. Mollière a vu le dentaire inférieur avant son entrée dans le canal recevoir un forte anastomose de la corde du tympan. — *Nerf mylo-hyoïdien.* — Souvent les lèvres du sillon mylo-hyoïdien sont saillantes et le nerf est profondément situé ; exceptionnellement (4 fois sur 53 maxillaires que nous avons examinés), le sillon est transformé à sa partie postérieure en un canal osseux complet long de un centimètre ce canal peut dans d'autres cas ne commencer qu'à 5 ou 6 millimètres au-dessous de l'origine du sillon et se terminer à près de un centimètre de la fosse sous-maxillaire (2 fois sur 53 os) ; il est alors très court. Testut a vu une fois la gouttière mylo-hyoïdienne naître non pas de l'orifice supérieur du canal dentaire mais du canal dentaire lui-même à 18 millimètres au-dessous de cet orifice. — La gouttière du nerf mylo-hyoïdien peut être double à son origine (0,2 p. 100 des cas d'après Krause). — L'origine du nerf mylo-hyoïdien par deux racines sur le dentaire inférieur a été signalée (Curnow). Une des deux racines peut venir du dentaire, l'autre de la racine motrice du trijumeau (un cas de Curnow). L'existence de rameaux allant à la glande sous-maxillaire et à la glande sub-linguale admise par Swan, Meckel, Krause, Valentin est considérée comme exceptionnelle par Henle et Gray, elle est niée par Arnold. Les rameaux cutanés ont été décrits par Valentin, Krause, Schwalbe, Gegenbaur, ils n'ont été trouvés que rarement par Frohse et Zander, certains auteurs avec Meckel et Henle les ont pris pour des branches musculaires et les font terminer dans le carré du menton et le triangulaire des lèvres. Schumacher sur 20 sujets a fait les constatations suivantes : 5 fois le filet cutané manque des 2 côtés, 11 fois il n'existait que d'un côté, (8 fois à droite 3 fois à gauche) ; une fois il a vu une anastomose entre les deux filets cutanés avant qu'ils ne s'épanouissent en leurs branches terminales. — L'anastomose entre le nerf du mylo-hyoïdien et le lingual est considérée comme très rare par Krause, Henle, Schwalbe ; Gaillet ne l'a vue qu'une fois. Zlobrowski (cité par Schumacher) pense que le filet s'accole seulement au lingual et qu'il fournit des rameaux moteurs au ganglion sous-maxillaire. — Schumacher a vu un filet osseux né du nerf mylo-hyoïdien pénétrant dans le maxillaire au-dessous des apophyses géni en dedans de la fossette du ventre antérieur du digastrique, près du bord inférieur de l'os tout près de la ligne médiane. Sur 20 cadavres, ce filet existait 6 fois des deux côtés et 9 fois d'un seul côté.

6° *Nerf lingual.* — Le lingual est un peu moins volumineux que le dentaire inférieur. Comme le dentaire inférieur, le lingual chemine d'abord entre les deux aponévroses, puis entre l'aponévrose interptérygoïdienne et la branche montante en se portant en bas et en avant ; il s'applique ensuite sur la face externe de la langue se portant en haut et en avant ; dans son ensemble il décrit une courbe à concavité antérieure et supérieure, souvent la courbe est très brusque et les deux segments se continuent presque à angle droit. Dans le premier segment de son trajet, le nerf répond en dedans à la partie antérieure mince, de l'aponévrose interptérygoïdienne, ce n'est qu'exceptionnellement qu'il passe au-dessus et en dedans du ligament de Civinini pour pénétrer dans l'épaisseur de l'aponévrose avant que de reprendre sa place normale en dehors de l'aponévrose (Voyez le nerf dentaire inférieur). En dehors, le lingual répond à l'aponévrose ptérygo-temporo-maxillaire, qu'il déprime en gouttière en la repoussant en dehors (Fig. 34 et 49) ; contrairement au dentaire inférieur, le lingual est à nu entre les deux aponévroses, aucune couche graisseuse ne l'entoure et on le voit par transparence, lorsqu'en disséquant par la face interne on a enlevé le ptérygoïdien interne. Au-dessous du ptérygoïdien externe, le nerf lingual, toujours oblique en bas et en avant, chemine le long du bord antérieur du segment libre de l'aponévrose

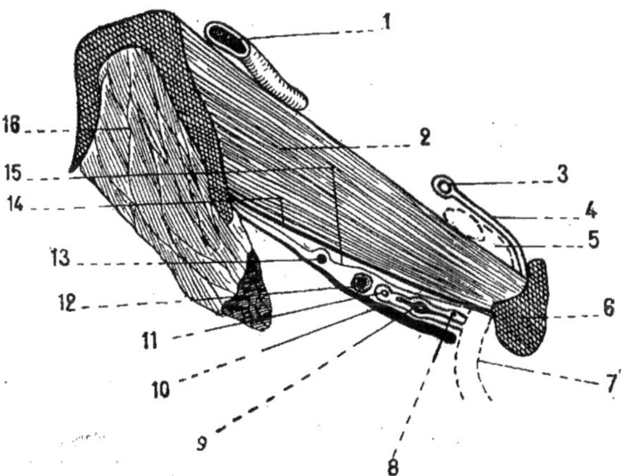

Fig. 49. — Coupe théorique montrant la disposition des aponévroses et leurs rapports avec les muscles, les vaisseaux et les nerfs. La coupe horizontale intéresse l'apophyse ptérygoïde, le muscle ptérygoïdien externe et le col du condyle du maxillaire. — 1. La partie terminale de l'artère maxillaire interne (variété superficielle) au moment où elle va s'engager dans la fente ptérygo-maxillaire. — 2. Le muscle ptérygoïdien externe. — 3. L'artère temporale profonde moyenne croisant la face antérieure du muscle. — 4. Repli de la lame vasculaire qui accompagne l'artère temporale profonde moyenne et qui masque la moitié externe de la face antérieure du muscle ptérygoïdien externe contribuant à former sa loge. — 5. L'artère maxillaire interne au moment où elle apparaît à la face antérieure du muscle ptérygoïdien externe, elle est sur un plan inférieur. — 6. La section horizontale du col du condyle. — 7. L'artère maxillaire interne au moment où elle s'engage dans la boutonnière rétro-condylienne et passe sous le muscle ptérygoïdien externe. — 8. L'artère tympanique. — 9. L'artère méningée moyenne traversant la boutonnière du nerf auriculo-temporal. L'artère tympanique, l'artère petite méningée et l'artère méningée moyenne sont contenues dans un repli de la lame vasculaire, repli qui s'engage entre l'aponévrose interptérygoïdienne et l'aponévrose ptérygo-temporo-maxillaire. — 10. L'aponévrose interptérygoïdienne très épaisse en dehors (ligament sphéno-maxillaire et maxillo-glasérien) très mince en dedans. — 11. L'artère petite méningée dans le repli de la gaine vasculaire. — 12. Le nerf dentaire inférieur entouré de sa couche cellulo-graisseuse et compris entre l'aponévrose interptérygoïdienne et l'aponévrose ptérygo-temporo-maxillaire. — 13. Le nerf lingual compris également entre les deux aponévroses et déprimant en avant l'aponévrose ptérygo-temporo-maxillaire. — 14. La lame vasculaire interposée entre le muscle ptérygoïdien externe et l'aponévrose ptérygo-temporo-maxillaire. — 15. L'aponévrose ptérygo-temporo-maxillaire. — 16. Le muscle ptérygoïdien interne coupé horizontalement.

interptérygoïdienne, segment tendu de la ptérygoïde au rebord maxillaire en arrière du dernier alvéole ; en dehors il se rapproche de plus en plus du bord antérieur de la branche montante et vient toucher la face interne du corps du maxillaire au-dessous de la dernière grosse molaire ; d'après Juvara, le nerf dans la moitié des cas détermine en ce point une gouttière osseuse ; si cette gouttière existe, elle est bien difficile à voir.

Dans toute cette partie de son trajet, le nerf s'écarte de plus en plus du dentaire inférieur situé en arrière de lui, entre les deux ptérygoïdiens il reçoit par son bord postérieur la corde du tympan qui oblique en bas, en avant, a croisé la face interne du dentaire ; l'artère maxillaire interne affecte avec lui les mêmes rapports qu'avec le dentaire (Voyez ce nerf) ;

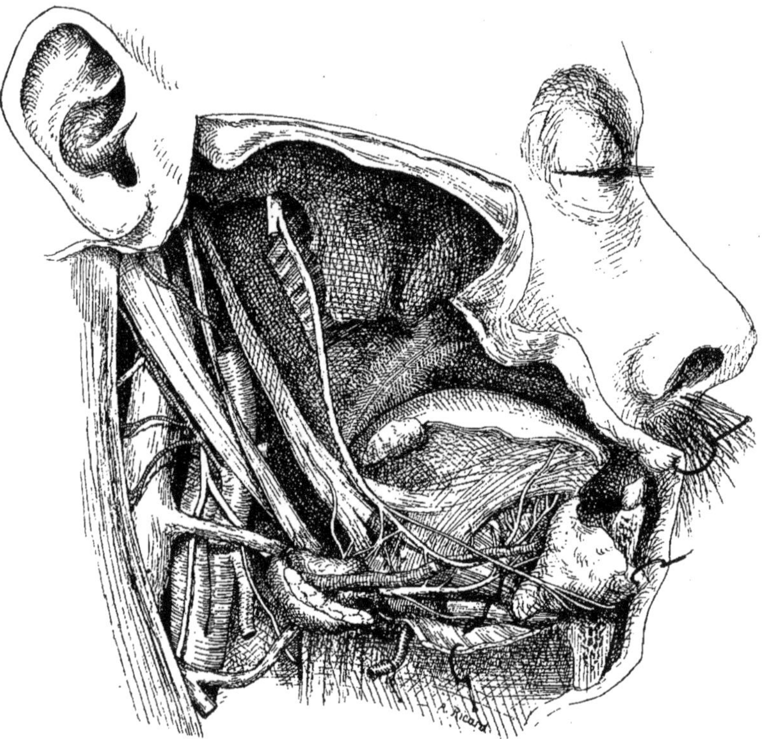

Fig. 50. — Le nerf lingual et le nerf grand hypoglosse.

aucune collatérale de la maxillaire interne n'a de rapports proches avec le nerf si ce n'est une artériole très fine ; née souvent de la dentaire inférieure, l'artère du nerf lingual, située le plus souvent en arrière du nerf, elle se perd en général avant que d'atteindre le bord antérieur de la branche montante de la mâchoire. Le nerf lingual quitte la région pour s'appliquer sur la face latérale de la langue en passant en dedans de la partie inférieure du ligament ptérygo-maxillaire, plaquée à la face interne du maxillaire depuis le rebord alvéolaire jusqu'à la ligne oblique, c'est-à-dire en passant au-dessous du muscle buccinateur dont les fibres inférieures se fixent dans la fosse rétro-alvéolaire.

Sur la face latérale de la langue (Fig. 50) le nerf lingual est d'abord descendant appliqué *en dedans* sur les fibres du stylo-glosse, puis sur la partie supérieure de l'hyo-glosse ; sur le stylo-glosse il prend en général une disposition plexiforme (Jalifier), plus en avant le lingual, ascendant, repose encore sur l'hyo-glosse, puis sur la face externe du lingual inférieur gagnant avec lui la pointe de la langue ou se plaçant au-dessous de lui sur la partie supérieure du génio-glosse. *En dehors* le nerf répond à la muqueuse qui, au-dessous de lui, se réfléchit pour former le sillon gingivo-lingual, sillon qui le sépare du segment supérieur de la face interne du corps du maxillaire, au-dessus de la ligne mylo-hyoïdienne. Dans ce trajet sous-muqueux le lingual est très rapproché des deux glandes salivaires antérieures; d'abord situé au-dessus du bord supérieur de la glande sous-maxillaire, puis au-dessus du prolongement interne de la glande, dont il se rapproche peu à peu, il est croisé ensuite par le canal de Wharton; celui-ci presque horizontal, décrivant une légère courbe à concavité inférieure s'insinue entre le nerf et le muscle hyo-glosse, passe au-dessus du nerf pour se placer ensuite en dehors de lui. Peu en avant de ce croisement le lingual est tout proche du bord supérieur du pôle postérieur de la glande sub-linguale, il peut même parfois se placer en dedans de ce pôle ; plus en avant le nerf franchement ascendant s'écarte de plus en plus de la glande. A la partie toute postérieure du sillon gingivo-labiale le ganglion sous-maxillaire de forme et de dimensions très variables est appendu au bord inférieur du lingual ; plus ou moins rapproché du nerf, il repose en dedans sur l'hyo-glosse, il répond en dehors à la dernière grosse molaire, il surplombe le prolongement interne de la glande sous-maxillaire (Jalifier) (*Voyez les variations*). Des vaisseaux et des nerfs sont appliqués sur la face externe de la langue en rapport assez éloigné avec le lingual. Le nerf grand hypoglosse est nettement au-dessous du lingual décrivant une courbe de plus grand rayon; l'artère sub-linguale apparaissant au bord inférieur de l'hyo-glosse est également sur un plan inférieur, à la face profonde de la glande sub-linguale; l'artère ranine ou linguale profonde entourée des veines linguales profondes chemine très peu au-dessous de la portion ascendante du nerf lingual masqué en partie par le muscle lingual inférieur dont elle déborde le bord antérieur. Une artère et des veines sont accolées au lingual; l'artère d'origine variable provient souvent de la faciale, elle se divise en T en abordant le nerf ; elle remplace l'artère du nerf lingual, qui le plus souvent s'est arrêtée avant que d'atteindre la base de la langue. Les veines naissent du plexus sous-muqueux, elles accompagnent le nerf dans sa partie antérieure et l'abandonnent au niveau de l'hyo-glosse, pour se porter vers les veines satellites du grand hypoglosse. Parfois quelques troncs accompagnent le nerf jusqu'à la région interptérygoïdienne allant se jeter dans la veine maxillaire interne (Cruveilhier), ces derniers troncs normaux chez le singe ne sont pas constants chez l'homme, Launay ne les a vus qu'une fois. Sur les faces latérales de la langue, le nerf lingual est compris dans une lame celluleuse falciforme qui se continue par sa base haute de 2 centimètres avec l'angle antéro-inférieur de l'aponévrose interptérygoïdienne et qui va se perdre par sa pointe sur la loge sub-linguale. Le bord supérieur de la lame se fixe sur l'os juste au-dessus de la ligne mylo-hyoïdienne, le bord inférieur contenant le nerf lingual se fixe sur la face latérale de la langue. Le canal de Wharton pénètre dans l'épaisseur de cette lame celluleuse.

Branches collatérales du nerf lingual. — 1° Une anastomose avec le dentaire inférieur (Voyez ce nerf) ; 2° des filets se rendent à la muqueuse qui tapisse le sillon gingivo-lingual, à la muqueuse de la face latérale de la langue, à la muqueuse gingivale, ainsi qu'à la muqueuse de la partie antérieure du pharynx et de l'amygdale ; 3° les racines du ganglion sous-maxillaire : il existe un nombre très variable de filets afférents (3 à 11), ils naissent au niveau de la courbe du lingual et à ce niveau le nerf prend un aspect plexiforme (Jalifier), leur longueur est très variable, suivant que le ganglion est plus ou moins rapproché du nerf ; ils peuvent ne mesurer que 2 ou 3 millimètres ou atteindre jusqu'à 12 ou 15 millimètres. Les filets afférents postérieurs sont obliques en bas, en avant, les filets afférents antérieurs sont obliques en bas, en arrière, souvent ils s'anastomosent en plexus avant que d'atteindre le ganglion (*au sujet du ganglion sous-maxillaire et de ses branches efférentes, voyez les variations*) ; 4° l'anastomose avec le nerf mylo-hyoïdien (Voyez ce nerf) ; 5° des fiets anastomotiques avec le grand hypoglosse; en général, au nombre de deux, ils sont situés sur la face externe du muscle hyo-glosse, décrivant une courbe à convexité postérieure, ils sont recouverts en haut par la muqueuse comme le lingual, en bas par le prolongement interne de la glande sous-maxillaire comme le grand hypoglosse ; 6° le nerf sublingual. Ce nerf se détache du lingual au moment où celui-ci entoure le canal de Wharton (Arnold), il se porte en bas, en avant, sur la face externe de la glande sub-linguale, près du bord supérieur de la glande le nerf s'épanouit en de nombreux filets qui s'anastomosent en plexus avant que de pénétrer la glande par sa face externe. Blandin a décrit au milieu de ce plexus un petit ganglion, le *ganglion sublingual* auquel se rendraient les filets du nerf et d'où partiraient des filets pour la glande. Si le ganglion de Blandin est constant, il est bien malaisé à mettre en évidence.

Branches terminales du nerf lingual. — Vers le bord antérieur du muscle hyo-glosse, le nerf lingual s'épanouit en un très grand nombre de branches terminales qui se distribuent à la muqueuse des faces latérales de la langue, du sillon labio-gingivale, de la face inférieure de la pointe et des deux tiers antérieurs de la face dorsale. Quelques-uns des filets muqueux abordent directement la face profonde de la muqueuse, mais la plupart accolés aux branches de l'artère ranine s'engagent presque verticalement entre les fibres des faisceaux longitudinaux de la langue et cheminant profonds abordent perpendiculairement la muqueuse de la face dorsale. Le lingual donne également des branches à l'artère ranine, aux glandes salivaires linguales, glandes de BLANDIN ou de NÜHN formant à la face inférieure de la pointe une petite masse de chaque côté de la ligne médiane, glandes de WEBER situées sur les faces latérales où elles forment de petites masses allongées.

TERRITOIRE MUQUEUX DU LINGUAL. — La plupart des fibres du lingual qui se portent en arrière sur le dos de la langue ne peuvent qu'exceptionnellement être suivies par la dissection jusqu'aux papilles caliciformes. ZANDER par une méthode spéciale a pu les suivre en arrière de ces papilles mais n'a pas atteint leur terminaison, on peut dire cependant que le *sulcus terminalis* situé de 5 à 8 millimètres en arrière des papilles caliciformes n'est pas recouvert ou n'est recouvert que d'une façon insignifiante par le lingual. ZANDER a étudié également les fibres du lingual au niveau de la ligne médiane il a vu qu'au niveau de la pointe et du foramen cœcum elles débordaient sur l'autre moitié de la langue dépassant la ligne médiane de cinq millimètres environ, alors qu'à la partie moyenne beaucoup de fibres ne dépassent pas la ligne médiane, et que celles qui la dépassent ne débordent que de deux à trois millimètres ; indépendamment de ce chevauchement des deux territoires droit et gauche, il existe de nombreuses anastomoses entre les nerfs des deux côtés (Voyez le nerf glosso-pharyngien).

VARIATIONS DU LINGUAL. — Dans un cas de CURNOW le lingual après avoir reçu la corde donnait plusieurs petites branches au constricteur supérieur et au buccinateur. — EISLER a vu plusieurs fois une collatérale du lingual pénétrer la face externe du muscle ptérygoïdien interne près de son bord antérieur, elle irait s'unir au nerf principal dans l'épaisseur du muscle, ce serait un rameau sensitif dont l'auteur n'affirme du reste pas la constance.

GANGLION SOUS-MAXILLAIRE. — La forme et les dimensions du ganglion sont très variables, tantôt volumineux et bien isolé, tantôt réduit aux dimensions d'un grain de mil perdu au milieu d'un réseau nerveux plexiforme. Il peut être ovoïde à grand axe vertical ou horizontal, triangulaire, étoilé, piriforme ou formé par deux renflements réunis par un tractus nerveux (forme d'haltère), le ganglion peut manquer (JALIFIER, résultat de 24 dissections). Il peut n'être pas visible macroscopiquement, les filets du lingual formant un plexus au milieu duquel se trouvent les cellules (MÜLLER). — Le ganglion est formé de cellules multipolaires (MÜLLER). Les rameaux efférents se distribuent au canal de Wharton et au prolongement interne de la sous-maxillaire et non au corps de la glande (JALIFIER). D'une façon presque constante (19 fois sur 24), le ganglion donne un *nerf pharyngien* décrit par CLAUDE BERNARD en 1857 et signalé à nouveau par CUTORE en 1910. Simple, rarement double, le nerf se détache du pôle postérieur du ganglion, il se porte horizontalement en arrière pendant quelques millimètres puis décrit un courbe à concavité supérieure et antérieure. Le nerf est d'abord appliqué sur la paroi latérale de la langue entre le lingual en haut, la sous-maxillaire en bas ; ascendant il s'applique sur la paroi pharyngée croisant le pilier antérieur du voile, le pôle supérieur de l'amygdale, le pilier postérieur du voile ; il est croisé en dehors par l'artère palatine ascendante ; reposant sur le constricteur supérieur il atteint le bord supérieur de ce muscle au point où la paroi pharyngée de musculaire devient fibreuse, le nerf ne passe pas sur la paroi postérieure du pharynx. Le rameau pharyngien peut s'anastomoser avec le lingual (JALIFIER). Pour CUTORE il donne des filets au glosso-staphylin et au constricteur supérieur.

7° **Nerf auriculo-temporal.** — (Fig. 44, 45, 49, 64). Le nerf auriculo-temporal ou nerf temporal superficiel naît de la partie postérieure du tronc du maxillaire inférieur, il naît en général par deux racines d'aspect plexiforme qui se réunissent après un trajet de 1 centimètre à 1 centimètre et demi, formant ainsi une boutonnière dans laquelle passe l'artère méningée moyenne. D'après ARNOLD la racine externe est plus forte, plus courte, plus rectiligne et elle est située un peu plus haut que la racine interne. Parfois l'origine ne se fait que par une seule racine, assez souvent par contre il en existe trois ou quatre.

Le nerf se porte en arrière, en dehors, en bas, cheminant dans la région interptérygoïdienne, s'appliquant sur la face interne du col du condyle du maxillaire, il passe dans la boutonnière de JUVARA et en arrière du col pénétrant dans la parotide il change brusquement de direction, se redresse et monte en avant du tragus, dès la partie inférieure de la fosse temporale il s'épanouit d'une façon fort variable en ses branches termiminales.

Les racines du nerf sont situées *entre les deux aponévroses interptérygoïdiennes* en rapport avec certaines branches de la maxillaire interne ; la petite méningée est tantôt en avant et en dehors du nerf, tantôt en arrière et en dedans; la méningée moyenne passe dans la boutonnière nerveuse lorsque celle-ci existe, lorsque la boutonnière n'existe pas, l'artère passe généralement en arrière de la racine unique.

Le nerf n'est pas à nu dans la région, il est masqué par un repli de la lame vasculaire qui accompagne l'artère maxillaire interne et ses branches collatérales [1].

Dans la boutonnière rétro-condylienne, hiatus vertical, ovalaire haut de 2 centimètres à 2 centimètres 5, le nerf est plus rapproché de la maxillaire interne, il en est séparé par 5 ou 6 millimètres (Aigrot), entre les deux chemine la veine maxillaire interne lorsqu'elle existe sous forme d'un tronc nettement individualisé. Tous ces organes sont entourés et masqués par la gaine vasculaire ici chargée de graisse, normalement on peut séparer cette gaine des deux lèvres de la boutonnière, dans quelques cas cependant elle adhère assez intimement à la face interne de la capsule. Le nerf diminuant de volume (calibre d'un catgut n° 1) pénètre *dans la parotide* en traversant de biais la capsule glandulaire, il est donc assez solidement fixé à ce niveau (Aigrot); toujours accolé au col du condyle et sus-jacent à la maxillaire interne il atteint la temporale superficielle, la croise sur sa face interne ainsi que les veines, se coude brusquement et monte vers l'arcade zygomatique qu'il atteint et qu'il croise en se dégageant de la parotide et en passant entre le tragus et le condyle. Dans son segment ascendant le nerf intra puis extra-parotidien est d'abord en arrière des veines et de l'artère temporale superficielle (les deux veines temporales ne se réunissent généralement en un tronc commun qu'au bord supérieur du zygoma) ; mais les flexuosités de l'artère peuvent changer ces rapports. Le nerf contourne les vaisseaux se plaçant sur leur face externe, puis au niveau de l'arcade il est de nouveau en arrière d'eux, mais sur un plan un peu moins externe, compris là avec eux dans une gaine très dense, dépendance de la cloison parotidienne (Aigrot). Entre le tragus et le condyle du maxillaire, lieu de la découverte, le nerf n'a plus que le calibre d'un catgut double zéro (Aigrot), il est souvent recouvert par un ou plusieurs ganglions préauriculaires.

Branches collatérales de l'auriculo-temporal. — Au niveau de ses racines et de la partie toute initiale du tronc, le nerf auriculo-temporal

(1) Le repli est de forme triangulaire ; le sommet du triangle est au trou ovale, la base inférieure répond au tronc de la maxillaire interne ; le bord interne tombe oblique en bas, en dehors, en arrière le long de l'artère petite méningée ; le bord externe est oblique en bas en dehors sous-tendu par le nerf auriculo-temporal.

donne : 1° des filets au ganglion otique, il serait plus exact de dire qu'il reçoit des filets du ganglion otique amenant jusqu'à lui des fibres du petit pétreux superficiel ; 2° des filets vasculaires pour la méningée moyenne et la maxillaire interne, filets qui se jettent sur le plexus sympathique périartériel ; 3° des filets au nombre de deux ou trois pour le dentaire inférieur ; 4° des filets pour la face interne de l'articulation temporo-maxillaire. Dans le trajet parotidien : 5° des filets parotidiens qui se portent en bas et en dehors et qui s'anastomosent pour former un petit plexus; les points de croisement sont épaissis et Cruveilhier voyait là de véritables ganglions; du plexus partent les filets parotidiens; 6° un ou deux filets pour la peau du lobule de l'oreille et pour le tragus. Les auteurs avec Rauber signalent un filet qui perfore la paroi antérieure du conduit auditif externe passant entre sa portion osseuse et sa portion cartilagineuse allant aux téguments du conduit, un rameau aurait été suivi jusqu'à la membrane du tympan ; 7° deux ou trois rameaux s'anastomosent avec les filets parotidiens de la branche auriculaire du plexus cervical ; 8° de nouveaux filets articulaires; 9° près du bord externe et postérieur du condyle des filets anastomotiques pour le facial, 2 ou 3 filets longs de 1 centimètre 5 environ croisent presque horizontalement le bord postérieur du col du condyle, les supérieurs passant derrière le tronc de l'artère, les inférieurs devant elle (Sabatier) ; 10° un filet anastomotique se rend au plexus sympathique de la carotide externe et de ses branches. Le filet anastomotique peut naître plus ou moins haut, dans certains cas près de la bifurcation même de la carotide externe, dans d'autres cas il naît près de l'arcade zygomatique et descend sur la temporale superficielle (Aigrot).

Branches terminales de l'auriculo-temporal. — Le mode de terminaison de l'auriculo-temporal est très variable, le plus souvent il s'épanouit en un grand nombre de branches qui montent sans rapports fixes avec les branches artérielles (Sappey) et se distribuent à la peau de la région temporale atteignant les bosses pariétales et débordant sur les régions sus-orbitaire et frontale (Zander), en bas les filets peuvent atteindre la partie postérieure de la région massétérine. D'après Sappey, ces branches ne contractent jamais d'anastomoses avec les nerfs temporaux profonds. Zander signale des anastomoses des branches terminales avec le nerf sus-orbitaire et avec le rameau cutané du grand nerf occipital d'Arnold. Il existe quelques anastomoses avec les filets temporaux du facial.

Variations du nerf auriculo-temporal. — Les variations portent presque uniquement sur le nombre et l'origine des racines. Weigner signale des cas où les racines nombreuses naissaient des diverses branches du maxillaire inférieur et s'anastomosaient en plexus.

Anastomoses du nerf maxillaire inférieur. — 1° *Avec le facial : a*) les rameaux cutanés du buccal avec les rameaux buccaux supérieurs et inférieurs du facial ; *b*) le lingual reçoit la corde du tympan ; *c*) l'auriculo-temporal par l'intermédiaire des filets venus du ganglion otique reçoit des fibres du petit pétreux superficiel ; *d*) deux ou trois filets rétro-condyliens vont de la branche temporo-faciale à l'auriculo-temporal ; *e*) les branches terminales de l'auriculo-temporal avec les rameaux temporaux de la branche temporo-faciale ; *f*) le nerf mentonnier par ses fibres terminales s'intrique avec les filets mentonniers du facial, il n'y a pas là une véritable anastomose.

2° *Avec le glosso-pharyngien :* Au niveau de la muqueuse linguale, le lingual et les branches terminales du glosso-pharyngien.

3° *Avec le pneumogastrique :* Le rameau auriculaire de l'auriculo-temporal s'anastomose avec le rameau auriculaire du pneumogastrique au niveau de la peau du conduit auditif externe.

4° *Avec le grand hypoglosse :* Le lingual avec le grand hypoglosse sur la face externe de l'hyo-glosse.

5° *Avec le maxillaire supérieur : a*) Filets d'un tronc à l'autre dans l'étage moyen de la base du crâne (Cruveilhier); *b*) le nerf temporal profond antérieur avec le nerf temporo-malaire ; *c*) les rameaux méningés de l'un et l'autre nerf ; *d*) le nerf mentonnier avec les filets labiaux du sous-orbitaire.

6° *Avec le plexus cervical superficiel : a*) Le nerf auriculo-temporal avec la branche auriculaire au niveau de la parotide ; *b*) le nerf mentonnier avec les rameaux supérieurs de la branche cervicale transverse qui doublent le bord inférieur du maxillaire inférieur.

7° *Avec le grand nerf occipital* d'Arnold par l'intermédiaire de l'auriculo-temporal (Zander).

8° *Avec le sympathique* : *a*) Filet de l'auriculo-temporal au plexus de la temporale superficielle ; *b*) filets du mylo-hyoïdien au plexus de la faciale et de la sous-mentale ; *c*) filets du dentaire inférieur au plexus de l'artère dentaire ; *d*) filets du lingual au ganglion sous-maxillaire.

9° *Anastomoses des diverses branches du maxillaire inférieur entre elles : a*) Les trois nerfs temporaux entre eux à l'intérieur du muscle temporal ; *b*) quelquefois les trois nerfs temporaux entre eux au-dessous de la grande aile (Hildebrandt-Weber) ; *c*) le dentaire inférieur avec le lingual ; *d*) le nerf mylo-hyoïdien avec le lingual (anastomose de Sappey) ; *e*) le lingual droit avec le lingual gauche au niveau du dos de la langue ; *f*) l'auriculo-temporal avec le dentaire inférieur ; *g*) anastomose entre l'auriculo-temporal et les nerfs temporaux profonds admise par Cruveilhier, niée par Sappey ; *h*) les branches terminales antérieures de l'auriculo-temporal avec le nerf sus-orbitaire.

Territoire sensitif du trijumeau. — La limitation du territoire sensitif du trijumeau a été cherchée par diverses méthodes. La méthode anatomique, la simple dissection, est le procédé le plus simple ; la méthode expérimentale donne des résultats certains, mais qui nécessitent une certaine réserve, il n'est pas toujours permis de conclure de l'animal à l'homme ; l'ablation chirurgicale du ganglion de Gasser et la névrotomie rétro-gassérienne sont suffisamment entrées dans la pratique courante pour avoir permis d'étudier les zones d'anesthésie et d'hypoesthésie après intervention. Krause en 1896 fait une étude de la question, Cushing en 1904 étudiant 26 cas de section de la racine sensitive du trijumeau ou d'ablation du ganglion de Gasser ajoute peu de chose à ce qu'avait avancé F. Krause. D'après Cushing après section du trijumeau, il existe une zone d'insensibilité absolue et en arrière de cette zone, une zone d'insensibilité relative, il insiste sur le fait que la région parotidienne et la région massétérine ne sont pas dans la zone du trijumeau, il ne donne pas d'opinion personnelle sur le chevauchement des territoires. Dejerine en 1914 fait une étude minutieuse de la question. « Le nerf trijumeau donne la « sensibilité aux parties su- « perficielles et profondes de « la face, ainsi qu'à la plus « grande partie des ménin- « ges. La zone d'anesthésie « cutanée observée après l'ex- « tirpation du ganglion de « Gasser comprend les tégu- « ments de la face et d'une « partie du crâne et se trouve « limitée en dedans par une « ligne médiane *nette et* « *franche*, et en arrière par « la ligne pariéto-auriculo- « mentonnière. Elle s'étend « en outre à la paroi anté- « rieure et supérieure du con- « duit auditif externe et à la « partie antérieure du tym- « pan, aux muqueuses de la « cavité buccale et de la langue du côté correspondant, elle y est limitée en « arrière par une ligne qui s'étend du sommet du V lingual au pilier « antérieur du voile du palais. La luette est atteinte, mais l'amygdale et « le pilier postérieur du voile du palais sont respectés, la moitié correspondante de la cavité nasale est anesthésique jusqu'au bord libre du « voile du palais et de l'orifice pharyngé de la trompe d'Eustache. Le « territoire sensitif est décomposable en trois zones plus ou moins irrégu- « lières qui appartiennent aux branches constituantes de la cinquième paire.

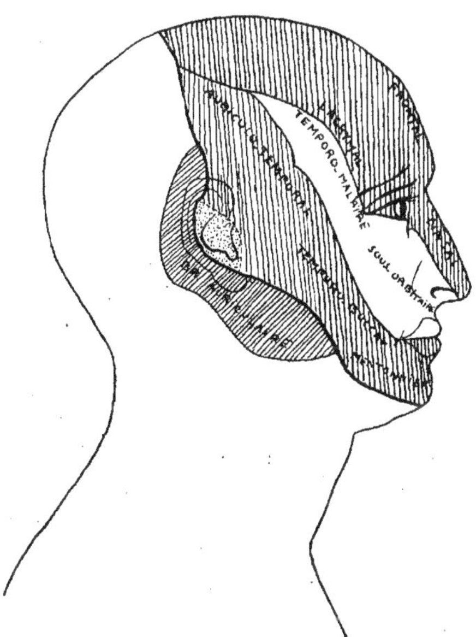

Fig. 51. — Topographie sensitive périphérique de la peau de la tête (D'après Déjerine).

« *La branche ophtalmique* innerve : 1° par ses nerfs nasal, frontal, « lacrymal : *a*) les téguments de la face dorsale du nez, de la face cutanée « de la paupière supérieure, de la partie antérieure de la région temporale « et ceux du front jusqu'au vertex ; *b*) la conjonctive bulbaire et palpé- « brale, le sac et les conduits lacrymaux, la glande lacrymale ; *c*) le globe

« oculaire par les longs nerfs ciliaires du nasal ; *d*) la muqueuse de la « paroi antérieure et du tiers antérieur des parois externe et interne de la « fosse nasale par le filet ethmoïdal du nasal, celle du sinus frontal par « le frontal externe, celle du sinus sphénoïdal et des cellules ethmoïdales « postérieures par le filet sphéno-ethmoïdal du nasal ; 2° par des rameaux « périostiques et osseux du frontal et du nasal, le périoste du frontal et « des os propres du nez ; 3° par des rameaux méningés et par le rameau « récurrent de la tente du cervelet, branches collatérales du nasal, la dure-« mère qui tapisse la région fronto-orbitaire du crâne, la tente du cervelet « et le sinus caverneux, le sinus latéral, le sinus pétreux supérieur et l'extré-« mité postérieure du sinus longitudinal supérieur. Les rameaux s'unissent « à des filets sympathiques issus du plexus de l'artère méningée antérieure « et du plexus caverneux (Nerfs sinu-craniens).

« *La branche maxillaire supérieure* innerve : 1° par ses nerfs temporo-« malaire et sous-orbi-« taire : les téguments de « la partie moyenne de la « région temporale, de la « paupière inférieure, de « la pommette, de la joue, « de la lèvre supérieure, « de l'aile du nez et du « vestibule de la fosse na-« sale ; 2° par le nerf « sphéno-palatin, la por-« tion de la muqueuse na-« sale — cornets, méats et « cloison — non innervée « par la branche ophtal-« mique, celle de la région « rétro-alvéolaire au ni-« veau des incisives; de la « voûte palatine, du voile « du palais (faces supé-« rieure, inférieure et luet-« te, de l'orifice pharyn-« gien de la trompe et du « pôle supérieur de « l'amygdale ; 3° par les « nerfs dentaires, la muqueuse du sinus maxillaire, du canal nasal et la « partie adjacente de la muqueuse nasale, les gencive et les dents; 4° par « le nerf sous-orbitaire, la muqueuse de la joue, de la lèvre supérieure et « les gencives; 5° par le rameau méningé moyen uni à des filets sympa-« thiques du plexus caverneux, la dure-mère qui revêt la face antérieure du « rocher et la moitié antérieure du pariétal (nerfs sinu-craniens).

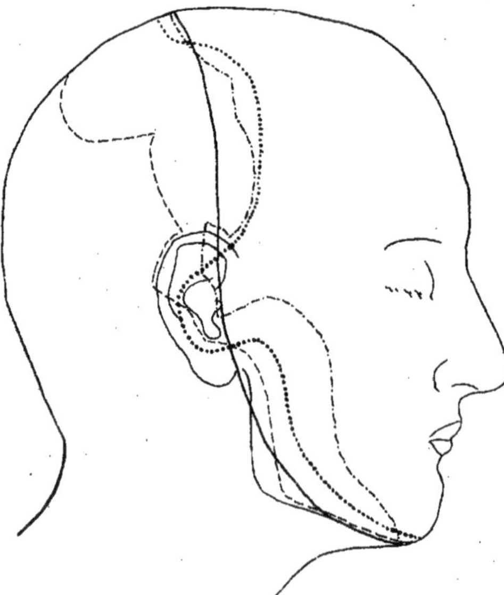

Fig. 52. — Limite postérieure du champ cutané du trijumeau d'après différents anatomistes (d'après CUSHING). — Van Gehuchten ; — — — Thane ; ..... Toldt ; .—.—.— Frohse.

« *La branche maxillaire inférieure* innerve : 1° par ses nerfs auriculo-« temporal, temporo-buccal et mentonnier : *a*) les téguments de la partie « postérieure de la région temporale, de la partie antérieure du pavillon « de l'oreille, de la partie antérieure et supérieure du conduit auditif « externe [1] et de la moitié antérieure du tympan, de la région paroti-« dienne, de la joue, de la lèvre inférieure et du menton ; *b*) la muqueuse « de la face interne, de la joue, de la lèvre inférieure et les gencives ; « *c*) l'articulation temporo-maxillaire ; 2° par le nerf lingual la muqueuse « de la pointe, de la face inférieure et des deux tiers antérieurs de la face « supérieure de la langue ; 3° par le nerf dentaire inférieur, les gencives « et les dents de la mâchoire inférieure ; 4° par le rameau récurrent « méningé la dure-mère de la région temporo-pariétale du crâne et la « muqueuse des cellules mastoïdiennes (nerfs sinu-craniens) ; 5° par le « nerf auriculo-temporal le nerf maxillaire inférieur préside à la sécrétion « parotidienne et le lingual par l'intermédiaire de la corde du tympan à « la secrétion des glandes sous-maxillaire, sublinguale et de la glande de « Nühn ; 6° par ses rameaux anastomotiques avec le pneumogastrique et « le grand hypoglosse le nerf maxillaire inférieur innerve encore la dure-« mère de la fosse cérébelleuse (nerfs sinu-craniens). Enfin le ganglion de « Gasser par ses filets osseux, sinusiens et méningés se distribue au corps « du sphénoïde, à la gouttière basilaire, au sinus caverneux, au sinus « pétreux supérieur et à la dure-mère voisine (nerfs sinu-craniens).

« La distribution périphérique cutanée du trijumeau se présente donc « en résumé sous l'aspect de trois zones longitudinales obliquement « dirigées en haut et en arrière des orifices naso-buccal au segment supé-« rieur de la ligne pariéto-auriculo-mentonnière. Les territoires cutanés de « l'ophtalmique et du maxillaire inférieur atteignent cette ligne, celui de « la branche maxillaire supérieure en reste distant de plusieurs centimètres. « Les lésions isolées des différentes branches du trijumeau montrent que « la peau de la face dorsale du nez, que la conjonctive oculaire et bulbaire « jusqu'au bord libre de la paupière inférieure sont tributaires du territoire « cutané de la branche ophtalmique ».

[1] La partie inférieure et postérieure du conduit auditif externe est innervée par le rameau sensitif du conduit auditif externe ou rameau auriculaire du pneumogastrique qui vient en réalité du ganglion géniculé.

NERF MOTEUR OCULAIRE EXTERNE

Origine apparente. — (Fig. 22). Le nerf moteur oculaire externe (abducens), sixième paire cranienne, apparaît au niveau du sillon bulbo-protubérantiel, immédiatement au-dessus de la pyramide antérieure du bulbe. Il naît par sept ou huit filets très minces qui s'accolent rapidement,

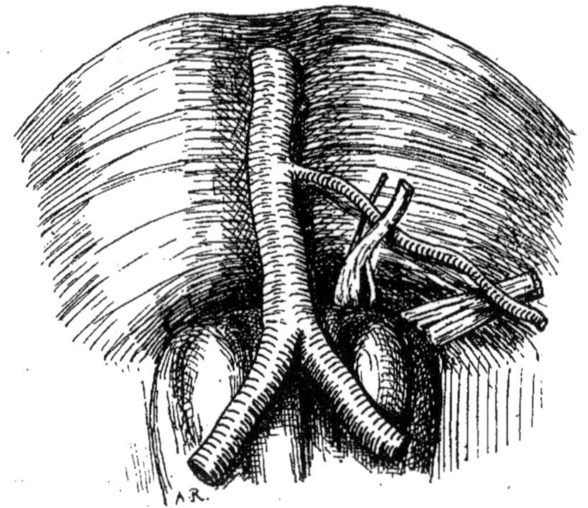

Fig. 53. — Une variété rare d'origine du moteur oculaire externe.

donnant un aspect fasciculé à la première portion du nerf ; souvent le filet le plus externe est assez éloigné des autres filets et ne rejoint le tronc nerveux qu'assez loin de l'origine. L'origine apparente se fait en dehors du trou borgne, séparée de près de un centimètre de celle du côté opposé, l'origine du facial dans la fossette latérale du bulbe est nettement plus externe et plus postérieure, séparée de celle du moteur oculaire externe par toute la largeur de l'olive. Cette origine apparente est encadrée par des artères, au-dessous l'artère vertébrale en est proche au moment où elle croise la face antérieure de la pyramide, en dedans le tronc basilaire la sépare de celle du côté opposé, en haut la cérébelleuse moyenne longe le bord inférieur de la protubérance, passant tantôt entre le tronc du nerf et la protubérance, tantôt et plus souvent en avant du tronc du nerf.

Dans certains cas quelques fibres du moteur oculaire externe semblent naître du pont (Bichat) ; Gall et Spurzheim expliquent le fait par le très grand développement du pont chez l'homme « il arrive assez souvent que plusieurs faisceaux transverses de cette partie se trouvent placés sur le nerf abducteur et ce nerf paraît alors naître du pont. » Ces fibres protubérantielles seraient constantes d'après Cruveilhier qui décrit ainsi deux racines au nerf. Vieussens ne décrivait que la racine protubérantielle ; d'après Lieutaud le nerf viendrait des pyramides antérieures du bulbe. Une fois nous avons vu le moteur oculaire externe naître dans le sillon bulbo-protubérantiel par deux plans de racines, un antérieur et un postérieur, les deux plans se réunissant très vite formaient une boutonnière dans laquelle s'engageait l'artère cérébelleuse moyenne (Fig. 53).

Trajet et aspect. — Le moteur oculaire externe peu volumineux, plus gros cependant que le pathétique, est d'abord aplati et fasciculé, puis il s'arrondit. Il se porte en avant, un peu en dehors, très fortement en haut dans l'étage postérieur de la base du crâne, perfore la dure-mère au niveau de la surface basilaire, monte sous-dure-mérien sur la face postérieure du rocher non loin de la pointe, double le bord supérieur de l'os et pénètre dans l'intérieur du sinus caverneux, il s'engage dans la fente sphénoïdale au travers de l'anneau de Zinn et s'applique à la face profonde du muscle droit externe auquel il se distribue.

Dans la première partie de son trajet le nerf peut être divisé en deux branches (Arnold) elles se réunissent dans le sinus caverneux, quelquefois seulement au niveau de la fente sphénoïdale. — Baldenweck dans un cas a vu le nerf, unique à son origine, dédoublé dans le sinus et se reconstituant avant d'en sortir.

Rapports. — 1° *Dans l'étage postérieur de la base du crâne.* — Le nerf, entouré d'une gaine piale, situé dans l'espace sous-arachnoïdien inférieur se porte en avant, en dehors, très fortement en haut, vers la face postérieure de la surface basilaire qu'il atteint après un trajet de 15 à 16 millimètres. Séparé de celui du côté opposé de 1 centimètre à son origine, il en est séparé de 2 bons centimètres au moment où il atteint la surface basilaire. Les deux nerfs n'ont du reste pas toujours la même obliquité et il n'est pas rare de voir l'un des deux atteindre la surface basilaire un peu plus haut que l'autre. Dans l'espace sous-arachnoïdien le moteur oculaire externe entre en rapport avec les artères que nous avons vu encadrer son origine, le tronc basilaire émet une collatérale qui aborde le nerf dans sa toute première portion et qui à son contact se divise en T. Dans l'espace sous-arachnoïdien le nerf est sur un plan nettement inférieur au moteur oculaire commun, au pathétique et au trijumeau, il laisse en dehors de lui le groupe facial-auditif qui s'écarte de plus en plus en se portant vers le conduit auditif interne. Il est recouvert en arrière par la protubérance.

Panas et Chevallereau ont montré que le nerf ne pénètre pas directement dans le sinus caverneux dès qu'il a perforé la dure-mère. Le trajet sous-dure-mérien du nerf et ses rapports avec la pointe du rocher ont été étudiés par Baldenweck (Fig. 54). Le moteur oculaire externe perfore la dure-mère environ deux centimètres au-dessous du bord postérieur de la selle turcique, à un centimètre de la ligne médiane, un peu en dehors d'une verticale abaissée par l'apophyse clinoïde postérieure, un peu en dedans de la suture pétro-basilaire, en dedans ou au-dessus du sinus pétreux inférieur. L'orifice est ovalaire à grand axe légèrement oblique en haut et en dehors, le nerf s'y engage entouré d'une gaine arachnoïdienne (Bichat), il n'occupe en général que sa partie supérieure. Si le nerf était dédoublé à son origine, les deux filets sont en général réunis à ce niveau, quelquefois cependant ils ne le sont pas et il y a alors deux orifices duraux situés l'un au-dessus de l'autre. Le nerf est dès lors au contact de l'os, d'abord très oblique, puis vertical sur la face postérieure du rocher où il laisse son empreinte en une gouttière parfois à peine visible, d'autres fois très marquée; des tractus fibreux résistants maintiennent le nerf en place, se fixant non seulement sur les lèvres de la gouttière, mais aussi sur son fond en avant du nerf. Le moteur oculaire externe croise le bord supérieur de l'os *en dedans* du sinus pétreux supérieur. La pointe du rocher peut être creusée de cellules, Lombard et Baldenweck ont vu des cas de paralysie du nerf par infection de ces cellules au cours d'otites moyennes. Au bord supérieur du rocher souvent échancré en une fine gouttière, le nerf s'engage sous un ligament qui le fixe : le ligament pétro-sphénoïdal de Gruber, bandelette mince, aplatie, longue de 1 centimètre, large de 2 millimètres, tendue du bord supérieur et de la face antérieure du rocher en dedans de la fossette de Gasser, au bord latéral de la lame quadrilatère, au-dessous de la clinoïde postérieure. Les rapports intimes et fixes du nerf et de l'os expliquent la fréquence des paralysies du moteur oculaire externe dans les fractures de la pointe du rocher.

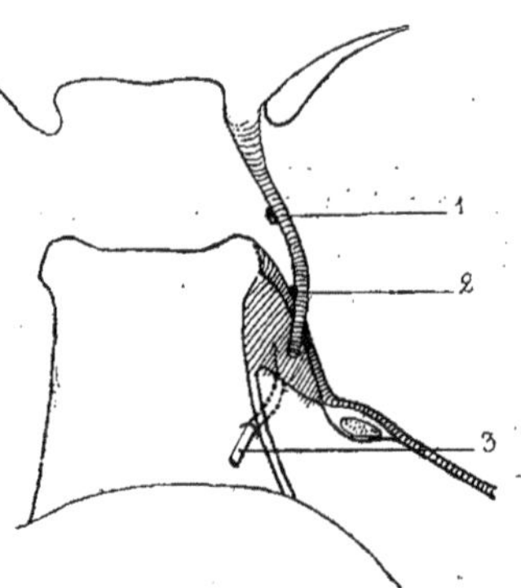

Fig. 54. — Schéma montrant les points où les nerfs perforent la dure-mère au niveau du sinus caverneux.

Le ligament pétro-sphénoïdal de Grüber peut être double, il peut n'être dédoublé que sur une partie de son trajet, il peut être partiellement ou totalement ossifié. D'après Voit ces formations osseuses inconstantes sont les restes d'un canal complet creusé dans la paroi latérale primitive du crâne, canal qui existe complet chez les vertébrés inférieurs. Dans un cas Baldenweck a vu le moteur oculaire externe dédoublé passer au-dessus et au-dessous du ligament de Grüber.

2° *Dans l'étage moyen de la base du crâne.* — (Fig. 55). En avant de la pointe du rocher, le moteur oculaire externe est situé *à l'intérieur* du sinus caverneux ; il se porte presque horizontalement en avant. « Il est séparé du sang du sinus par un repli membraneux qui l'entoure » (Bichat). La situation exacte du nerf à l'intérieur du sinus semble être un peu variable, classiquement il traverse la cavité, éloigné de la paroi externe, mais souvent il se trouve en rapport plus intime avec cette paroi externe à laquelle il est rattaché par un méso assez court, parfois même il peut se trouver dans son épaisseur (Cunéo). *En dehors*, le moteur oculaire externe entre en rapport avec le ganglion de Gasser plaqué sur la partie postérieure de la face externe du sinus ; plus en avant il entre en rapport avec les nerfs situés dans l'épaisseur de la paroi externe, d'abord placé sur un plan supérieur à celui de l'ophtalmique, il est en avant sur un plan inférieur. *En dedans* le moteur oculaire externe répond à la carotide interne, entourée de son plexus sympathique. Le coude entre la première portion ascendante et la deuxième portion horizontale de la carotide se fait en

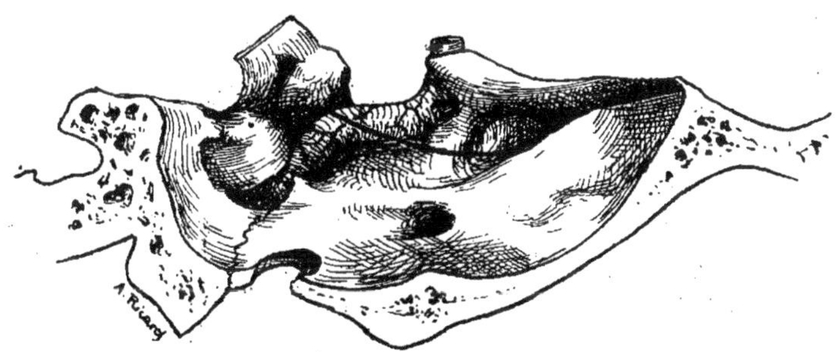

Fig 55. — Les rapports du moteur oculaire externe et de la carotide à l'intérieur du sinus caverneux.

dedans du ganglion de Gasser et le moteur oculaire externe compris entre les deux organes décrit une forte courbe à concavité interne qui embrasse la face externe du segment ascendant de la carotide (ARNOLD). Les rapports du nerf et de la portion horizontale de l'artère sont très variables suivant les sujets, l'artère pouvant comme l'a montré TANASESCO occuper une situation haute, moyenne ou basse, le plus souvent le nerf est au-dessous de la portion horizontale de l'artère, plus rarement à son niveau. Le nerf reçoit une ou deux branches de la carotide interne, elles se divisent en T en l'abordant. D'après GENTÈS et d'après LAUNOIS, l'artère hypophysaire née du premier coude de la carotide donne constamment une branche qui se porte en avant vers le nerf.

3° *Dans la fente sphénoïdale.* — (Fig. 18). Le moteur oculaire externe passe dans la partie externe de l'anneau de Zinn (*Voyez moteur oculaire commun*).

4° *Dans l'orbite.* — (Fig. 28). Le nerf s'applique à la face profonde du muscle droit externe et s'épanouit tout de suite en quatre ou cinq filets assez volumineux qui rampent sur le muscle et qui pénètrent dans son épaisseur à la moitié de la longueur de sa face interne.

Anastomoses du moteur oculaire externe. — 1° *Avec le sympathique.* — Deux filets se détachent du plexus carotidien à la sortie du canal carotidien et se portent en haut et en dehors pour se jeter à angle aigu sur le moteur oculaire externe. 2° *Avec l'ophtalmique* (Voyez le moteur oculaire commun).

VARIATIONS DU MOTEUR OCULAIRE EXTERNE. — Division du nerf en deux troncs depuis son origine jusque dans le sinus caverneux. Un cas de BALDENWECK où le nerf simple à l'origine et à la terminaison était double dans le sinus. — *Anomalies de trajet* : Un cas de BALDENWECK où le nerf dédoublé passait au-dessus et au-dessous du ligament de GRÜBER Le nerf peut passer en dehors de l'anneau de Zinn (CUNÉO). Deux cas semblables de HOVELACQUE et REINHOLD dans lesquels le nerf d'abord appliqué sur la face externe du muscle droit externe contourne son bord supérieur pour aborder sa face interne. *Branches surnuméraires.* Le nerf donne tout à fait exceptionnellement un filet au ganglion ophtalmique (Anastomose de POURFOUR DU PETIT). KRAUSE a vu le nerf nasal naître du moteur oculaire externe. Chez un nègre et du côté droit seulement MAGATH a vu le moteur oculaire externe donner une branche au droit supérieur, le filet normal du moteur oculaire commun existait.

Cas d'absence du moteur oculaire externe : KRAUSE et TELGMAN en signalent plusieurs cas du côté gauche, ils citent un cas de GÉNÉRALI ; la branche inférieure du moteur oculaire commun se divisant en quatre filets dont un va au droit externe. Un cas plus récent de HARVEY sans description anatomique, BREMER considère que l'absence du moteur oculaire externe peut être expliquée par un retard dans le développement de l'œil, les filets du moteur oculaire externe s'incorporant à d'autres nerfs. *Filets récurrents du moteur oculaire externe chez l'embryon* : BREMER signale chez l'embryon humain (90 p. 100) des filets récurrents se portant en arrière vers les muscles occipitaux et les muscles branchiaux, ils disparaissent chez l'embryon de plus de 18 millimètres, ils disparaissent d'abord par leur extrémité centrale. BREMER n'a pas trouvé de telles fibres chez tous les animaux. ROUSSET a vu une fois un filet émané des rameaux orbitaires du maxillaire supérieur se jeter sur le moteur oculaire externe.

NERF FACIAL

Le nerf facial est un nerf mixte, sa racine motrice de beaucoup la plus grosse est représentée par le facial proprement dit, sa racine sensitive beaucoup plus grêle porte le nom de nerf intermédiaire de WRISBERG.

Origine apparente. — (Fig. 22). Le facial moteur, facial proprement dit, naît au niveau de la partie interne de la fossette latérale du bulbe, c'est-à-dire dans la partie profonde et large du sillon bulbo-protubérantiel située au-dessus du cordon latéral du bulbe. Il laisse *en dedans* de lui la fossette sus-olivaire qui est en continuité directe avec la fossette latérale du bulbe ; *en dehors* du facial, la huitième paire émerge également de la fossette latérale, presque directement au-dessus du sillon collatéral postérieur du bulbe et de l'émergence du glosso-pharyngien. L'intermédiaire de WRISBERG très grêle apparaît entre le facial et l'auditif.

A son origine le facial est constitué par 7 à 8 filets qui s'unissent tout de suite en un seul tronc. Parfois 2 ou 3 de ces filets ne se joignent au tronc principal qu'après avoir traversé le bord inférieur de la protubérance (GALL et SPURZHEIM). D'après HENLE le facial naît sur la verticale passant par l'origine apparente du trijumeau. L'intermédiaire de WRISBERG très grêle, formé de trois ou quatre filets naît en dehors du facial entre lui et l'auditif.

HENLE a vu l'intermédiaire naître du tronc du facial ou du tronc de l'auditif, il l'a même vu naître par deux racines, l'une venant du facial, l'autre de l'auditif. GALL et SPURZHEIM ont vu le facial naître tout entier de la face antérieure de la protubérance.

Trajet et aspect du nerf. — Le facial d'abord mince et plat ne prend une forme arrondie qu'après un trajet de 2 à 3 millimètres (HENLE). Il se porte en haut, en avant, en dehors dans l'étage postérieur de la base du crâne, pénètre dans le conduit auditif interne qu'il suit dans toute sa longueur, s'engage dans un des orifices creusé dans la lame osseuse qui ferme l'extrémité de ce conduit. A ce niveau, le facial s'engage dans un canal osseux, le canal de Fallope (*Canalis facialis*, B. N. A). Ce canal prolonge d'abord sur une longueur de 4 millimètres en moyenne à peu près la direction du conduit auditif interne, il est donc oblique en avant, en dehors (perpendiculaire à l'axe du rocher); il se coude, se porte en dehors, en arrière, légèrement en bas (parallèle à l'axe du rocher), sur un trajet de 10 millimètres en moyenne; puis le canal se coude de nouveau et descend presque vertical, un peu oblique en bas, en dehors sur un longueur de 10 à 12 millimètres; le nerf sort du crâne par le trou stylo-mastoïdien. Hors du crâne le nerf se porte en avant, un peu en bas, il pénètre dans l'épaisseur de la parotide et là se divise en deux branches terminales, une supérieure temporo-faciale, une inférieure cervico-faciale.

L'intermédiaire de Wrisberg acompagne le facial moteur dans l'étage postérieur de la base du crâne, dans le conduit auditif interne et dans le premier segment du canal de Fallope; à l'union de la première portion (perpendiculaire à l'axe du rocher) et de la deuxième (parallèle à l'axe du rocher), l'intermédiaire se jette sur un ganglion, le ganglion géniculé.

Le ganglion géniculé, intumescence gangliforme d'Arnold, occupe là une partie élargie du canal de Fallope, il a la forme d'une pyramide triangulaire dont la base dirigée en arrière et en dehors est appliquée sur la convexité et sur la face ventrale du genou du facial, dont le sommet regarde en avant et en dedans, sa couleur blanc-grisâtre le laisse difficilement différencier du nerf qui semble seulement à ce niveau avoir doublé de volume.

L'intermédiaire de Wrisberg se jette sur l'angle interne du ganglion, et un peu sur sa face dorsale (Weigner). Du sommet du ganglion se détachent les nerfs grand et petit pétreux superficiels, la base est reliée par quelques filets moteurs au tronc même du facial.

Cannieu a montré les variations du ganglion géniculé dans la série animale, alors qu'il est bien individualisé chez les animaux supérieurs, chez les poissons osseux il reste uni au ganglion de l'acoustique. Prentiss rapporte un cas où le facial ne passait pas par le conduit auditif interne, mais pénétrait au-dessus de lui en pleine pyramide. Cheminant au-dessous de la courbe du canal semi-circulaire supérieur, le nerf se portait en arrière et en dehors vers le trou stylo-mastoïdien sans toucher à la caisse ni à l'antre.

Le facial présente donc à étudier trois segments bien distincts, un premier segment long de 23 à 24 millimètres à l'intérieur de la cavité cranienne, un deuxième segment long de 2 centimètres 5 en moyenne dans l'épaisseur du rocher, un troisième segment hors du crâne.

L'étude de l'embryon humain ne suffit pas pour expliquer le trajet du facial, il faut s'adresser à l'anatomie comparée. Chez les sélaciens, le nerf du deuxième arc, c'est-à-dire le facial, traverse la lame cartilagineuse qui représente la paroi du crâne et débouche sous la peau au-dessus de la première fente (comparable au premier segment du facial intra-pétreux de l'homme) puis il se porte sur le deuxième arc en longeant le bord postérieur de la première fente. Chez les batraciens l'oreille moyenne se forme par élargissement de la première fente qui se porte en arrière et en haut, venant se mettre en rapport avec la paroi du crâne, elle entraîne le nerf qui se coude et s'allonge suivant le bord postérieur de la fente (comparable au deuxième segment du facial intra-pétreux de l'homme). Chez les oiseaux la fosse cérébelleuse se développe en largeur, repoussant en dehors la paroi cranienne l'oreille moyenne et le nerf (comparable au troisième segment du facial intra-pétreux de l'homme). Les travaux de Joseph, Vrolik, Gegenbaur ont montré que chez le tout jeune embryon le facial ne s'étend que jusqu'à l'hiatus de Fallope (Union du premier et du deuxième segment).

Les trois segments du canal de Fallope auraient une signification très différente, le premier segment étendu jusqu'à l'hiatus de Fallope serait seul formé par l'ossification du crâne primordial, le deuxième segment (jusqu'au-dessus de la fenêtre ovale) n'est pas dans le crâne primordial mais chemine dans une gouttière creusée à la face externe du rocher, gouttière dont les lèvres font saillie de plus en plus et qui n'est que très tardivement ossifiée ; le troisième segment ne se délimite que lors de l'ossification du rocher et le processus styloïde (partie latérale de l'extrémité proximale du deuxième arc) prend part à sa limitation. Dans le crâne primordial, il n'y a pas de trou stylo-mastoïdien. Ces données ont pu permettre à Vrolik et à Gegenbaur de considérer les branches du facial nées après l'hiatus comme assimilables aux branches extra-craniennes des vertébrés inférieurs.

La formation et l'ossification du canal de Fallope chez le fœtus humain sont très tardives. A *trois mois*, le canal de Fallope n'existe pas, on ne constate qu'un sillon profond au niveau du futur premier segment et qu'un sillon superficiel au niveau du futur deuxième segment. A *quatre mois* le canal est ébauché mais son plancher n'existe pas encore dans la partie terminale du deuxième segment. A *sept mois* l'aqueduc fermé en avant et en arrière est encore ouvert au-dessus de la fenêtre ovale. A la naissance le ganglion géniculé n'est pas recouvert *par l'os* et la partie adjacente du nerf ne l'est que partiellement. Les trois portions du facial intra-pétreux ne sont du reste bien différenciées que chez l'enfant de deux ans et demi (Voyez Grivot).

D'après certains auteurs (Voit) le trajet si complexe du facial serait expliqué par l'évolution de la paroi latérale du crâne. Dans la série des vertébrés en se rapprochant des mammifères on assiste à la transformation de la paroi latérale primitive du crâne et à l'apparition d'une paroi latérale secondaire, des organes primitivement extra-craniens (Ganglion géniculé) sont compris alors dans l'espace qui sépare les deux parois.

Rapports. — 1° *Dans l'étage postérieur de la base du crâne.* — (Fig. 24). Le facial dans l'étage postérieur de la base du crâne se porte en avant, en dehors, légèrement en haut depuis son origine apparente jusqu'à l'orifice du conduit auditif interne. Ce premier segment du nerf est long de 23 à 24 millimètres. Le facial est en rapports intimes avec l'auditif et l'intermédiaire de Wrisberg, l'auditif d'abord situé en dehors et en arrière du facial se place progressivement au-dessous de lui et le déborde en dedans, l'intermédiaire de Wrisberg est compris entre les deux nerfs, répondant à la branche vestibulaire et à la partie externe de la branche cochléaire de l'auditif. Le facial est entouré de la pie-mère qui lui forme une gaine propre, il est situé dans l'espace sous-arachnoïdien, l'arachnoïde ne l'entoure et ne lui forme une gaine qui contient également l'auditif et l'intermédiaire qu'au niveau de l'orifice du conduit auditif interne. Dans cette région, le facial répond *en bas et en avant* au sommet du tubercule occipital dont il est séparé par plusieurs millimètres, puis à la face endocranienne postérieure du rocher, *en haut et en arrière*, il est d'abord masqué par le pédoncule cérébelleux moyen et en dehors de lui par la partie supérieure du flocculus. Les racines du trijumeau et le faisceau formé par le glosso-pharyngien, le pneumogastrique et le spinal cheminent comme le facial dans l'espace sous-arachnoïdien. Les racines du trijumeau plus internes et situées sur un plan supérieur se portent directement en avant et en haut, le facial à direction beaucoup plus transversale s'écarte d'elles de plus en plus. Les nerfs glosso-pharyngien, pneumogastrique et spinal sont plus inférieurs et plus externes, le glosso-pharyngien est le plus rapproché du facial, il reste dans un plan presque horizontal reposant sur le versant postérieur du tubercule occipital, le facial très proche de lui au niveau de l'origine apparente s'en écarte de plus en plus dans son trajet ascendant vers le conduit auditif interne. Dans l'étage postérieur de la base du crâne, le facial entre en rapport avec des artères ; la cérébelleuse moyenne, branche de la partie initiale du tronc basilaire se porte presque transversalement en dehors vers le flocculus croisant en général la face ventrale du facial près de son origine apparente, après avoir croisé plus en dedans la face dorsale du moteur oculaire externe. L'artère auditive interne, également branche du tronc basilaire accompagne le faisceau nerveux constitué par le facial, l'auditif et l'intermédiaire, elle est en général à la face ventrale de l'auditif qui la sépare du facial, Poirier a vu cette artère double et même triple. Enfin peu en avant de son origine apparente, une artériole née du tronc basilaire ou de la vertébrale aborde le nerf et se divise en T à son contact.

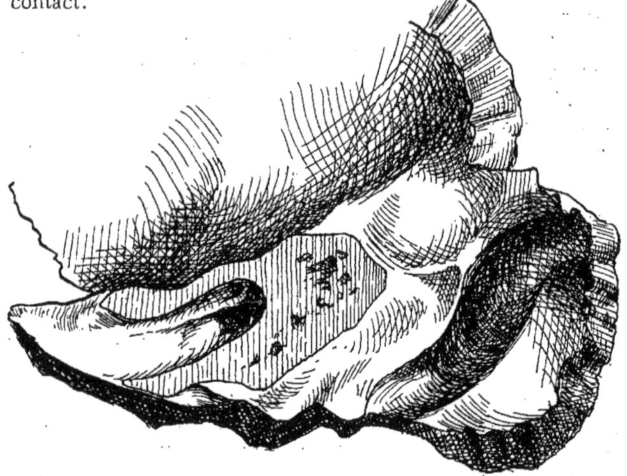

Fig. 56. — Le conduit auditif interne et la lame osseuse qui obture son fond. — La paroi postérieure du conduit a été enlevée.

2° *Dans le conduit auditif interne.* — (Fig. 56, 57, 58). Le facial pénètre

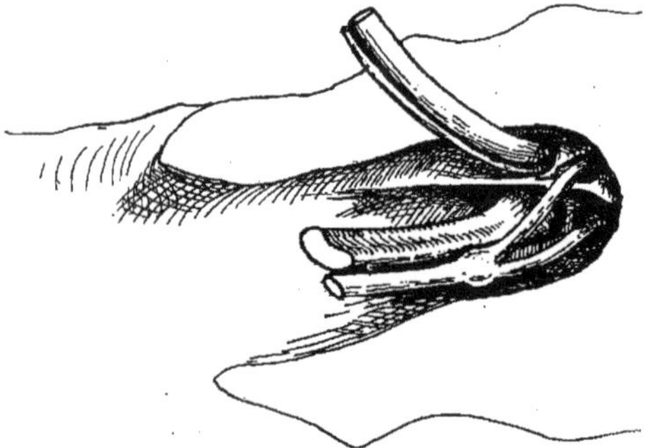

Fig. 57. — Le facial, l'intermédiaire de Wrisberg et l'auditif dans le conduit auditif interne. — La paroi postérieure du conduit a été enlevée. — Le facial et l'intermédiaire sont relevés, au-dessous d'eux le gros nerf cochléaire aplati est excavé sur sa face supérieure et le nerf vestibulaire qui se divise en une branche supérieure, le nerf utriculaire et une branche inférieure, le nerf sacculaire. Le nerf ampullaire postérieur n'est pas représenté.

dans le conduit auditif interne (*meatus acusticus internus*, B. N. A.), au contact du bord externe concave de l'orifice (*porus acusticus internus*, B. N. A.), ne touchant en général pas le bord interne de cet orifice qui est prolongé par une gouttière oblique en haut, en dedans creusée sur la face postérieure du rocher; le nerf oblique en avant, en dehors, légèrement en haut parcourt toute l'étendue du conduit qui est long de 6 à 8 millimètres et qui décrit dans son ensemble une légère courbe à concavité antérieure et interne. L'auditif sensiblement plus volumineux que le facial est situé au-dessous de lui. Les deux branches constitutives de l'auditif sont accolées ; le nerf cochléaire le plus interne, volumineux, aplati, souvent excavé en gouttière sur sa face supérieure, déborde nettement le facial en dedans, le nerf vestibulaire beaucoup moins volumineux déborde à peine le facial en dehors. L'intermédiaire de Wrisberg chemine entre le facial en haut, l'auditif en bas, il répond surtout à la gouttière creusée à la face supérieure du nerf cochléaire. Chaque nerf possède une gaine piale propre, l'ensemble est accompagné par un seule gaine arachnoïdienne qui se prolonge jusqu'au fond du conduit ; la dure-mère se fusionne peu à peu avec le périoste. L'artère auditive interne est en général séparée du facial par la huitième paire ; elle est accompagnée de deux ou trois veinules satellites, les veines auditives internes qui gagnent en général le sinus pétreux inférieur. L'intermédiaire de Wrisberg s'anastomose dans le conduit auditif interne avec l'auditif (Arnold); le nombre et la direction de ces anastomoses est très discuté, l'examen microscopique seul permet de les différencier des tractus conjonctifs qui unissent les nerfs entre eux et aux vaisseaux. Certains auteurs considèrent que les fibres après avoir cheminé dans l'épaisseur du nerf auditif s'en séparent pour gagner le ganglion géniculé. Henle signale des anastomoses entre le tronc du facial et l'auditif.

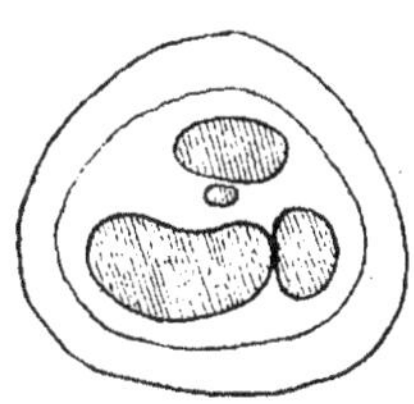

Fig. 58. — Schéma montrant les rapports du facial, de l'intermédiaire de Wrisberg et de l'auditif dans le conduit auditif interne. — En haut le facial, au milieu l'intermédiaire, en bas et en dedans le volumineux nerf cochléaire aplati et excavé en gouttière, en bas et en dehors le nerf vestibulaire moins volumineux et arrondi.

Zuckerkandl, Politzer, Grivot ont vu des cas où le golfe de la jugulaire très développé se rapprochait non seulement du plancher de la caisse mais aussi du plancher du conduit auditif interne, ils ont même constaté sur certaines pièces des zones de déhiscence du plancher du conduit auditif interne, le golfe de la jugulaire se mettant au contact des nerfs.

Le fond du conduit auditif interne est fermé par une lame osseuse qu'une crête transversale falciforme (*crista transversa*, B. N. A.) divise en deux étages ; l'étage supérieur est lui-même divisé en deux fossettes par une crête verticale, le facial s'engage dans la fossette antérieure de l'étage supérieur (*area nervi facialis*, B. N. A.). L'intermédiaire de Wrisberg pénètre avec lui, les branches de division du nerf auditif et de l'artère auditive interne passent dans les autres fossettes.

3° *Dans le canal de Fallope*. — (Fig. 59). Le facial depuis le conduit auditif interne jusqu'au trou stylo-mastoïdien suit les trois segments du canal de Fallope, nous étudierons successivement et de la profondeur vers la superficie, les trois segments et les coudes qui les unissent, le coude entre le premier et le deuxième segment du nerf étant connu sous le nom de genou du facial, l'union entre le deuxième et le troisième segment étant le coude proprement dit.

a) Premier segment ou segment labyrinthique : Dans ce segment long de 4 millimètres en moyenne, le facial est toujours accompagné par l'intermédiaire de Wrisberg, ils remplissent complètement le canal de Fallope dont le calibre est de 1 millimètre environ. Le segment labyrinthique du facial presque horizontal, oblique en avant et en dehors, perpendiculaire à l'axe du rocher ne prolonge pas la direction du segment contenu dans le conduit auditif interne, il se porte plus directement en avant, formant avec lui un angle de 28° en moyenne. Presque rectiligne, décrivant une très légère courbe à concavité antérieure et interne, le segment labyrinthique chemine entre le vestibule en arrière et en dehors, le limaçon en avant et en dedans, plus près du limaçon que du vestibule. *En arrière et en dehors* il est de niveau avec l'arête qui unit la face supérieure à la face antérieure du vestibule et parallèle à cette arête ; le canal semi-circulaire supérieur est sur un plan postérieur et externe. *En avant et en dedans* la portion labyrinthique du facial est en rapport avec le limaçon qui se trouve sur un plan légèrement inférieur ; mais alors que le facial est fortement oblique en avant, en dehors, l'axe du limaçon l'est beaucoup moins, il se rapproche de la direction antéro-postérieure, le facial et le limaçon forment donc un angle ouvert en avant et un peu en dehors. Le facial est séparé des deux premiers tours de spire par une couche osseuse dense, épaisse de 0 millimètre 5 tout au plus. Dans toute cette région, la lamelle osseuse qui forme le plafond de l'aqueduc de Fallope est assez épaisse vers le conduit auditif interne, elle va en s'amincissant vers le genou (Grivot). Le segment labyrinthique du facial est accompagné d'une petite artère, branche de la méningée moyenne qui atteint le canal en accompagnant le grand pétreux superficiel.

Mackensie ayant examiné 39 os d'adultes a constaté que la longueur maxima du segment labyrinthique du facial oscille entre 6 millimètres et 2 millimètres 5. — Pour lui l'angle formé par le segment labyrinthique et le segment contenu dans le conduit auditif interne peut varier entre 60° et 15°. Les mensurations de Bourguet ont montré que le segment labyrinthique du facial est situé à 6 millimètres au-dessus de la spire inférieure du limaçon, spire qui est elle-même située 5 millimètres au-dessus du plancher de la caisse.

b) Genou du facial : Le segment labyrinthique du facial forme en s'unissant au segment tympanique un angle de 30° environ, ouvert en arrière et un peu en dehors, c'est le genou du facial. Le genou du facial occupe une fosse ovalaire, partie élargie du canal de Fallope, le canal atteint à ce niveau un calibre de 2 millimètres 5 à 3 millimètres. Dans quelques cas rares le plafond du canal peut manquer dans cette région et le genou est situé sous la dure-mère. Dans cette fosse osseuse la base du ganglion

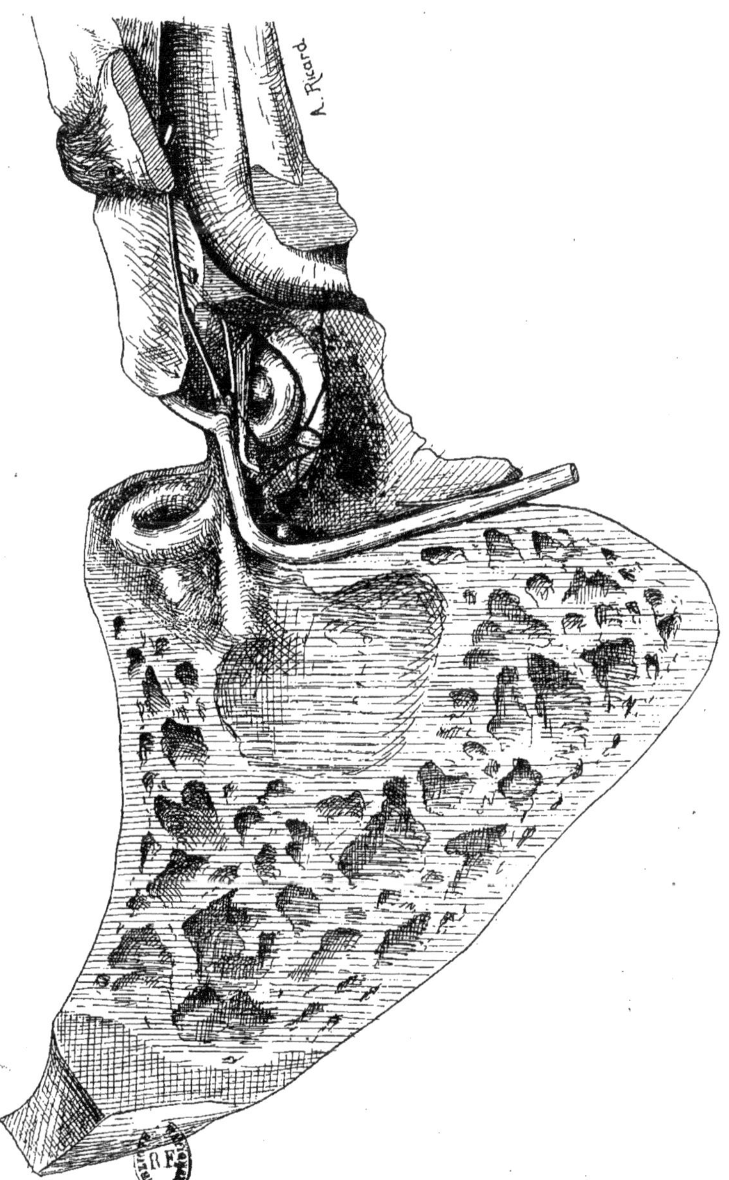

Fig. 59. — Le nerf facial dans sa portion pétreuse. — Le rocher est coupé suivant sa longueur. — Le ganglion de Gasser est sectionné près de son bord antérieur, au-dessous de lui glissent les deux nerfs grands pétreux. — Le canal carotidien est ouvert. — La face interne de la caisse est mise en évidence. — L'*aditus ad antrum* et l'antre sont intéressés par la coupe au ras de leur paroi interne. — Le nerf de Jacobson donne rapidement son rameau tubaire (ici sectionné) puis se divise en deux branches, une postérieure fournit les rameaux de la fenêtre ronde et de la fenêtre ovale, une antérieure fournit le rameau carotico-tympanique et les deux nerfs pétreux profonds. — Sur le promontoire une anastomose oblique en haut et en avant unit les deux branches du nerf de Jacobson.

géniculé coiffe l'angle du nerf, s'insinuant en partie sous sa face inférieure entre lui et le plancher de l'aqueduc de Fallope ; une couche de tissu conjonctif sépare le facial du ganglion, elle est traversée par des fibres nées du tronc du nerf et qui pénètrent dans le ganglion, ne se mettant pas en rapport avec les cellules. L'existence de ces fibres a été démontrée par l'histologie (Weigner). Le genou coiffé du ganglion géniculé regarde en avant et un peu en dedans vers le sommet du limaçon dont il est séparé par une lame osseuse de plus de 1 millimètre. Le plus souvent, situé sur un plan transversal passant par le point le plus saillant du limaçon, le genou peut rester en arrière de ce plan, rarement il le déborde en avant. Arnold signale qu'en ce point le facial s'anastomose par un ou deux filets avec la branche vestibulaire de l'auditif.

c) *Deuxième segment ou segment tympanique :* Le segment tympanique long de 10 à 11 millimètres en moyenne (chiffres extrêmes d'après Mackensie, 11 millimètres et 4 millimètres) se porte en arrière, en dehors, en bas, il est dans l'ensemble parallèle à l'axe du rocher ; l'angle que forme le nerf avec l'horizontal est essentiellement variable avec les sujets et oscille entre 7° et 50° (Mackensie). Le canal de Fallope logeant le nerf, répond sur une longueur de 8 millimètres environ à la paroi interne de la caisse du tympan, il a un diamètre de 1 millimètre. Le nerf ne suit pas l'arête qui unit la face supérieure et la face externe du vestibule, il coupe obliquement cette face externe, commençant au niveau de l'angle antérieur et supérieur il s'écarte de plus en plus du bord supérieur et au moment où il atteint l'union de la face externe et de la face postérieure du vestibule il est à 2 millimètres ou 2 millimètres 5 au-dessous de ce bord supérieur, ce qui permet de trépaner la cavité vestibulaire au-dessus du facial (Bourguet). En arrière du vestibule la portion tympanique du canal se prolonge pendant 2 millimètres environ avant que de se couder et de se continuer avec la portion verticale. Tout au début de son trajet et sur une longueur de 3 millimètres ou 3 millimètres 5, le facial ne fait aucun relief sur la paroi interne de la caisse, son canal est creusé dans l'épaisseur de la paroi, le nerf est là sus-jacent à la partie antérieure du canal du muscle du marteau et au bec de cuiller qui le sépare du promontoire. Trois millimètres après le genou, le nerf atteint le niveau de la fenêtre ovale qui horizontalement ou obliquement disposée est creusée sur la paroi externe du vestibule ; le nerf vient se loger dans un angle dièdre formé en haut par le massif du canal horizontal, en dedans par le tissu compact qui forme la paroi externe du vestibule, le canal de Fallope bien que formant un relief souvent appréciable n'a pas de paroi propre, il n'y a là qu'un trajet creusé dans les parties osseuses voisines. *En bas*, le facial surplombe la fenêtre ovale et la déborde en arrière ; la saillie du facial à ce niveau est essentiellement variable et dépend surtout de la profondeur de la fosse de la fenêtre ovale. Bourguet a avancé que quelle que soit la forme du vestibule, oblique ou droite, le facial est toujours à 3 millimètres au-dessus de la fenêtre, Combier a montré qu'il était loin d'en être toujours ainsi, cette distance est un maximum. Dans certains cas même, l'aqueduc forme directement la voûte de la fosse ovale « un plan rasant le bord supérieur de la fenêtre serait tangent à la paroi inférieure de l'aqueduc » (Benoit-Gonin). *En haut*, le facial est en rapport avec le canal semi-circulaire externe, qui presque toujours (91 %) est plus superficiel que lui, le débordant en dehors de 1 millimètre 5.

Le point exact où le facial et le canal entrent en rapport est impossible à préciser, les orifices des canaux semi-circulaires ne sont pas chez tous les sujets exactement au même endroit, ce qui explique les descriptions si différentes des auteurs mêmes de ceux qui tiennent compte des positions différentes du vestibule indiquées par Bourguet ; position oblique presque constante, position droite exceptionnelle. « L'orifice ampullaire du canal semi-circulaire externe s'ouvre à la partie externe de la paroi postérieure du vestibule et non à la paroi supérieure comme le disent les classiques ; on peut le repérer par la verticale qui rase le pôle postérieur de la fenêtre ovale et qui repère en même temps le canal supérieur dont l'ampoule est au-dessus de celle du canal externe. » (Combier).

C'est d'abord l'ampoule qui se trouve en rapport avec le nerf, toujours horizontale (Rendu) elle peut être en situation haute (22 fois sur 25) et alors elle se jette dans le vestibule à 1 millimètre 5 ou 2 millimètres au-dessus du facial, ou elle peut être en situation basse (3 fois sur 25) et à sa partie déclive au point où elle se jette dans le vestibule elle est derrière le facial (Bourguet). La lame osseuse de séparation entre le facial et l'ampoule est d'épaisseur essentiellement variable suivant les sujets, elle varie de 1 millimètre à 0 millimètre 1 et d'après certains auteurs la situation dite haute ou basse du canal semi-circulaire dépendrait uniquement de l'épaisseur de cette cloison séparatrice.

Bertin et Cloquet les premiers ont signalé la perforation possible de cette lame, le facial n'est plus séparé de l'espace périlymphatique que par le périoste du canal.

En arrière et en dehors du vestibule, le facial sur une longueur de 2 millimètres en moyenne n'est plus en rapport qu'avec les canaux demi-circulaires (Voyez les notes en petit texte). Le canal externe, dit horizontal, n'est horizontal que dans le cas de vestibule à forme droite, dans le cas de vestibule à forme oblique (presque constante) le canal est oblique en arrière, en dehors, en bas, de plus ses deux branches ne sont pas dans le même plan, la branche profonde est située plus bas (1 ou 2 millimètres) que la branche superficielle, le sommet de sa boucle répond à la face interne de l'aditus sur un plan horizontal, répondant à la commissure postérieure de la fenêtre ovale et à 5 millimètres en arrière d'elle (Rendu). Le nerf est sous-jacent à la branche externe du canal externe, mais le canal semi-circulaire et le canal de Fallope ne sont pas parallèles, alors que le premier est faiblement descendant, le second est beaucoup plus oblique en bas, en dehors, en arrière, les deux canaux s'écartent sous un angle variant de 10 à 12° (Rendu). A la partie terminale du segment tympanique, le facial est situé 2 millimètres ou 2 millimètres 5 et parfois même 3 millimètres au-dessous du canal semi-circulaire, d'où la nécessité de se porter très en arrière pour trépaner le canal sans craindre de blesser le facial. Le canal semi-circulaire postérieur est sur un plan nettement plus profond.

Dans son segment tympanique, le canal de Fallope possède une paroi mince et transparente, elle est parfois percée de trous, elle peut même être largement fenêtrée, ces zones de déhiscence longues le plus souvent de 1 millimètre siègent en général dans la région de la fenêtre ovale ; certains cas d'absence du plancher du canal sur toute l'étendue du segment tympanique ont été signalés. La présence de tels orifices rend très imparfaite la protection du nerf et l'expose aux atteintes lors de l'inflammation de la muqueuse de la caisse.

LES ZONES DE DÉHISCENCE DE LA PAROI DU CANAL DE FALLOPE. — La présence des zones de déhiscence peut s'expliquer soit par un arrêt de développement, soit par la présence de vaisseaux, soit par la résorption osseuse, il est des cas cependant où on ne peut mettre aucune cause en évidence (GRIVOT). Les classiques font jouer le rôle principal au retard de l'ossification, les déhiscences seraient plus nombreuses dans les premières années de la vie ; par contre MACKENSIE les a trouvées plus exceptionnellement avant 13 ans, pour lui elles seraient d'autant plus nombreuses que le sujet est plus âgé, il fait jouer le rôle principal à l'ostéoporose. — La fréquence est assez grande, ALDERTON a trouvé sept cas certains et deux douteux sur dix-huit crânes, MACKENSIE donne une fréquence de 50 p. 100 chez les individus âgés. — Selon HENLE et HYRTL il existerait une lacune constante à la face inférieure du canal, au travers de cette lacune les vaisseaux de la caisse s'anastomoseraient avec l'artère stylo-mastoïdienne qui accompagne le facial. — ZUCKERKANDL signale l'existence possible d'une artère stapédienne accessoire branche de la stylo-mastoïdienne qui sortirait du canal au-dessus de la fenêtre ovale (L'artère stapédienne proprement dite branche de la carotide interne disparaît peu après la naissance).

d) Coude du facial : Le coude du facial qui unit le segment tympanique au segment mastoïdien, est quelquefois désigné sous le nom de segment pyramidal, le nerf dans cette région présente une longueur de 2 à 6 millimètres suivant que l'angle est plus ou moins arrondi. La forme du coude est en effet essentiellement variable suivant les individus, c'est tantôt un angle obtus, tantôt un angle droit, avec d'après TOMKA, prédominance chez l'enfant pour l'angle obtus. « La forme de l'angle tient à l'inclinaison variable en bas et en arrière de la portion horizontale, de même qu'à l'inclinaison plus ou moins marquée en avant de la portion verticale » (GRIVOT). D'après les classiques, le coude du facial est situé au-dessous du plancher de l'aditus, soulevant ce plancher et séparé de lui par une simple lamelle osseuse « effrayante de minceur » (REYNIER). En réalité BARBARIN et ROUVIÈRE ont montré que le coude était situé *en dedans* de l'aditus, c'est la partie toute supérieure de la portion verticale du nerf qui passe au-dessous de l'aditus. Le coude répond *en dehors* à la paroi interne de l'aditus dirigée obliquement en bas et en dehors, il répond *en dedans* à la branche inférieure du canal semi-circulaire postérieur dont il est séparé par une couche osseuse épaisse de 4 millimètres dans la majorité des cas (RENDU), mais dont l'épaisseur peut être parfois réduite à 1 millimètre. *En haut*, le coude du facial est surmonté par la branche externe du canal semi-circulaire externe « entourée d'une solide coque éburnée » (BROCA) et faisant saillie sur la paroi interne de l'aditus. Souvent, une ou deux cellules assez volumineuses, pouvant communiquer avec la caisse (*groupe sous-labyrinthique*) peuvent s'insinuer entre le coude du facial en dehors, le canal semi-circulaire postérieur en dedans, le canal semi-circulaire externe en haut (Bellin, Mouret). Au niveau de son coude, le facial est profond, Noltenius admet qu'il est *en profondeur* distant de 13 millimètres environ de l'épine de Henle, mais ce n'est là qu'une moyenne, Lenoir insiste sur la possibilité de trouver l'aditus beaucoup plus superficiel.

Alderton, sur 18 crânes a trouvé que la distance moyenne entre le coude et l'épine de Henle est de 15 millimètres (minimum 14,2 — maximum 20). — Rappelons que l'épine de Henle est fort variable comme aspect et souvent difficile à repérer. Kiesselbach l'a vue 82 fois sur 100, elle manquait 11 fois sur 120 temporaux réunis par Schultze. Lenoir examinant 100 crânes a trouvé l'épine 99 fois des deux côtés et une fois d'un côté seulement, elle était très petite dans vingt cas ; et Yearsley sur une collection de 2.034 temporaux a constaté l'absence de l'épine dans 155 cas ; dans un bien plus grand nombre de cas elle était à peine marquée.

c) Troisième segment, segment vertical, segment mastoïdien : Le segment vertical du facial est accompagné de l'artère stylo-mastoïdienne qui se prolonge le long du deuxième segment du nerf, allant s'anastomoser avec le rameau collatéral de la méningée moyenne qui a pénétré par l'hiatus de Fallope ; chemin faisant, l'artère donne des collatérales peu nombreuses qui s'échappent du canal et vont se distribuer aux cellules aérifères voisines. La troisième portion du facial descend dans l'épaisseur de la partie antérieure de la mastoïde, le calibre de son canal est là comme dans le deuxième segment de 1 millimètre environ. D'après les classiques, le facial descend verticalement, en réalité il présente dans la majorité des cas une certaine obliquité en bas, en dehors, croisant le bord postérieur du cadre tympanal oblique en sens inverse ; ce point d'entre-croisement répond à peu près à un plan horizontal passant par l'ombilic du tympan (Gellé). De plus, quelle que soit sa direction, le nerf décrit une légère courbe, tantôt en dehors, tantôt en dedans, tantôt en arrière, la courbe à convexité postérieure est la plus fréquente, son sommet répondant à peu de choses près au milieu de l'apophyse (Barbarin).

Randall examinant 500 temporaux aurait, dans 60 p. 100 des cas trouvé un trajet absolument vertical, les déviations internes de 5 à 15° ne seraient pas très rares, les déviations externes seraient absolument exceptionnelles. D'après lui le trajet serait *toujours* vertical, les variétés ne seraient qu'une apparence due aux modifications des os voisins. — Schwartze par contre, considère la direction du facial comme essentiellement variable, il pourrait être dans certains cas très oblique en bas en dehors, la direction variant avec la saillie que fait le canal semi-circulaire externe. L'auteur décrit deux types extrêmes : un *type vertical*, le canal semi-circulaire avance peu et la partie inférieure du facial est dans le même plan sagittal que la membrane du tympan ; un *type oblique*, le canal semi-circulaire forme une forte saillie, le facial croise la direction de la membrane du tympan.

La situation du nerf par rapport au bord antérieur de l'apophyse mastoïde est un peu variable. D'après His, confirmé par Schwartze la distance entre la paroi postérieure du conduit et le canal de Fallope varie de 1 centimètre à 1 millimètre, il pourrait même y avoir contact du nerf avec le bord postérieur du conduit. En réalité, la distance moyenne est de 3 millimètres, parfois elle est réduite à 2 millimètres, exceptionnellement elle peut en atteindre 5. Il ne semble pas que la présence de cellules particulièrement nombreuses dans la mastoïde influe sur la situation du nerf, il ne paraît pas repoussé en avant dans ces cas.

D'après MACKENSIE le trajet de la portion verticale du facial peut être indiqué par une ligne partant de 1 millimètre au-dessous de l'angle inférieur du triangle de Mac Ewen et se terminant 4 millimètres au-dessus du bord inférieur du conduit auditif osseux, 3 millimètres en arrière de ce bord. (Triangle supra-méatique de Mac-Ewen limité par la racine horizontale du zygoma, par le bord postérieur du conduit auditif osseux et par une ligne basale réunissant les deux précédentes.)

La portion verticale du facial est comprise dans l'épaisseur d'un bloc osseux compact, le massif osseux du facial de GELLÉ, la lame arquée prémastoïdienne de CHIPAULT. Cette lame compacte dans laquelle est creusé le canal de Fallope s'appuie en dedans sur le labyrinthe, atteint en dehors la superficie, forme en avant les deux tiers inférieurs de la paroi postérieure de la caisse du tympan, se confond en arrière avec la mastoïde, son bord inférieur touche le plancher de la caisse. L'épaisseur de la lame est essentiellement variable, chez l'adulte elle est en général de 3 à 4 millimètres au plus, mais elle peut être beaucoup plus développée, surtout à sa partie inférieure où elle peut atteindre des dimensions doubles des dimensions ordinaires.

Le facial répond *en dedans* dans sa partie supérieure à la zone profonde de la mastoïde, quelques cellules peuvent exister à ce niveau, au-dessous le nerf répond à la partie postérieure et externe de la fosse jugulaire dont la profondeur très variable peut atteindre jusqu'à 15 et 20 millimètres. Normalement écartée de 6 à 10 millimètres du facial, elle peut s'approcher jusqu'à 2 ou 3 millimètres quand elle est très développée. LENOIR a signalé la présence très fréquente de grandes cellules aérifères entre le facial et la fosse jugulaire. *En arrière* (fig. 60), le facial reste distant du bord antérieur du sinus transverse qui dans la majorité des cas descend à la face profonde de la mastoïde à 5 millimètres au minimum en arrière du facial, les variations du sinus transverse sont nombreuses (*Voyez les notes*). *En avant*, le facial répond dans les deux tiers supérieurs de son trajet à la face postérieure de la caisse du tympan et dans son tiers inférieur à la face postérieure du conduit auditif externe. Sur la paroi postérieure de la caisse, peu au-dessous de l'aditus, juste en avant du canal de Fallope, se dresse la pyramide qui contient le muscle de l'étrier ; au-dessus d'elle se trouve la surface articulaire de l'enclume ; l'orifice d'entrée de la corde du tympan situé sur le même plan horizontal que la pyramide est sur un plan externe par rapport au facial, nous y reviendrons. Sur la paroi postérieure de la caisse, de part et d'autre de la pyramide, débordant sur la face interne de la caisse et sur son plancher se trouvent fréquemment des fossettes qui peuvent entrer en rapport avec le segment vertical du facial. En dedans de la pyramide, *la cavité sous-pyramidale de Huguier* ou *sinus tympani*, profonde en général de 2 à 4 millimètres, ouverte en dehors entre la fenêtre ovale et la fenêtre ronde, répondant par son fond au canal semi-circulaire postérieur, vient par sa face externe se mettre en rapport avec l'aqueduc de Fallope remontant jusqu'au niveau du coude et de la terminaison du deuxième segment. C'est là un rapport important car le sinus tympani est un des points d'élection pour la carie de l'os. En dehors de la pyramide, deux dépressions peuvent venir toucher le canal ; 1° à la partie supérieure, *la fossette sus-pyramide de Sappey, sinus posterior de Schwalbe*, est beaucoup moins développée que le sinus tympani elle atteint

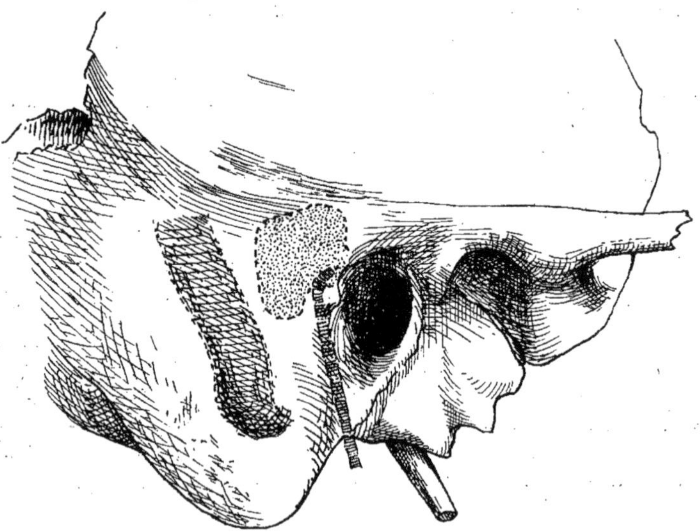

Fig. 60. — La projection du nerf facial, de l'antre et du sinus latéral.

en haut la fossa-incudis, elle ne dépasse pas en bas une horizontale joignant l'orifice de la corde à la pyramide (Grivot), ce n'est donc qu'avec les premiers millimètres du facial descendant que sa face interne entre en rapports. 2° au-dessus d'elle, *la cavité pré-pyramidale de Grivot* descend en se perdant en bas plus ou moins loin sur le plancher de la caisse, profonde en général de 2 à 3 millimètres, elle reste sur un plan antérieur au facial, la face interne ne vient toucher le canal de Fallope que lorsque la fossette est bien développée, Grivot l'a vue sur certaines pièces dépasser le canal en arrière. « Lorsque ces fossettes existent, la paroi osseuse mince de l'aqueduc, au lieu d'être recouverte par une lame osseuse compacte qui dépend du massif osseux du facial, se trouve protéger seule le nerf » (Grivot). (*Voyez les notes*). *En dehors*, le facial répond à la partie superficielle de la mastoïde par l'intermédiaire du canal de Fallope, dont la paroi augmente d'épaisseur en descendant. La distance qui sépare le nerf de la corticalité est essentiellement variable avec les sujets (*Voyez les notes*). Des cavités pneumatiques s'interposent entre le nerf et la surface de l'os. Le facial est d'abord en dedans, puis au-dessous de l'aditus, l'antre est donc en arrière de lui, mais l'antre se prolonge sur un plan inférieur à celui du seuil de l'aditus et là il est tout proche du facial, superficiel et légèrement postérieur par rapport à lui. Ces rapports sont d'une importance capitale, au point de vue de la trépanation (*Voyez les notes*). Les cellules de l'écaille, cellules limitrophes du conduit auditif externe sont en dehors du nerf, plus bas, ce sont des cellules pétreuses qui se rapprochent de lui, certaines (cellules périfaciales de BELLIN) peuvent entourer la partie postérieure et les flancs du canal de Fallope. Quelle que soit la situation des cellules par rapport au nerf, antérieures, postérieures, externes ou internes, elles restent le plus souvent distantes de 2 millimètres environ du canal, dans certains cas cependant, elles envahissent l'épaisseur de la lame arquée prémastoïdienne et ne sont séparées du nerf que par une très mince paroi transparente, elles peuvent même s'ouvrir à l'intérieur du canal.

Le sinus latéral répond d'après POIRIER au tiers moyen de la mastoïde, d'après TILLAUX au bord antérieur d'après RICARD à la moitié postérieure. Dans les mastoïdes scléreuses le sinus est plus superficiel et plus antérieur (Georges Laurens). Les variations de situation seraient plus fréquentes à droite qu'à gauche (KORNER). — D'après MACKENSIE la distance entre le facial et le sinus serait plus grande (jusqu'à 13 millimètres) dans les mastoïdes à type pneumatique.

FOSSETTES DE LA FACE POSTÉRIEURE DE LA CAISSE. — Les fossettes de la face postérieure de la caisse ne sont pas constantes. GRIVOT donne les chiffres suivants. Fossette sous-pyramidale 112 fois sur 150 dont 21 fois volumineuse. Fossette sus-pyramidale, 33 fois, dont 7 fois volumineuse. Fossette prépyramidale 54 fois. — D'après KRETSCHMANN (cité par GRIVOT) il peut exister des lacunes volumineuses, dépendances du recessus hypotympanique qui s'étendraient jusqu'au voisinage du nerf. Pas plus que GRIVOT nous ne les avons rencontrées. Les fossettes de la paroi postérieure de la caisse peuvent quelquefois communiquer par de petits orifices avec les cellules mastoïdiennes (URBANTSCHISCH, MACKENSIE). HOFFMANN (cité par GRIVOT) rapporte un cas dans lequel le muscle de l'étrier étant détruit, la suppuration a pénétré dans l'aqueduc en suivant le canal de la pyramide.

PROFONDEUR DU FACIAL PAR RAPPORT A LA CORTICALITÉ : ROBERT DWYER-JOYCE sur 30 temporaux. 1° Au niveau d'un point situé immédiatement en arrière du méat sur une horizontale passant par le centre du conduit, distance moyenne 16 millimètres 75 (maximum 22 millimètres, minimum 13 millimètres 25) ; 2° au niveau d'un point situé immédiatement en arrière du méat, au-dessous d'une ligne horizontale passant par le bord supérieur du conduit, distance moyenne 18 millimètres 5 (maximum 22 millimètres 75, minimum 11 millimètres 75). D'après les mensurations de MACKENSIE sur 37 os, l'extrémité supérieure du facial vertical serait à une profondeur variant de 7 à 21 millimètres et l'extrémité inférieure à une profondeur variant de 7 à 17 millimètres. Des cas de facial très superficiel ont été rapportés, BERENS, STREIT, HOPKINS.

PROFONDEUR DE L'ANTRE PAR RAPPORT A LA CORTICALITÉ : Les chiffres donnés par les auteurs sont essentiellement variables. L'antre est à 12 millimètres de la superficie (BEZOLD), à 18 millimètres (SCHWARTZE), entre 10 et 25 millimètres (CHIPAULT) ; il est dangereux de dépasser 14 ou 15 millimètres (POLITZER), 20 millimètres (NOLTENIUS). En réalité avec BROCA on peut dire que la profondeur de l'antre est essentiellement variable « sur les fœtus à terme et les enfants au-dessous d'un an la profondeur de l'antre est très faible elle n'est que de 2 à 4 millimètres. Dans les années qui suivent la naissance l'antre devient peu à peu plus profond mais avec des différences individuelles telles qu'il est impossible d'établir une loi..... un sujet de 3 ans antre à 10 millimètres..... chez un enfant de 5 ans à 4 millimètres 5 seulement..... Chez l'adulte on rencontre des variations analogues, sur deux sujets 15 et 16 millimètres, sur deux autres 25 et 27 millimètres. » — RICARD a montré que si l'on divise la mastoïde en quatre quadrants par deux lignes, une suivant le grand axe de la mastoïde et l'autre horizontale passant par le bord inférieur du conduit auditif externe, le facial répond au quadrant antéro-inférieur, alors que l'antre répond au quadrant antéro-supérieur et le sinus latéral au quadrant postéro-supérieur.

f) Au niveau du trou stylo-mastoïdien : Le facial accolé à l'artère stylo-mastoïdienne sort du crâne par le trou stylo-mastoïdien. Celui-ci d'un diamètre de 2 millimètres environ est situé en avant de la rainure du digastrique, en avant et en dedans de la mastoïde, en arrière et légèrement en dedans de la base de la styloïde, en dehors de la fosse jugulaire.

D'après les mensurations de Mackensie, sur 37 os d'adultes la distance séparant le trou stylo-mastoïdien du bord antérieur de la mastoïde serait de 7 millimètres en moyenne (chiffres extrêmes 14 millimètres et 2 millimètres). Entre le trou et le golfe de la jugulaire il y aurait 4 mm. 8 en moyenne (chiffres extrêmes 11 millimètres et 2 millimètres). Le trou est situé sur un plan supérieur à la pointe de la mastoïde en moyenne 12 millimètres (chiffres extrêmes 19 millimètres et 6 millimètres). — Leiner, sur une statistique de 177 cas signale la plus grande fréquence de la paralysie faciale à droite ; il attribue le fait à une disposition anatomique ; pour lui, le trou stylo-mastoïdien serait plus étroit du côté droit que du côté gauche. Il serait en règle générale plus petit chez la femme que chez l'homme.

4° *Le facial à partir du trou stylo-mastoïdien.* — Dès sa sortie du trou stylo-mastoïdien le facial, cordon cylindrique blanchâtre de 2 millimètres environ de diamètre, pénètre à l'intérieur de la loge parotidienne ; il se porte en avant, en dehors, presque horizontalement, recouvert superficiellement par la glande, il repose en dedans sur la face externe de la base de la styloïde au contact immédiat de l'os sur lequel il fait un relief que peut sentir l'extrémité du doigt (J.-L. Faure). La styloïde sépare le facial du golfe de la jugulaire, on a cependant signalé des cas de blessure du nerf au cours d'interventions pour thrombose de la jugulaire. Le facial est là situé à 12 ou 15 millimètres en dedans de la mastoïde répondant à l'union de son tiers inférieur et de ses deux tiers supérieurs, c'est en ce point que l'on vient chirurgicalement chercher le facial en refoulant en avant la parotide. L'artère stylo-mastoïdienne née le plus souvent de l'auriculaire postérieure aborde le nerf dans ce très court trajet sous-parotidien, elle s'accole à son bord supérieur et pénètre en général en avant de lui, dans le trou stylo-mastoïdien, mais avant elle a donné une collatérale qui aborde le facial perpendiculairement à sa direction, et se divise en T, une branche ascendante pénètre tout de suite dans l'épaisseur du nerf, une branche descendante plus grosse suit la face superficielle du nerf jusqu'à sa bifurcation (artère du nerf facial de Friteau). — Quittant le contact de la styloïde le facial pénètre dans l'épaisseur de la parotide entre son lobe superficiel et son lobe profond (Grégoire), il est situé en arrière des vaisseaux intra-glandulaires, carotide externe et jugulaire externe, et des ganglions qui les accompagnent, il est plus profond qu'eux, mais très oblique en avant et en dehors il devient rapidement superficiel et croise la face externe de la jugulaire, c'est en général en ce point qu'il se divise en ses deux branches terminales, temporo-faciale et cervico-faciale, la division se faisant à peu de chose près sur une horizontale coupant le milieu de la branche montante du maxillaire.

Grégoire décrit le facial comme ne cheminant pas au sein de la masse du tissu glandulaire de la parotide, il serait situé en plein tissu conjonctif entre deux lobes constitutifs de la glande, un externe volumineux, un interne beaucoup moins développé ; en suivant le facial d'avant en arrière on pourrait toujours plus ou moins facilement découvrir un plan de clivage entre les deux lobes glandulaires, la séparation étant plus facile à la partie antérieure. D'après Grégoire les deux lobes se réuniraient au-dessus du facial, la branche d'origine interne du canal de Sténon née du lobe profond passerait au-dessus du nerf pour rejoindre la branche d'origine externe née du lobe superficiel. Le facial a l'air d'être placé « comme un signet dans un livre dont la reliure serait tournée en haut. » — L'étude du développement permettrait d'expliquer cette disposition, « La glande « née par évagination de la muqueuse latérale de la bouche gagne peu à peu le bord « postérieur de la branche montante du maxillaire. Elle est d'abord superficielle, recou- « vrant le facial sans l'englober, puis un prolongement né de son extrémité supérieure « s'enfonce par dessus le nerf dans la profondeur de l'espace sterno-mandibulaire ou « elle se creuse une loge, mais le prolongement vient buter contre la face inférieure du « crâne et ne pouvant se développer en haut redescend en dedans du nerf. » — Golder L. Mc. Whorter n'admet pas cette description ; les deux lobes ne sont pas réunis au-dessus du facial, ils sont réunis plus bas entre les deux branches terminales du nerf ; l'isthme est constitué par du parenchyme glandulaire et par des canaux à disposition essentiellement irrégulière, le canal principal semblant plus fréquemment venir du lobe profond. — Joncourt représente les branches du facial entrelacées avec les rameaux d'origine du canal de Sténon. Nos dissections personnelles confirment les données de Golder L. Mc. Whorter.

Anomalies du facial dans la région parotidienne. — Triquet a vu le facial accolé à la face profonde de la parotide. — Mlle Robineau a disséqué un sujet sur lequel des deux côtés, la parotide très petite n'occupait pas la loge mais était reportée sur la face externe du masséter, le facial cheminait superficiellement par rapport à la glande. La branche temporo-faciale. très grêle, ne dépassant pas la région parotidienne.

Branches collatérales du nerf facial. — A. *Branches intra-pétreuses.* — 1° Dans le conduit auditif interne le facial s'anastomose en deux points au moins avec le nerf auditif (Arnold). L'anastomose postérieure est formée de fibres allant de l'intermédiaire à l'acoustique ; l'anastomose antérieure est formée de fibres se rendant du ganglion de Scarpa au genou du facial. Cette seconde anastomose est formée par des fibres de l'intermédiaire qui viennent par l'anastomose postérieure et cheminent un certain temps dans l'acoustique. On ne sait si toutes les fibres venues de l'intermédiaire passent par cette anastomose antérieure ou si certaines restent dans le tronc de la huitième paire.

2° *Le grand nerf pétreux superficiel* (Fig. 59), naît du sommet du ganglion géniculé, à peine formé il est renforcé par quelques fibres venues directement du tronc du facial en passant sous le ganglion (Weigner). Le nerf s'engage dans un fin canal creusé dans l'épaisseur du tegmen tympani tout près de sa base d'insertion. Le canal se porte en avant en dedans passant au-dessus de la spire terminale du limaçon séparé de lui par une couche osseuse dure et résistante, il apparaît sur la face endocranienne antérieure du rocher par un orifice allongé : l'hiatus de Fallope. Dans cette première partie de son trajet le nerf est accompagné d'une artère, branche collatérale de la méningée moyenne qui pénètre par l'hiatus et qui va s'anastomoser avec la stylo-mastoïdienne dans le canal de Fallope. Le grand pétreux superficiel dans ce trajet osseux donne une branche collatérale qui se distribue à la muqueuse de la caisse, s'anastomosant dans son épaisseur avec les terminaisons du petit nerf pétreux superficiel et des deux nerfs pétreux profonds branches du nerf de Jacobson. Sortant de l'hiatus le grand pétreux superficiel est situé sur le versant antérieur endocranien du rocher, il chemine sous la dure-mère dans un fin sillon creusé sur l'os; le grand nerf pétreux profond sorti soit par l'hiatus de Fallope soit par un des orifices accessoires situé en avant de lui, chemine tout près du grand pétreux superficiel et en avant de lui ; les deux nerfs peuvent s'unir en un tronc commun à ce niveau, plus souvent ils cheminent côte à côte ne s'unissant que plus loin. Se portant en avant et en dedans ils passent sous le trijumeau, entre lui et l'os séparés de la cinquième paire par la dure-mère. Ils peuvent répondre au bord antérieur convexe du ganglion de Gasser, mais ils répondent plutôt à la face inférieure du nerf maxillaire inférieur intracranien. Dès qu'ils ont croisé le nerf, les deux pétreux s'unissent s'ils ne l'ont déjà fait. Le tronc commun reçoit un filet sympathique très court né du plexus péricarotidien au moment où l'artère sort du canal carotidien et change de direction. Les trois nerfs réunis forment le nerf vidien. Celui-ci traverse de haut en bas le trou déchiré antérieur il n'apparaît pas hors du crâne, car à l'intérieur de l'épaisse couche fibreuse qui comble le trou déchiré il se porte en avant vers l'orifice postérieur du canal vidien ; il chemine dans ce canal situé entre les deux racines de l'apophyse ptérygoïde au-dessous des racines de la grande aile du sphénoïde et débouche par un orifice arrondi dans l'arrière-fond de la fosse ptérygo-maxillaire, orifice situé au-dessous et en dedans du trou grand rond. Dans ce trajet le nerf est accolé à l'artère vidienne située en général sur un plan inférieur; située en dehors du nerf à la partie antérieure elle est le plus souvent interne par rapport à lui à la partie postérieure du canal. Le nerf vidien se termine en se jetant sur le sommet du ganglion sphéno-palatin plus ou moins engagé dans la lumière du canal (Poirier).

Constitution du grand nerf pétreux superficiel. — 1° Des fibres nées du ganglion géniculé (D'après Yagita, ces fibres viendraient des cellules situées près du sommet du ganglion) ; 2° Des fibres allant directement de l'intermédiaire au grand pétreux en passant au travers du ganglion géniculé, Weigner a montré leur existence par la méthode de Weigert ; 3° Des fibres venues du maxillaire supérieur et allant au ganglion géniculé en passant par le ganglion de Meckel (Yagita a vu qu'après section du grand pétreux superficiel, il y a dégénérescence de certaines cellules disséminées dans toute l'étendue du ganglion de Gasser). Certaines de ces fibres venues du trijumeau ne s'arrêteraient pas au ganglion géniculé mais descendraient dans le tronc du facial dans la direction du trou stylo-mastoïdien, les unes s'engageant dans la corde, d'autres continuant leur trajet vers la périphérie du nerf ; 4° Des fibres nées de cellules existant dans l'intérieur du nerf lui-même ; 5° Des fibres venant de la corde et gagnant directement le grand pétreux au travers du ganglion géniculé ; 6° Pour certains auteurs des fibres secrétoires de la glande lacrymale, elles passent dans le ganglion sphéno-palatin et se portent de là vers la glande par le maxillaire supérieur et le rameau orbitaire. Weigner a montré que si on suit le facial de son origine apparente jusqu'au conduit auditif interne on ne trouve jamais à son intérieur de cellules ganglionnaires ; par contre, à partir du ganglion géniculé en se portant vers la périphérie on rencontre souvent des cellules, elles appartiennent à l'intermédiaire, elles permettent de suivre le trajet des fibres de l'intermédiaire ; 7° Des fibres motrices centrifuges qui ont pénétré dans le nerf les unes juste en avant du ganglion les autres au travers du ganglion. Yagita qui a étudié ces fibres motrices par la méthode de Nissl considère qu'elles ne dépassent pas le ganglion sphéno-palatin ; le grand pétreux superficiel, c'est-à-dire le facial, aurait une action sur le voile par l'intermédiaire du sympathique.

Dixon a vu que chez les poissons et les amphibiens il existe une branche du facial se distribuant au palais. Le nerf palatin, par ses rapports et ses connexions représente évidemment dans les formes inférieures le grand nerf pétreux superficiel de l'homme mais c'est un nerf purement sensitif.

3° *Le petit nerf pétreux superficiel* (Fig. 59), naît du ganglion géniculé en dehors du grand nerf pétreux superficiel tout à côté de lui et de la même façon, il donne un filet collatéral à la muqueuse de la caisse, puis il se porte en avant presque parallèlement au grand pétreux superficiel dans un canal creusé également dans l'épaisseur de la racine d'implantation du tegmen tympani; il débouche sur la face endocranienne antérieure du rocher par un des hiatus accessoires situé au-dessous de l'hiatus de Fallope. Le nerf chemine sous la dure-mère à côté du petit nerf pétreux profond branche du nerf de Jacobson ; ils passent tous deux sous le nerf maxillaire inférieur dont ils sont séparés par la dure-mère. Le petit nerf pétreux superficiel fusionné avec le petit nerf pétreux profond ou simplement accolé à lui, sort du crâne soit au travers de la suture sphéno-temporale soit au travers d'un petit orifice situé en dedans du trou ovale, le trou de Vésale. Cet orifice représente l'ouverture supérieure d'un petit canal, canal innominé d'Arnold, qui se porte obliquement en bas et en avant et débouche à la base du crâne dans la région interptérygoïdienne en dehors et en arrière de la fossette scaphoïde. Le petit nerf pétreux superficiel se jette presque immédiatement sur le pôle postérieur du ganglion otique ; quand le petit nerf pétreux profond n'est pas fusionné avec lui il se jette dans le ganglion immédiatement au-dessous de lui. Les deux nerfs constituent la racine longue du ganglion (Arnold).

Le trou de Vésale peut être double. D'après les recherches de Poirier portant sur 50 crânes le trou manquait vingt fois des deux côtés, douze fois il existait des deux côtés, sept fois il n'existait qu'à gauche et onze fois à droite. Trolard le désigne sous le nom de canal sus-ptérygoïdien. Il peut livrer passage à une veine émissaire du sinus caverneux. — Cruveilhier a vu un petit ganglion sur le trajet du nerf.

4° *Le nerf du muscle de l'étrier* naît de la face interne (Weigner) de la portion verticale du facial, il se porte en haut et en avant cheminant dans l'épaisseur de la lame arquée prémastoïdienne, et pénètre dans le canal de la pyramide, il pénètre dans l'épaisseur du muscle au niveau de sa moitié postérieure.

Weigner conclut de l'examen de 50 pièces que le nerf du muscle de l'étrier contient des fibres ayant le caractère des fibres de l'intermédiaire : à son origine il présenterait un petit ganglion dont les cellules sont identiques à celles du ganglion géniculé, et n'ont pas le caractère des cellules sympathiques. Dans le nerf du muscle de l'étrier il y aurait : 1° des fibres nées du ganglion situé au niveau de son origine ; 2° probablement des fibres périphériques du ganglion géniculé ; 3° des fibres du facial.

5° *Une anastomose avec le pneumogastrique* (Fig. 61). — Signalée par Arnold (rameau de la fosse jugulaire de Cruveilhier) cette anastomose suivie à partir du pneumogastrique s'engage dans la fosse jugulaire traçant un fin sillon dans sa paroi antérieure en avant du golfe de la veine, elle sort de la fosse par un pertuis l'ostium introïtus qui la mène dans le canal de Fallope. Sappey décrit cette anastomose comme formée de deux filets accolés, l'un allant du pneumogastrique au facial, l'autre du facial au pneumogastrique.

L'anastomose entre facial et pneumogastrique peut manquer et être remplacée par une anastomose entre facial et glosso-pharyngien. — Parfois il n'y a pas trace d'anastomose (Voigt, Bischoff). Frohse admet que dans ces cas les fibres passent par l'anse de Haller. — Arnold a vu le rameau anastomotique naître du pneumogastrique 4 millimètres au-dessous du ganglion jugulaire et gagner le facial par un assez long trajet.

6° *La corde du tympan* (Fig. 62), naît du facial juste au-dessus du trou stylo-mastoïdien (1 millimètre) ou juste au-dessous (Cruveilhier), elle se porte en dehors, en haut, très peu en avant et pénètre accompagnée d'un rameau de l'artère stylo-mastoïdienne dans une partie non soudée de la scissure pétro-tympanique postérieure (Hovelacque et Reinhold) constituant le canal postérieur de la corde. L'orifice antérieur du canal posté-

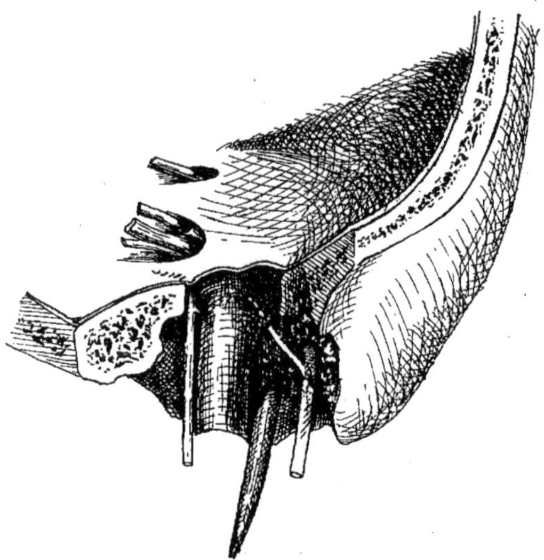

Fig. 61. — Le rameau de la fosse jugulaire, anastomose entre le pneumogastrique et le facial. — La fosse jugulaire est ouverte en arrière. — La veine jugulaire interne est ouverte, le rameau anastomotique est vu par transparence au travers de la paroi antérieure du golfe de la jugulaire. En dehors de la veine l'os est creusé de façon à ouvrir le canal osseux du nerf et la troisième portion du canal de Fallope.

rieur en forme de fente verticale est situé sur la paroi postérieure de la caisse entre le cercle tympanal en dehors, le rocher présentant la pyramide en dedans, la fossette sus-pyramidale de Sappey est au-dessus de l'orifice, la fossette prépyramidale de Grivot est en dedans de lui, entre lui et la pyramide. (Voyez la troisième portion du facial intra-pétreux). La corde traverse la caisse du tympan, elle pénètre au niveau du tiers moyen de la face postérieure, sur une horizontale passant un millimètre au-dessous de l'ombilic du tympan (Hamon du Fougeray); elle sort à la partie supérieure et externe de la face antérieure décrivant une courbe d'ensemble à concavité inférieure et antérieure le long de la paroi externe et passant en dedans du col du marteau.

En réalité la corde est sinueuse et décrit trois courbes. Une première courbure à concavité inférieure et interne étendue jusqu'au col du marteau, une deuxième courbure de très court rayon à concavité externe embrasse la face interne du col du marteau, une troisième courbure à concavité inférieure et interne entre le col du marteau et l'orifice de sortie.

Dans la caisse la corde toujours accompagnée du rameau stylo-mastoïdien est d'abord comprise dans l'épaisseur du repli tympano-malléolaire postérieur simple mésomuqueux ; elle laisse en dedans d'elle la longue

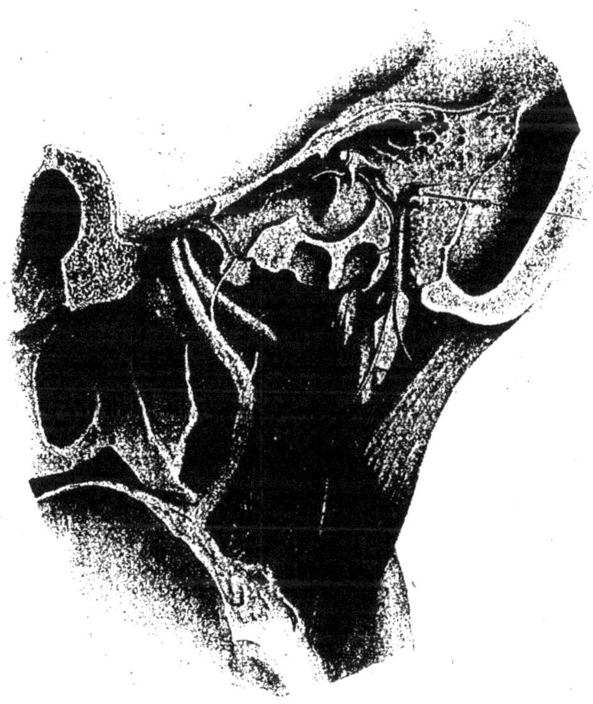

Fig. 62. — Face externe de la caisse du tympan, de l'antre et de la trompe d'Eustache. — En haut et à gauche le corps du sphénoïde (creusé du sinus sphénoïdal), prolongé par la grande aile au-dessous de laquelle on voit apparaître le nerf lingual et le nerf dentaire inférieur. — L'épine du sphénoïde est très proéminente ici ; elle est appliquée en partie sur la face externe de l'apophyse tubaire du tympanal et masquée par elle ; la corde du tympan croise obliquement la face interne de l'épine, semblant émerger d'une fente tympano-sphénoïdale. — Le *tegmen tympani* est coupé suivant l'axe du rocher : à droite (portion non bifurquée) il est creusé de petites cellules et forme le toit de l'antre et de la caisse du tympan ; à gauche (portion bifurquée) le segment horizontal compact forme le toit de la trompe osseuse ; au-dessous de lui, on voit la face interne du prolongement inférieur du *tegmen tympani* qui tombe rugueuse jusqu'au bord supérieur de l'apophyse tubaire du tympanal ; cette apophyse est excavée en gouttière dans le sens de la longueur. — Au-dessous de la membrane du tympan on voit la fine scissure tympano-pétreuse inférieure (le rocher avec le début du canal carotidien et la fosse jugulaire est en coupe). La scissure vient se perdre en arrière au niveau de la commissure inférieure de l'orifice antérieur du canal postérieur de la corde. — Le nerf facial est récliné en arrière par une érigne. Sur cette pièce la corde naît haut, au-dessus du trou stylo-mastoïdien, au-dessous d'elle on voit le rameau anastomotique du pneumogastrique sortant de la fosse jugulaire. — La corde après avoir croisé le col du marteau au-dessus du tendon du *tensor tympani* (ici sectionné) glisse dans le *sulcus malleolaris ;* le ligament antérieur du marteau a été supprimé pour donner plus de netteté à la figure. — En avant des muscles styliens (le stylo-pharyngien est sectionné) le prolongement pharyngien de la parotide est au-dessus du ptérygoïdien interne vu en coupe (d'après Hovelacque et Reinhold).

apophyse ou apophyse descendante de l'enclume. Au niveau du col du marteau la corde chemine entre la muqueuse en dedans le col en dehors passant juste au-dessus de l'insertion du tendon du muscle interne du marteau et adhérent à ce tendon (Hovelacque et Reinhold) plus près par conséquent que ne le disent les classiques. En avant du marteau la corde est comprise dans l'épaisseur du repli tympano-malléolaire antérieur, elle est là accompagnée d'un rameau de l'artère tympanique et de la longue apophyse du marteau prolongée par le ligament antérieur du marteau.

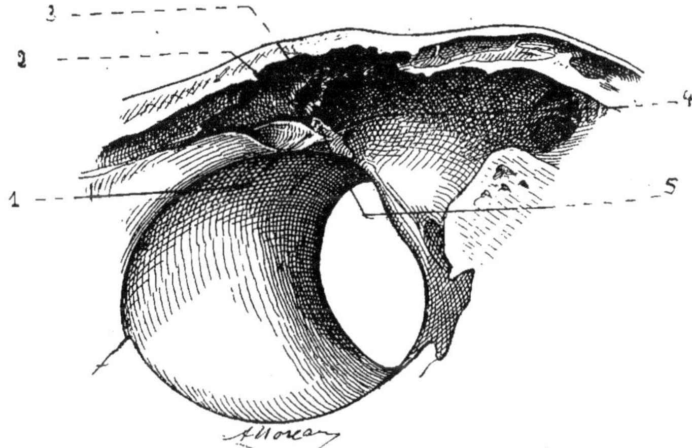

Fig. 63. — Les parois externe et antérieure de l'attique vues de la cavité de la caisse, et le carrefour des trois scissures. — La portion horizontale du *tegmen tympani* est coupée dans le sens de la longueur. La partie postérieure de cette portion (segment non bifurqué du tegmen) est creusée de cellules et surplombe l'*aditus ad antrum* et le mur de la logette. La partie antérieure (segment non bifurqué du tegmen) est lisse et compacte, elle surplombe le prolongement inférieur du tegmen dont on voit la face interne et la base excavée. — 1. L'épine tympanique postérieure prolongeant en arrière la *crista-spinarum*, en dedans de la *crista-spinarum*, le *sulcus malleolaris*. — 2. La scissure pétro-tympanale. — 3. La scissure pétro-squameuse. — 4. La scissure tympano-squameuse. — 5. La corde tympanale (d'après Hovelacque et Reinhold).

Le ligament d'abord arrondi est situé comme la longue apophyse en dehors de la corde et sur le même plan horizontal, à la partie antérieure il s'étale en éventail embrassant la face externe et la face inférieure de la corde. En avant de la membrane du tympan la corde et le ligament glissent dans un sillon osseux le *sulcus malléolaris* creusé sur le bord interne de la corne tympanale antérieure. Il est classique de dire que la corde sort de la caisse du tympan par un canal spécial le canal d'Huguier qui chemine entre la scissure de Glaser et la trompe d'Eustache, en réalité la corde s'engage dans la scissure pétro-tympanique antérieure qu'elle suit dans le sens de la longueur (Hovelacque et Reinhold). L'orifice profond du canal antérieur de la corde (orifice de sortie de la caisse) est situé à la partie supéro-externe de la paroi antérieure de la caisse, limité en haut par le bord inférieur de la base du prolongement inférieur du tegmen tympani, limité en pas par le sulcus malléolaris; une crête pétreuse le divise en deux orifices secondaires, un interne où passent la corde et quelques fibres du ligament du marteau, un externe où passent la partie principale du ligament et l'artère tympanique (Fig. 63). Sortie de la caisse la corde glisse dans la scissure pétro-tympanique antérieure limitée en bas par le bord supérieur de l'apophyse tubaire du tympanal, en haut par la face inféro-interne du prolongement inférieur du tegmen tympani. Dans ce trajet la corde répond *en dedans* à la trompe osseuse, le canal du muscle du marteau est également en dedans mais immédiatement sus-jacent, *en dehors* elle répond à la cavité glénoïde. La corde sort de la scissure pétro-tympanique en un point un peu variable, généralement très en avant tout contre l'épine du sphénoïde, sur la face interne de laquelle elle s'applique y déterminant souvent une légère gouttière oblique en bas en avant; l'aponévrose interptérygoïdienne s'insère à la base de l'épine du sphénoïde elle recouvre la corde en dedans. Quittant le contact de l'épine du sphénoïde la corde est située dans la région interptérygoïdienne entre l'aponévrose interptérygoïdienne en dedans, l'aponévrose ptérygo-temporo-maxillaire en dehors, dans cette région oblique en bas en avant elle croise la partie toute supérieure de la face interne de l'artère méningée moyenne, puis la face interne du dentaire inférieur entouré de son atmosphère cellulo-adipeuse et accompagnée de l'artère petite méningée, elle aborde enfin le bord postérieur du nerf lingual sur lequel elle se jette à angle aigu.

Il est classique de dire que la corde du tympan ne donne pas de collatérales ; dans la moitié des cas cependant il existe une branche assez volumineuse naissant au niveau de l'épine du sphénoïde, elle glisse dans un dédoublement de l'aponévrose interptérygoïdienne et apparaît à sa face profonde se divisant alors en un pinceau de rameaux terminaux qui gagnent la portion cartilagineuse de la trompe (Hovelacque et Reinhold).

Variations de la corde du tympan. — Quatre fois sur trente-huit, Hovelacque et Reinhold ont vu la corde divisée en deux troncs sur une partie de son trajet. La division commençait dans la scissure pétro-tympanique antérieure, les deux branches cheminant dans des canaux distincts sortaient isolément de la scissure, elles ne se réunissaient que très bas dans la région ptérygoïdienne. — Dans un cas de Duchenne de Boulogne, la corde longeait le nerf lingual en restant indépendante ; de même dans un cas de Faesebeck où la corde après avoir envoyé deux filets au lingual allait prendre part à la constitution du ganglion sub-lingual. — Embleton sur une pièce a vu la corde se jeter sur le dentaire inférieur puis abandonner ce nerf quelques millimètres avant l'entrée dans le canal osseux pour se diviser en branches se rendant aux glandes sous-maxillaire et sublinguale après avoir donné une anastomose au nerf lingual. — D'après Daniel Mollière, la corde donne quelquefois une forte anastomose au dentaire inférieur. — Calori a vu la corde unie au tronc du facial par une anastomose horizontale partant de la moitié de la hauteur de la portion verticale du facial et rejoignant la corde entre le marteau et l'enclume. — Dans un cas de Garibaldi, la corde pendant son trajet entre les deux ptérygoïdiens donnait des fibres au ptérygoïdien interne. Rousset a vu une fois la corde recevoir deux filets anastomiques provenant d'une volumineuse masse nerveuse accolée au tronc du maxillaire inférieur et qui représentait peut-être le ganglion otique. Un de ces filets avait un trajet intra-pétreux et abordait la corde au niveau du col du marteau. Lake a publié une anomalie bilatérale, la corde ayant une direction inaccoutumée au niveau de la membrane du tympan.

Constitution de la corde. — Weigner a montré que la corde s'applique à la face dorsale du lingual, les fibres des deux nerfs ne sont pas mêlées mais accolées, on peut les reconnaître à leurs caractères histologiques, les fibres de la corde vont partie à la muqueuse linguale, partie au ganglion sous-maxillaire. Les fibres venues du ganglion géniculé présentent souvent des cellules sur leur trajet. On peut les suivre tout d'abord dans le tronc du facial où elles sont superficielles et à la face ventrale du nerf, puis dans la corde elle-même. WEIGNER a trouvé des groupes de cellules *a*) entre le ganglion géniculé et le point où la corde quitte le facial ; *b*) au point où la corde quitte le facial ; *c*) entre la longue branche de l'enclume et le manche du marteau. La corde contient : 1° des fibres périphériques appartenant au ganglion géniculé ; 2° des fibres centrales et périphériques nées des cellules contenues dans le nerf lui-même; 3° des fibres d'origine inconnue; 4° des fibres venues directement du grand pétreux superficiel (Voyez également PENZO).

B. *Branches extra-pétreuses.* — 1° *Le rameau anastomotique avec le glosso-pharyngien* décrit sous le nom d'*anse de Haller* est très loin d'être constant. *Lorsqu'il existe il est très grêle* il se porte en avant et en dedans, en arrière de la styloïde passe en avant de la jugulaire interne et à son contact et laissant le pneumogastrique sur un plan postérieur va se jeter sur le pôle inférieur du ganglion d'Andersh. (*Pour la valeur de l'anse de Haller voyez le rameau lingual du facial.*)

HIRSCHFELD, SAPPEY, ont vu le rameau anastomotique du glosso-pharyngien naître au-dessus du trou stylo-mastoïdien et sortir du crâne par cet orifice. BEAUNIS et BOUCHARD l'ont vu sortir par un canalicule spécial.

2° *Le rameau sensitif du conduit auditif externe* (Fig. 64), naît *hors du crâne*, parfois très peu au-dessous du trou stylo-mastoïdien, parfois à 3 ou 4 millimètres de lui. Dès son origine il se porte en dehors et très légèrement en arrière, contourne le bord antérieur de la mastoïde juste au-dessous du conduit auditif osseux, puis devenant ascendant dans le sillon tympano-mastoïdien il se divise en deux ou trois filets qui perforent la paroi postérieure du conduit auditif cartilagineux en un point essentiellement variable, le plus souvent bas, au niveau du bord inférieur du muscle auriculaire postérieur, parfois beaucoup plus bas, presque à l'union de la paroi inférieure et de la paroi postérieure du conduit, rarement plus haut, au-dessus du muscle auriculaire postérieur. Dans sa portion ascendante le nerf croise l'artère auriculaire postérieure ; les rapports qu'il affecte avec cette artère ne nous ont pas paru aussi fixes que ceux que lui assigne CUNEO, tantôt le nerf croise la face externe de l'artère, tantôt il croise sa face interne.

Le rameau sensitif du conduit auditif externe peut envoyer quelques filets collatéraux à la face profonde du pavillon de l'oreille et à la peau de la région mastoïdienne, il peut même fournir l'innervation du muscle auriculaire postérieur. (*Voyez les notes qui suivent la description du rameau auriculaire postérieur.*)

Le territoire cutané des branches terminales du rameau sensitif du conduit auditif externe est assez vaste. Il s'étend à une partie du tympan, aux parois du conduit auditif externe, au méat auditif, à la conque, au tragus, à l'antitragus, à l'anthélix, à la fosse de l'anthélix et au lobule. C'est là la zone de RAMSAY-HUNT.

Le territoire ainsi limité est plus étendu que celui indiqué par SHERRINGTON après expérimentation chez le singe. Pour SHERRINGTON ce territoire ne comprendrait que la conque, le sommet de l'antitragus, une partie de l'anthélix et la fosse de l'anthélix.

Le rameau sensitif du conduit auditif externe encore désigné sous le nom de *rameau auriculaire du pneumogastrique* (ARNOLD), *rameau anastomotique du pneumogastrique* a été très longtemps regardé comme appartenant au pneumogastrique. Les auteurs admettaient que les fibres venues par le rameau de la fosse jugulaire s'accolaient seulement au facial et s'en détachaient ensuite pour fournir le rameau sensitif du conduit auditif externe. Les recherches histologiques de WEIGNER, les études de RAMSAY-HUNT, de SOUQUES, de DÉJERINE, TINEL et HEUYER sur le zona géniculé ont montré que le rameau sensitif du conduit auditif externe appartient à l'intermédiaire de WRISBERG.

GRAY qui admet l'opinion classique sur le nerf d'ARNOLD décrit un certain nombre de variétés dans son trajet. — BETCHOV étudie le développement du nerf sur l'embryon de porc et revient à la description classique. Le rameau auriculaire serait une branche du pneumogastrique, il ne contracterait avec le facial que des rapports de contiguité s'appliquant transversalement sur son bord postérieur avant de gagner la paroi postérieure du conduit auditif.

3° *Le rameau auriculaire postérieur* (*auriculo-occipital* de CRUVEILHIER) gros comme une collatérale des doigts au niveau de la première phalange (FRITEAU) naît de la face externe du facial peu au-dessous du filet précédent.

SABATIER, CRUVEILHIER, SAPPEY l'ont vu naître dans le canal de Fallope.

Le nerf se porte en dehors vers le bord antérieur de la mastoïde en passant en avant du ventre postérieur du digastrique, puis il monte sur la face externe de la mastoïde près de son bord antérieur ; il croise l'artère auriculaire postérieure passant le plus souvent à sa face profonde, parfois cependant à sa face superficielle, il peut même lui former une boutonnière (FRITEAU). La portion terminale du nerf est particulièrement variable ; souvent il chemine presque horizontalement sur la face externe de la mastoïde près de sa base à 10 ou 12 millimètres au moins de la pointe, adhérent à la très forte aponévrose du sterno-cléido-mastoïdien immédiatement sous-jacente ; le rameau auriculaire postérieur de la branche auriculaire du plexus cervical est plus superficiel, croise sa direction et lui envoie une anastomose. Tout de suite après, le rameau auriculaire postérieur se divise en deux branches terminales. *Une branche ascendante* glisse à la face profonde du muscle auriculaire postérieur donnant des filets qui abordent la face profonde du muscle soit immédiatement soit par un trajet rétrograde qui les mène vers son tiers postérieur, puis le nerf va se perdre dans le muscle auriculaire supérieur. Chemin faisant cette branche ascendante donne des collatérales cutanées (signalées par SABATIER), les unes antérieures grêles vont à la face postérieure du pavillon de l'oreille, d'autres volumineuses, postérieures, aux téguments de la région mastoïdienne. (TRUFFERT cité par PIERRE a déjà vu une fois le rameau auriculaire donner un filet au pavillon, filet qui perforait le cartilage en se divisant en trois ou quatre ramuscules. *Une branche horizontale ou postérieure* plus grosse que la précédente suit rigoureusement la ligne courbe occipitale supérieure donnant quelques filets au muscle occipital, une anastomose au grand nerf occipital d'ARNOLD et comme l'a montré BOYER un certain nombre de filets cutanés. Nous avons presque toujours vu que ces filets se distribuent à toute la région mastoïdienne et à la partie inférieure de la région pariétale.

VARIATIONS DU RAMEAU SENSITIF DU CONDUIT AUDITIF EXTERNE ET DU RAMEAU AURICULAIRE POSTÉRIEUR DU FACIAL. — L'examen d'une vingtaine de pièces (Voyez HOVELACQUE et ROUSSET) nous a montré l'extrême variabilité de ces deux filets. Il est possible de dire : 1° que lorsque les deux nerfs existent ils naissent tous les deux *hors du rocher*, parfois juste au-dessous du trou stylo-mastoïdien, parfois à 3 ou 4 millimètres de lui. Le rameau sensitif du conduit auditif externe peut, bien qu'exceptionnellement naître en avant du rameau auriculaire postérieur ; 2° Il peut n'exister qu'un seul nerf ; 3° Il peut exister trois nerfs, le nerf auriculaire postérieur étant dès son origine formé de deux branches, disposition déjà signalée par SCHLEMM (cité par CUNÉO); 4° *Les deux nerfs possèdent des fibres sensitives* ; 5° Le mode de ramification des nerfs, leur mode de terminaison et leurs anastomoses sont très variables. — Au milieu de dispositions essentiellement dissemblables il est possible de dégager trois types schématiques principaux. *Dans un premier type*, la disposition est celle que nous avons indiquée plus haut réserve faite pour la possibilité du fusionnement des troncs. *Dans un deuxième type* la branche auriculaire postérieure est uniquement sensitive occupant le même territoire que dans le type précédent. Le rameau sensitif du conduit auditif externe avant que de perforer le cartilage fournit les filets musculaires des deux muscles auriculaires et parfois du transverse de la nuque ; il peut également fournir des collatérales cutanées comme dans le type précédent. *Dans un troisième type* il n'existe qu'un seul nerf il chemine dans le sillon tympano-mastoïdien, il représente donc à première vue le rameau sensitif du conduit auditif externe, mais à sa partie supérieure il passe à la face profonde des muscles auriculaires, les innerve et ne perfore que très haut la paroi cartilagineuse du conduit, dans son trajet il a donné des rameaux cutanés pour les territoires énumérés plus haut.

LES ANASTOMOSES DU RAMEAU SENSITIF ET DU RAMEAU AURICULAIRE POSTÉRIEUR. — Les filets cutanés des deux nerfs s'anastomosent souvent entre eux. D'une façon presque constante, le rameau auriculaire postérieur s'anastomose avec le rameau auriculaire postérieur de la branche auriculaire du plexus cervical, cette anastomose se fait soit au niveau du tronc du nerf, soit au niveau d'une de ses branches terminales, le plus souvent au niveau de la branche antérieure ascendante. Dans le premier cas, le plus rare, l'anastomose est basse, elle se fait au niveau du bord antérieur de la mastoïde entre le rameau auriculaire postérieur lui-même et un filet du plexus qui longe le bord antérieur du sterno-cléido-mastoïdien, dans certains cas très rares du reste l'anastomose se fait tout contre le tronc du facial dès l'origine du rameau auriculaire. Dans le deuxième cas, le plus fréquent, l'anastomose est haute et se fait entre un filet du plexus passant superficiellement par rapport au muscle auriculaire postérieur et la branche verticale du rameau auriculaire postérieur, cette anastomose se fait soit au-dessus du muscle, soit au travers de lui. BARBARIN a vu une double anastomose, un filet du plexus cervical gagnant le tronc du rameau auriculaire du facial, un autre filet gagnant la branche ascendante. Parfois, il n'existe pas d'anastomose entre le plexus cervical et le rameau auriculaire postérieur, mais une anastomose entre le plexus cervical et le rameau sensitif du conduit auditif externe.

Il existe toujours une anastomose au moins avec le grand nerf occipital d'ARNOLD, mais cette anastomose est fort variable. L'anastomose peut se faire par l'intermédiaire de très fins filets prêts à s'épuiser dans la peau, elle est alors multiple, elle peut se faire au contraire entre deux troncs encore assez volumineux elle est alors souvent simple.

Nous avons vu des filets du grand nerf occipital d'ARNOLD gagner les téguments de la face profonde du pavillon (HOVELACQUE et ROUSSET).

4° *Les rameaux du stylo-hyoïdien et du ventre postérieur du digastrique* naissent le plus souvent d'un tronc commun, mais il n'est pas rare de les voir naître isolément. Le tronc commun naît un centimètre environ au-dessous du trou stylo-mastoïdien et se divise après un trajet de un centimètre tout au plus. *Le nerf du stylo-hyoïdien* est plus antérieur, plus grêle, il se porte en bas en avant s'applique sur la face externe du muscle et le pénètre très bas généralement au niveau de son tiers inférieur. *Le nerf du ventre postérieur du digastrique* se porte en bas en arrière en dehors et pénètre le muscle par son bord antérieur généralement dans son tiers supérieur passant en dehors des lames aponévrotiques qui existent encore à ce niveau sur la face interne du muscle.

Variations. — Poirier et Baumgartner signalent l'origine intraparotidienne du tronc commun. Meckel décrit un rameau collatéral du nerf du ventre postérieur du digastrique allant s'épanouir autour de la carotide externe, l'existence de ce nerf n'est pas rare. Sabatier a vu plusieurs fois un filet né du nerf du digastrique allant se jeter sur la face externe du sterno-cléido-mastoïdien descendant jusqu'à la partie moyenne du muscle. Friteau relate un cas semblable. Kumaris a vu un tel rameau, mais pénétrant dans la face profonde du muscle, il le considère comme formé de fibres du spinal ou du plexus cervical ayant emprunté le trajet du facial. Meckel a décrit l'existence possible d'un filet né du nerf du ventre postérieur du digastrique remontant contre la jugulaire interne pour aller s'anastomoser avec le pneumogastrique. Friteau rapporte un cas semblable.

5° *Le rameau lingual du facial* (Hirschfeld) ou *rameau des muscles stylo-glosse et glosso-staphylin* (Sappey) est bien loin d'être constant. Sur quelques sujets il existe un filet très grêle naissant soit à la base du crâne soit dans les derniers millimètres du canal de Fallope s'en échappant par un conduit spécial, il se porte vers la base de la langue et le voile du palais. Ce filet contourne la styloïde longe le côté externe du muscle stylo-pharyngien envoyant dans son épaisseur des filets qui vont s'anastomoser avec le glosso-pharyngien. Il s'insinue entre le pilier antérieur et le pilier postérieur du voile *sous* l'amygdale (Hirschfeld) ou en avant d'elle (Sappey), s'anastomosant de nouveau avec le glosso-pharyngien il se distribue aux fibres du stylo-glosse et du glosso-staphylin ainsi qu'à la muqueuse du dos de la langue (Sappey).

D'après Sappey, l'existence de ce filet aurait été signalée par P. Bérard en 1835, Cruveilhier ne le regarde pas comme rare, Richet en fait mention en 1841, son élève Gros le considère comme à peu près constant, Hirschfeld en 1850, le décrit avec soin et lui donne le nom de rameau lingual du facial. Un certain nombre de cas certains ont été publiés (Testut, Eltrich, Godard). Cruveilhier explique clairement la valeur de ce rameau et les rapports qui existent entre les diverses anastomoses échangées par le facial et le glosso-pharyngien. Tantôt l'anastomose se détache du facial juste au-dessous du trou stylo-mastoïdien et atteint le glosso-pharyngien à la hauteur du ganglion d'Andersh, c'est l'anse de Haller, tantôt le filet du facial ne rejoint pas le tronc du glosso-pharyngien, mais une de ses branches après avoir décrit une très grande anse à concavité supérieure, passant derrière la styloïde et le digastrique qu'elle traverse quelquefois. « Le rameau anastomotique très variable pour le volume que le nerf facial envoie au glosso-pharyngien me paraît être le vestige d'un rameau considérable du facial que j'ai vu remplacer en partie le glosso-pharyngien et se rendre directement sans anastomose à la base de la langue et au voile du palais. » (Cruveilhier). Cette description concorde avec les faits récemment rapportés : dans les cas d'existence du rameau lingual il n'y avait pas d'anse de Haller.

Branches terminales du facial (Fig. 64). — Le tronc du facial se divise en deux branches terminales, une supérieure une inférieure à l'intérieur de la parotide. Très fréquemment cette division se fait au moment où le nerf croise la veine jugulaire externe. Des deux branches la supérieure, temporo-faciale est volumineuse, l'inférieure, cervico-faciale est grêle, elles se séparent l'une de l'autre à angle obtus.

La division à angle obtus provient du grand développement du maxillaire inférieur,

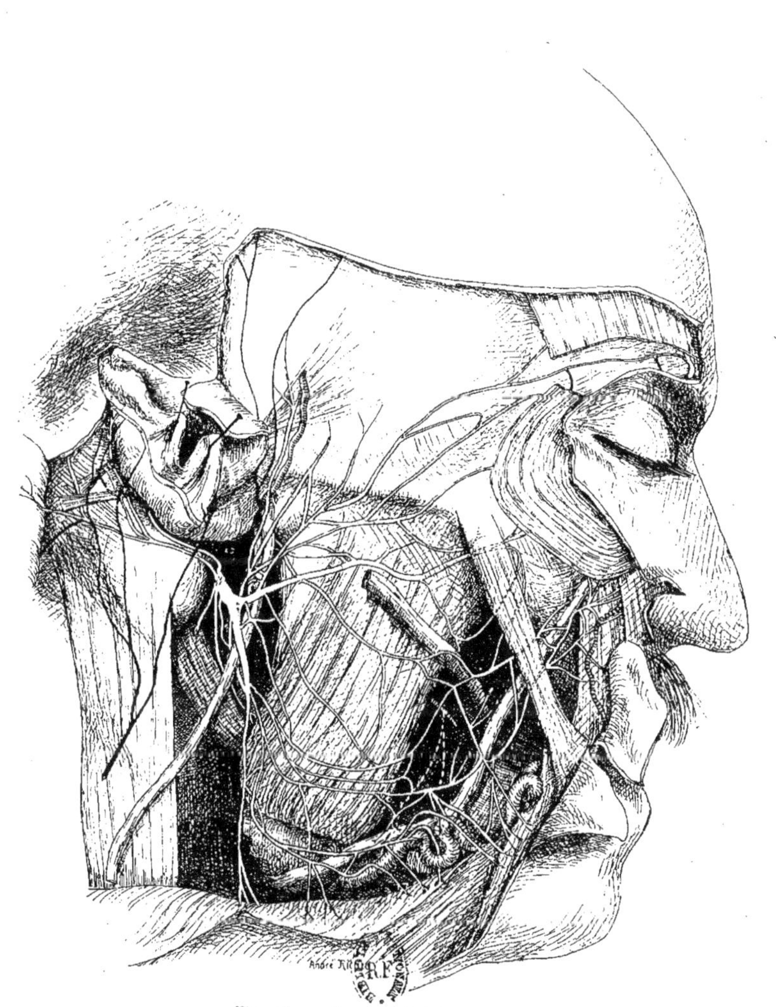

Fig. 64 — Le nerf facial extra-pétreux.

chez le fœtus et chez le tout jeune enfant la division se fait à angle aigu. Bockenheimer attire l'attention sur le fait que l'angle obtus est moins marqué chez les dolicocéphales que chez les brachycéphales.

Branche temporo-faciale. — Volumineuse elle se porte en haut en avant dans l'épaisseur de la parotide ; d'après les classiques elle atteint le col du condyle après un trajet de un centimètre tout au plus et se divise en ses branches terminales au contact du col. En réalité bien plus souvent la branche temporo-faciale se divise en arrière de l'os maxillaire inférieur, ses branches supérieures seules atteignent le col du condyle, ses branches inférieures passent beaucoup plus bas croisant le bord postérieur de la branche montante peu au-dessus de sa partie moyenne. Zipfel sur six sujets a constaté que les filets supérieurs, juste en avant de l'oreille, étaient distants du zygoma de 18 millimètres en moyenne (chiffres extrêmes 17 et 20 millimètres). Avant sa division la branche temporo-faciale s'est anastomosée avec l'auriculo-temporal (Voyez les notes). Le mode de division de la branche temporo-faciale est très variable, sur certains sujets les trois, quatre ou cinq rameaux terminaux divergent et se divisent sans contracter aucune anastomose, sur d'autres sujets, au contraire, ces rameaux s'anastomosent formant un plexus (*Patte d'oie de* Valentin, *grand plexus parotidien de* Henle, *plexus sous-parotidien de* Sappey), ce plexus est soit intra-parotidien, soit sous-parotidien et donne naissance aux branches terminales.

a) Rameaux temporaux. — Au nombre de deux en général ils croisent le zygoma un demi-centimètre ou un centimètre en avant du tragus; le filet postérieur s'engage à la face profonde du muscle auriculaire antérieur et lui abandonne un ou deux filets; puis donne quelques filets cutanés et va s'anastomoser avec la partie terminale ascendante de l'auriculo-temporal. Le filet antérieur lorsqu'il existe s'engage sous le muscle frontal antérieur donnant plusieurs filets à sa face profonde.

b) Rameaux frontaux. — Au nombre de deux sur presque tous les sujets ils croisent la partie moyenne de l'arcade zygomatique et atteignent le muscle orbiculaire cheminant presque transversalement à la face profonde du muscle au-dessus du rebord orbitaire. Ils abandonnent quelques filets à l'orbiculaire, ils peuvent en abandonner un au muscle frontal et ils se terminent en s'anastomosant avec le nerf sus-orbitaire. Les rameaux frontaux donnent également quelques filets cutanés et peuvent s'anastomoser avec le temporo-malaire.

c) Rameaux palpébraux. — Ces rameaux croisent le zygoma très en avant en général vers le point d'origine du muscle grand zygomatique et se portent vers l'orbiculaire, on peut les diviser en rameaux palpébraux supérieurs et rameaux palpébraux inférieurs. Sous le muscle les nerfs s'anastomosent entre eux formant un plexus partie sous-musculaire, partie intra-musculaire.

d) Rameaux sous-orbitaires (Fig. 33). — Au nombre de deux très volumineux (Sabatier 1792) ils se dirigent presque directement en avant sus-jacents au canal de Sténon, ils se divisent en filets terminaux un peu avant que d'atteindre le bord antérieur du masséter, dans cette région plusieurs filets croisent le canal de Sténon soit sur sa face superficielle, soit sur sa face profonde (Joncourt). Continuant leur trajet les filets passent sous les muscles grand et petit zygomatique, abandonnant des ramuscules, à la moitié supérieure de ces muscles, et viennent se terminer par de nombreuses branches en avant du muscle canin, à la face profonde de l'élévateur commun de la lèvre supérieure et de l'aile du nez et de l'élévateur propre de la lèvre supérieure abandonnant des filets à ces trois muscles ainsi qu'au transverse et au myrtiforme. A leur partie terminale les filets sous-orbitaires du facial sont au contact du plexus sous-orbitaire formé par l'épanouissement du maxillaire supérieur, la terminaison des deux nerfs est placée au milieu d'un tissu graisseux très abondant, très mobile et difficile à enlever grâce à la présence de mailles celluleuses. Il est classique de décrire à ce niveau de riches anastomoses, Frohse ne voit là qu'une intrication de fibres.

e) Rameaux buccaux supérieurs, souvent au nombre de deux quelquefois représentés par un tronc unique, ils se dégagent du bord antérieur de la parotide au-dessous du canal de Sténon, parfois au-dessus de lui et alors croisent sa face externe ; ils se portent en bas et en avant et se divisent en branches terminales sur la face externe de la boule graisseuse de Bichat; ces branches s'anastomosent avec des branches terminales des rameaux buccaux inférieurs (cervico-facial), formant un plexus d'où partent 4 à 5 filets pour le muscle buccinateur et d'autres filets qui se portant en bas et en avant atteignent la face profonde de l'orbiculaire des lèvres. Du plexus partent deux filets qui contournent le bord antérieur de la boule graisseuse de Bichat et qui vont s'anastomoser avec les rameaux du buccal.

Friteau signale les nombreuses boutonnières nerveuses existant aux points où les branches du facial croisent les vaisseaux de la région.

Branche cervico-faciale. — La branche cervico-faciale est beaucoup moins volumineuse que la temporo-faciale, elle descend dans l'épaisseur de la parotide presque verticalement, très légèrement oblique en bas en avant vers l'angle de la mâchoire, souvent cachée par la branche montante (Bichat). Un peu avant que d'atteindre l'angle elle se divise en ses branches terminales qui perforent la bandelette maxillaire. Dans ce trajet elle reçoit *parfois* une anastomose du rameau auriculaire postérieur de la branche auriculaire du plexus cervical. Les branches terminales naissent en bouquet, dans certains cas elles échangent des anastomoses près de leur origine mais jamais il n'y a un plexus tel qu'on peut en voir un au niveau de la branche temporo-faciale.

a) Rameau buccal inférieur. — Un tronc unique croise l'angle de la mâchoire et chemine sur le tiers inférieur du masséter parallèlement au bord inférieur de la mâchoire, il passe à la face profonde du risorius de

Santorini auquel il donne quelques filets ; au bord antérieur du masséter croisant les vaisseaux faciaux il se divise en de nombreuses branches qui s'anastomosent avec les rameaux buccaux supérieurs formant le plexus d'où partent des filets pour le buccinateur et l'orbiculaire des lèvres ainsi que les anastomoses avec les branches cutanées du buccal.

b) *Rameaux mentonniers* (Fig. 48). — En général au nombre de deux ils longent le bord inférieur du maxillaire cheminant immédiatement au-dessus de lui ou bien ils passent au-dessous de l'angle de la mâchoire et cheminent parallèlement au bord inférieur du maxillaire à près de 1 centimètre au-dessous de lui, donnant quelques rameaux au peaucier ; puis devenant ascendants ils croisent le bord inférieur du maxillaire et s'engagent sous le triangulaire des lèvres qu'ils innervent; ils atteignent le bord postérieur du carré du menton, recouvert par la partie antérieure du triangulaire, et s'engagent à sa face profonde; dans certains cas ils s'appliquent d'abord sur sa face superficielle et le perforent ensuite, passant à sa face profonde pour gagner l'orbiculaire des lèvres. Sous le carré du menton les rameaux mentonniers du facial divisés en de nombreuses branches terminales sont au contact des branches d'épanouissement du dentaire inférieur, les deux nerfs s'anastomosent richement.

D'après FROHSE il n'y aurait pas à proprement parler d'anastomose, il y aurait seulement intrication des filets nerveux

c) *Rameaux cervicaux.* — Ils cheminent dans la région sus-hyoïdienne décrivant des arcades à concavité supérieure, à la face profonde du peaucier qu'ils innervent; quelques fibres prenant une direction descendante atteignent la partie moyenne du muscle. La branche cervicale transverse du plexus cervical chemine dans le plan de l'os hyoïde superficiellement par rapport au peaucier, ses rameaux terminaux supérieurs s'anastomosent parfois avec les rameaux cervicaux du facial.

Certains auteurs décrivent une anse cervicale superficielle, *anse de Langer*, située superficiellement par rapport au peaucier, formée par un rameau ascendant du plexus et un rameau descendant du facial, de cette anse naîtraient des fibres motrices pour le peaucier ; CRUVEILHIER considère qu'il y a là seulement accolement de fibres.

FRITEAU signale l'existence entre les deux branches du facial d'une région dans le territoire de laquelle ne se trouve aucun filet nerveux. Cette région serait limitée *en haut* par un ligne unissant le lobule de l'oreille au quart externe de la lèvre supérieure, *en bas* par une ligne unissant le quart inférieur du bord postérieur de la mâchoire au quart externe de la lèvre inférieure, *en arrière* par une ligne longeant le bord postérieur du maxillaire inférieur. Cet espace sans nerf existe sur certains sujets mais il est loin d'être constant et d'être aussi nettement limité.

Anastomoses du facial. — 1° *Avec la branche ophtalmique*, par les rameaux frontaux de la branche temporo-faciale avec les rameaux frontaux du nerf sus-orbitaire.

2° *Avec le maxillaire supérieur*, a) les rameaux frontaux de la branche temporo-faciale avec le temporo-malaire ; b) les rameaux sous-orbitaires de la branche temporo-faciale avec le nerf sous-orbitaire ; c) le grand pétreux superficiel avec le ganglion sphéno-palatin.

3° *Avec le maxillaire inférieur*, a) la corde se jette sur le lingual ; b) les rameaux mentonniers de la branche cervico-faciale avec le plexus mentonnier du dentaire inférieur ; c) le petit pétreux superficiel gagne le ganglion otique, de là des filets vont à l'auriculo-temporal ; d) 2 ou 3 filets rétro-condyliens vont de la branche temporo-faciale à l'auriculo-temporal ; ces filets sont presque horizontalement dirigés. D'après SABATIER les supérieurs passeraient loin du col, derrière l'artère temporale et les inférieurs près du col devant l'artère temporale. Il n'en est pas toujours ainsi, tous les filets peuvent passer devant l'artère entre elle et l'os, ou bien les supérieurs devant et les inférieurs derrière l'artère. Le filet anastomotique supérieur est généralement situé un centimètre au-dessous de la racine postérieure du zygoma (chiffres extrêmes 9 millimètres et 12 millimètres). De plus les filets anastomotiques ne se terminent pas toujours et tous sur le tronc commun temporo-facial mais certains peuvent gagner une des branches terminales de ce tronc ; e) les rameaux temporaux de la branche temporo-faciale avec les branches terminales de l'auriculo-temporal ; f) les rameaux buccaux des deux branches du facial avec les rameaux cutanés du buccal.

4° *Avec l'auditif*, deux anastomoses dans le conduit auditif interne (ARNOLD) (*Voyez la description du facial dans le conduit auditif interne*).

5° *Avec le glosso-pharyngien*, a) branches collatérales du grand et du petit pétreux superficiels allant au plexus de la muqueuse de la caisse, avec des filets des pétreux profonds dans l'épaisseur de la muqueuse ; b) grand pétreux superficiel et grand pétreux profond allant former le nerf vidien ; c) petit pétreux superficiel et petit pétreux profond ; d) Anse de Haller lorsqu'elle existe ; e) rameau lingual du facial lorsqu'il existe ; f) parfois le rameau sensitif du conduit auditif externe ne va pas au pneumogastrique mais au glosso-pharyngien.

6° *Avec le pneumogastrique* par le rameau sensitif du conduit auditif externe.

7° *Avec le sympathique*, un filet du plexus péricarotidien contribue à former le nerf vidien.

8° *Avec le grand nerf occipital* par les branches terminales du rameau auriculaire postérieur du facial.

9° *Avec le plexus cervical*, a) le rameau auriculaire postérieur de la branche auriculaire du plexus cervical avec le rameau auriculaire postérieur du facial ; b) parfois la même branche du plexus cervical avec la branche cervico-faciale du facial ; c) les rameaux cervicaux de la branche cervico-faciale avec la branche cervicale transverse.

Territoire moteur du facial. — Le facial innerve les muscles développés aux dépens du blastème de l'arc hyoïdien. Le stylo-hyoïdien et le ventre postérieur du digastrique apparaissent les premiers, la musculature faciale n'apparaît que plus tard par différenciation du platysma.

Celui-ci s'étend en avant et en haut formant des groupes sphinctériens et des groupes dilatateurs autour de tous les orifices de la face. Le platysma entraîne ses nerfs avec lui, ils se ramifient quand les muscles s'individualisent. Cette extension secondaire du nerf explique ses très nombreuses anastomoses.

Anatomiquement le facial se divise en deux branches ; par l'excitation électrique on peut reconnaître trois branches. D'après Erb il y a trois points d'excitation au niveau du visage, au niveau de chacun des points on peut exciter un groupe musculaire différent : 1° un point sur l'arcade zygomatique répond à la branche temporo-faciale, lieu d'excitation des muscles de la fente palpébrale ; 2° un point sur le prolongement de la commissure labiale répond à la branche moyenne d'Erb, lieu d'excitation de tous les muscles situés entre la fente palpébrale et la bouche ; 3° un point sur le bord de la mâchoire répond à la branche inférieure d'Erb, lieu d'excitation des muscles de la mâchoire.

Hubbel et Brock cités par Pontico rapportent chacun un cas où cliniquement le releveur de la paupière supérieure était innervé par le facial.

Action du facial sur le voile du palais. — Le facial ne donne anatomiquement aucun filet moteur aux muscles du voile mais longtemps avec Longet (1842) les physiologistes ont admis que le facial était le nerf moteur du voile. Bidder par déduction considérait que les fibres nées du facial suivaient le grand pétreux superficiel, et le nerf vidien pour aboutir au ganglion sphéno-palatin. Les recherches basées sur l'expérimentation et l'étude des cas pathologiques ont après de nombreux tâtonnements permis d'affirmer que le facial n'intervient en rien dans la motricité du voile ; à l'exception du péristaphylin externe innervé sans conteste par le maxillaire inférieur, tous les muscles sont sous la dépendance des racines bulbaires du spinal qui d'après Van Gehuchten doivent être rapprochées du pneumogastrique.

D'après Yagita (1920) chez le chien tout au moins les filets centrifuges du grand pétreux superficiel pénètrent en grande partie dans le ganglion sphéno-palatin et s'y terminent, ils ne pénètrent pas dans les nerfs palatins. On pourrait en conclure que les cellules du ganglion envoient leurs fibres dans les nerfs palatins et que les fibres du grand pétreux superficiel qui se terminent dans le ganglion influent sur le voile par l'intermédiaire du sympathique.

Pour l'exposé complet de la question avec son historique, voyez Lermoyez (1898 et Rice-Rich (1920), voyez également Panier (1906) et Vernet (1918).

Territoire sensitif du facial. — Le facial possède un territoire sensitif étendu, dont les limites sont exactement connues depuis les travaux de Ramsay-Hunt, Déjerine, Tinel et Heuyer, Claude et Schaeffer, Laignel-Lavastine. Souques a décrit *le syndrome du ganglion géniculé.* (Voyez sur ce sujet une excellente revue générale de Baudoin). La limitation du territoire a été établie d'une part expérimentalement, d'autre part par l'étude de cas pathologiques. Expérimentalement l'examen de la sensibilité après ablation du ganglion de Gasser et des ganglions cervicaux (Cushing) permet d'établir la zone du facial étant donné que la dissection laisse préciser le territoire du glosso-pharyngien et du pneumogastrique. L'étude du *zona de l'oreille* a permis d'établir encore plus exactement la zone du ganglion géniculé. De toutes les observations recueillies il résulte que le facial, nerf mixte, tient sous sa dépendance la sensibilité générale : d'une partie de la muqueuse de la caisse du tympan, du territoire de la muqueuse de la langue innervée par le lingual, de la muqueuse des piliers antérieurs du voile du palais et d'une zone cutanée connue sous le nom de *zone de Ramsay-Hunt*. Cette zone s'étend à une partie du tympan, aux parois du conduit auditif externe, au méat auditif, à la conque, au tragus, à l'antitragus, à l'anthélix, à la fosse de l'anthélix et au lobule. Le territoire ainsi limité est plus étendu que celui indiqué par Sherrington après expérimentation chez le singe. Pour Sherrington le territoire ne comprendrait que la conque, le sommet de l'antitragus, une partie de l'anthélix et la fosse de l'anthélix. En arrière de ce territoire cutané il en existe un autre répondant à la branche auriculaire postérieure et mise en évidence par Déjerine étudiant le zona géniculé. Le facial contient peut-être des fibres sensitives jusque dans ses rameaux terminaux (Souques).

NERF AUDITIF

Le nerf auditif, huitième paire cranienne (partie molle de la septième paire cranienne de Willis) est constitué par l'accolement de deux nerfs, le nerf cochléaire antérieur et interne large et aplati et le nerf vestibulaire postérieur et externe d'un diamètre moitié moindre. Dans tout le trajet il est difficile de séparer les deux nerfs qui ne s'écartent l'un de l'autre que vers leur partie terminale. Cannieu a montré cependant que la séparation des deux nerfs est très précoce, ils sont séparés par une lame conjonctive.

Origine apparente. — Le nerf auditif émerge de l'encéphale au niveau de la fossette latérale du bulbe en dehors et en arrière de l'émergence du facial dont il est séparé par l'intermédiaire de Wrisberg, au-dessus du sillon collatéral postérieur du bulbe et de l'émergence du glosso-pharyngien (*Voyez le nerf facial*). Ce n'est qu'à l'intérieur du névraxe que les deux branches se séparent passant l'une en dehors, l'autre en dedans du pédoncule cérébelleux inférieur pour gagner leurs noyaux centraux respectifs. Contournant la face externe du pédoncule cérébelleux inférieur après avoir croisé la branche vestibulaire, la branche cochléaire se met en rapport avec les stries acoustiques qui croisent sa direction mais ne se continuent pas avec elles.

Trajet et rapports. — 1° *Dans l'étage postérieur de la base du crâne ;* 2° *Dans le conduit auditif interne :* (Voyez le nerf facial). — Un peu avant que d'atteindre le fond du conduit les deux branches de l'auditif se séparent et s'écartent légèrement ; elles s'engagent dans les orifices que présente la lame osseuse obturant le fond du conduit.

Nous avons déjà vu que cette lame osseuse est divisée en deux étages, un supérieur et un inférieur, par une crête transversale (*crista transversa* B.N.A.). L'étage supérieur est lui-même divisé en deux fossettes par une crête verticale, la fossette antérieure livre passage au facial (*aera nervi facialis* B.N.A.), la fossette postérieure est percée d'une infinité de petits orifices, c'est la fossette cribriforme (*area vestibularis superior* B.N.A.). Au niveau de l'étage inférieur il existe en avant une large excavation, la fossette cochléenne (*area cochleae* B.N.A.), au fond de laquelle on aperçoit la lame criblée spiroïde du limaçon (*Tractus spiralis foraminosus* B.N.A.) en arrière de la fossette cochléenne se trouve une toute petite fossette, la fossette vestibulaire inférieure (*area vestibularis inferior* B.N.A.). Sur la paroi postérieure et externe du canal se trouve un petit orifice isolé, le *foramen singulare* de Morgagni.

La branche cochléaire aplatie de haut en bas et étalée aborde la fossette cochléenne, cavité creusée à l'intérieur de la columelle. Dans la fossette cochléenne le nerf s'enroule sur lui-même en cornet décrivant deux tours complets dans le même sens que la lame des contours, c'est-à-dire d'avant en arrière et de dedans en dehors. Les fibres s'engagent dans les orifices creusés à l'intérieur de la fossette cochléenne et disposés en une double rangée au fond de fossettes rectangulaires. Les petits faisceaux nerveux qui s'engagent dans chacun des orifices cheminent dans les conduits osseux creusés à l'intérieur de la paroi de la columelle et atteignent le canal spiral de ROSENTHAL creusé dans la partie externe de la columelle au contact de la lame des contours. A ce niveau ils se jettent dans le ganglion de CORTI ou *ganglion spiral* qui occupe tout le canal de ROSENTHAL. Au ganglion aboutissent les filets afférents qui viennent de l'organe de Corti en cheminant dans l'épaisseur de la lame spirale.

La branche vestibulaire moins volumineuse que la branche cochléaire, présente sur son trajet tout près du fond du conduit auditif interne un assez gros ganglion, *le ganglion de* SCARPA qui s'amincit en progressant et qui envoie un prolongement supérieur vers la fossette cribriforme (fossette postérieure de l'étage supérieur) et un prolongement inférieur vers la fossette vestibulaire inférieure (fossette postérieure de l'étage inférieur). Du ganglion de Scarpa partent des filets qui pénètrent dans les différents orifices du fond du conduit, souvent ils sont groupés en trois troncs. Un tronc supérieur situé sur le même plan que le facial le *nerf utriculaire ;* un tronc inférieur situé sur le même plan que le nerf cochléaire, le *nerf sacculaire ;* un tronc postérieur le *nerf ampullaire postérieur.* Le nerf utriculaire divisé en plusieurs rameaux s'engage dans les orifices de la fossette vestibulaire supérieure et se distribue : *a*) à la tache acoustique de l'utricule ; *b*) à l'ampoule du canal semi-circulaire supérieur; *c*) à l'ampoule du canal semi-circulaire externe. Le nerf sacculaire gagne la tache criblée du saccule au travers de la petite fossette vestibulaire inférieure. Le nerf ampullaire postérieur s'engageant dans le *foramen singulare de* MORGAGNI sur la face postérieure et externe du conduit gagne l'ampoule du canal semi-circulaire postérieur. CANNIEU a signalé l'existence de fibres venant du ganglion de Scarpa et allant au demi tour de spire inférieur du limaçon, d'où anastomose entre le ganglion de SCARPA et le ganglion de CORTI; cette anastomose est particulièrement développée chez certains animaux (Souris). VOIT a vu chez les embryons d'un certain nombre d'animaux (Lapin, Lepus cuniculus, Talpa europæa, Erinaceus europæus, Galéo pithecus volans) que la macule sacculaire n'est pas entièrement desservie par le rameau inférieur mais qu'un nombre appréciable de filets du nerf vestibulaire s'y rendent également.

Nous avons décrit le ganglion de Scarpa tel que le comprend CANNIEU, il a montré en effet que c'était une erreur de rattacher le ganglion de Scarpa uniquement au nerf vestibulaire et de décrire des ganglions spéciaux pour le nerf sacculaire (Ganglion de BOETTCHER) et pour le nerf ampullaire postérieur. Il n'existe qu'un seul ganglion se présentant sous des aspects différents suivant la direction de la coupe et le point par où elle passe.

Signalons que les ganglions de SCARPA et de CORTI sont constitués pour la plus grande partie par des cellules bipolaires, c'est-à-dire par des cellules ayant conservé la forme des cellules embryonnaires des ganglions cérébro-spinaux. VAN GEHUCHTEN a cependant signalé dans le ganglion de SCARPA quelques cellules unipolaires et de nombreuses formes de passage. Dans l'un et l'autre ganglion CAJAL a signalé l'existence de fibrilles d'origine indéterminée probablement de nature sympathique.

REICHERT et avec lui MIDDENDORF, RETZIUS, BOETTCHER, HENLE, WALDEYER décrivent chez l'homme et les vertébrés supérieurs un autre rameau né du nerf cochléaire allant, après avoir traversé une quatrième tache criblée, au *septum utriculo-sacculaire*. RETZIUS revenant sur son opinion et avec lui SCHWALBE et CANNIEU nient absolument l'existence de ce filet, il y a une erreur d'interprétation, il s'agit du nerf ampullaire postérieur.

Anastomoses du nerf auditif. — Voyez les anastomoses du nerf facial.

NERF GLOSSO-PHARYNGIEN

Le nerf glosso-pharyngien, neuvième paire cranienne est un nerf mixte.

Origine apparente (Fig. 22). — Il naît de la partie supérieure du sillon collatéral postérieur du bulbe par un nombre variable de filets, ordinairement quatre ou cinq qui forment une série linéaire verticale. Le filet supérieur est situé juste au-dessous de l'émergence du nerf auditif hors de la fossette latérale du bulbe, le filet inférieur est proche du filet supérieur du pneumogastrique, qui naît également du sillon collatéral postérieur du bulbe. D'une façon presque constante l'origine apparente du glosso-pharyngien est séparée de celle du pneumogastrique par le passage d'une veinule ; celle-ci est généralement le prolongement supérieur d'une des veines qui longe le bord ventral des racines rachidiennes postérieures et des racines du spinal bulbaire et du pneumogastrique ; elle se termine d'une façon fort variable, soit qu'elle rejoigne la veine médiane postérieure, soit qu'elle se jette dans une veine cérébelleuse ou dans une veine radiculaire qui accompagne le glosso-pharyngien ou le pneumogastrique. Bichat a vu une artériole passer entre l'origine des deux nerfs, cette artériole était isolée ou accompagnée d'une veinule. Marjolin a constaté parfois en ce point un prolongement du plexus choroïde.

Le nombre des racines d'origine du glosso-pharyngien a été très discuté. Les auteurs donnent des chiffres variant de 2 à 6. Van Gehuchten et Molhant avancent même qu'il n'existe souvent qu'un seul gros filet.

Trajet et aspect du nerf. — Les filets d'origine se réunissent tout de suite en deux troncs, un gros supérieur, un petit inférieur ; les deux troncs s'accolent et se portent en dehors et un peu en avant se réunissant en un tronc de 1 millimètre et demi de diamètre avant que de pénétrer dans le trou déchiré postérieur, dans le trou déchiré postérieur le nerf se coude à angle aigu et devient vertical, il apparaît dans l'espace sous-parotidien postérieur d'où il sort en décrivant une courbe à concavité antérieure et supérieure s'appliquant à la face profonde du muscle stylo-glosse, il atteint ainsi la base de la langue.

Sur son trajet le nerf présente un certain nombre de ganglions. A la sortie du trou déchiré postérieur ou plus exactement en partie dans le trou déchiré postérieur en partie au-dessous de lui, il existe d'une façon constante un ganglion, le ganglion pétreux ou ganglion d'Andersh. Mesurant 2 à 3 millimètres dans le sens vertical, le plus souvent bien limité il est logé dans une fossette, la fossette pyramidale creusée sur la face postérieure du rocher en dedans de la fosse jugulaire en arrière du canal carotidien dont elle reste séparée par 3 millimètres environ, la fossette n'atteint pas le bord inférieur du rocher, une gouttière très nette la prolonge jusqu'à ce bord. Souvent à l'intérieur du crâne la racine supérieure du glosso-pharyngien présente un petit ganglion, le ganglion supérieur ou d'Ehrenritter ou de Müller. Bidder a décrit des cellules nerveuses isolées sur les racines du glosso-pharyngien.

Le ganglion supérieur est considéré par Ehrenritter lui-même et par Arnold comme inconstant. J. Müller pense qu'il existe dans la majorité des cas. Valentin et Rauber le considèrent comme constant. Longet et Cruveilhier l'ont cherché en vain. D'après Volkmann il serait constitué par un groupe de cellules détachées du ganglion pétreux, cette origine serait prouvée par la présence de cellules entre les deux ganglions dans l'épaisseur du nerf.

Rapports. — 1° *Dans l'étage postérieur de la base du crâne* (Fig. 65).

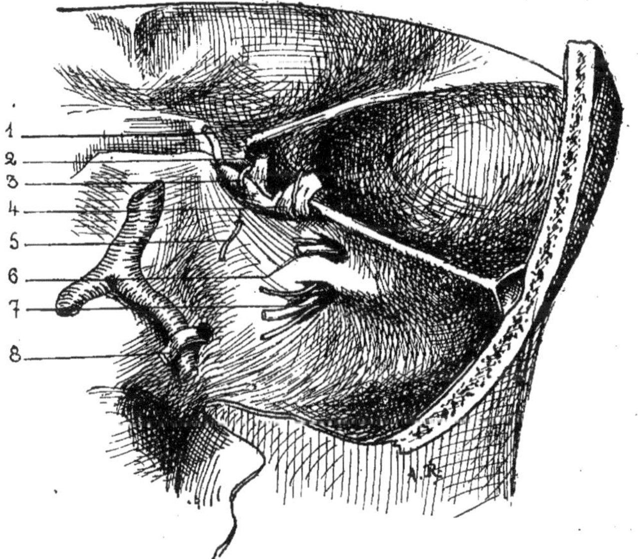

Fig. 65. — Les nerfs qui sortent du crâne au niveau de l'étage postérieur et les nerfs qui de l'étage postérieur passent dans l'étage moyen. — 1. Le moteur oculaire commun à la face supérieure du sinus caverneux. — 2. La petite circonférence de la tente du cervelet sectionnée et relevée. — 3. Le pathétique perforant la paroi du sinus caverneux au point de croisement des deux circonférences. — 4. Les racines du trijumeau relevées, la racine motrice est mise en évidence. — 5. Le moteur oculaire externe perforant la dure-mère. — 6. Le facial et l'auditif. — 7. Les nerfs qui sortent par le trou déchiré postérieur ; le glosso-pharyngien sur un plan antérieur ; le pneumogastrique et le spinal sur un plan postérieur. — 8. Le grand hypoglosse embrassant l'artère vertébrale dans sa courbe.

— Le nerf se dirige en dehors et en avant vers le trou déchiré postérieur Il répond *en bas et en avant* à la face endocranienne de l'occipital, reposant sur le versant postérieur du tubercule occipital dont il est séparé par la dure-mère, il peut cependant marquer son passage sur l'os tout près du sommet du tubercule. *En arrière* et sur un plan plus externe le glosso-pharyngien est longé par le pneumogastrique, quelquefois à son contact il est dans d'autres cas séparé de lui par un étroit interstice. *En haut et en arrière* le nerf est surplombé par le floculus et par le plexus choroïde faisant hernie au niveau du trou de Luschka. *En avant et sur un plan supérieur* se trouve l'auditif, à la partie interne duquel sont accolés l'intermédiaire de Wrisberg et le facial. L'auditif très rapproché du glosso-pharyngien à son origine apparente s'écarte de lui en se portant obliquement en haut et en dehors vers le conduit auditif. Dans ce trajet intra-cranien le glosso-pharyngien est entouré d'une gaine piale propre, il est compris dans une gaine arachnoïdienne qui lui est commune avec le pneumogastrique et le spinal. Non loin de son origine apparente il est abordé par une artère venant en général de la partie terminale de la vertébrale, elle se porte transversalement en dehors au devant de l'extrémité supérieure de l'olive et du cordon latéral du bulbe pour aborder le nerf, elle se divise en T à son contact.

2° *Au niveau du trou déchiré postérieur* (Fig. 66 et 67). — Le nerf atteint la partie interne et antérieure du trou déchiré postérieur. Pour pénétrer dans le trou il traverse la dure-mère par un orifice qui lui est propre. Cet orifice limité par un bord antérieur tranchant, courbe à concavité postérieure, est situé en avant de l'orifice commun au pneumogastrique et au spinal également limité par un bord antérieur tranchant courbe à concavité postérieure. L'orifice postérieur est sensiblement plus grand que l'orifice du glosso-pharyngien, il le déborde légèrement en dedans et beaucoup plus en dehors. Au-dessous de la dure-mère le glosso-pharyngien accompagné un court instant par sa gaine arachnoïdienne est situé tout contre le bord antérieur du trou déchiré, c'est-à-dire au contact du bord postérieur du rocher sur lequel il marque son passage en une échancrure presque toujours très nette. *En dedans* de lui passe le sinus pétreux inférieur, qui vient de se dégager de la dure-mère dans l'épaisseur de laquelle il était compris, le nerf et le sinus sont exceptionnellement séparés par une cloison fibreuse. *En arrière* et le débordant un peu en dedans, sensiblement plus en dehors, le pneumogastrique et le spinal compris dans une gaine arachnoïdienne commune sont au contact de la paroi postérieure du trou déchiré postérieur sur laquelle ils peuvent marquer de légères gouttières. Ces deux nerfs sont séparés du glosso-pharyn-

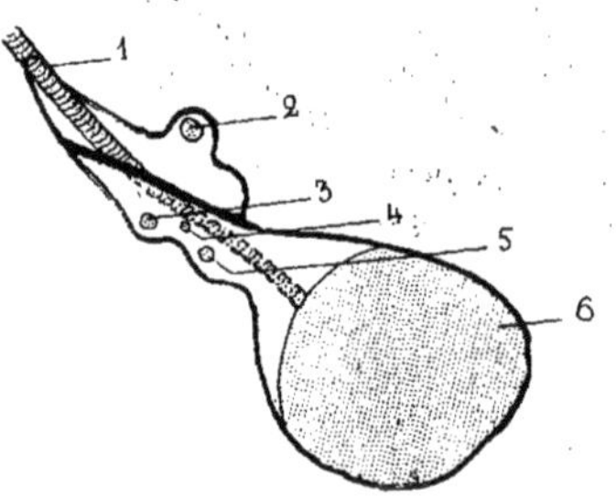

Fig. 66. — Schéma du trou déchiré postérieur et de son contenu. — 1. Le sinus pétreux inférieur. — 2. Le nerf glosso-pharyngien. — 3. Le nerf pneumogastrique. — 4. Une branche de l'artère pharyngienne ascendante. — 5. Le nerf spinal. — 6. Le sinus latéral.

gien par une cloison fibreuse presque *transversalement* dirigée, cette cloison peut être cartilagineuse ou même parfois osseuse (Cruveilhier). Une des branches terminales de l'artère pharyngienne ascendante passe le plus souvent avec le pneumogastrique et le spinal. Dans l'épaisseur du trou déchiré le nerf continue à se porter en avant contre la paroi antérieure

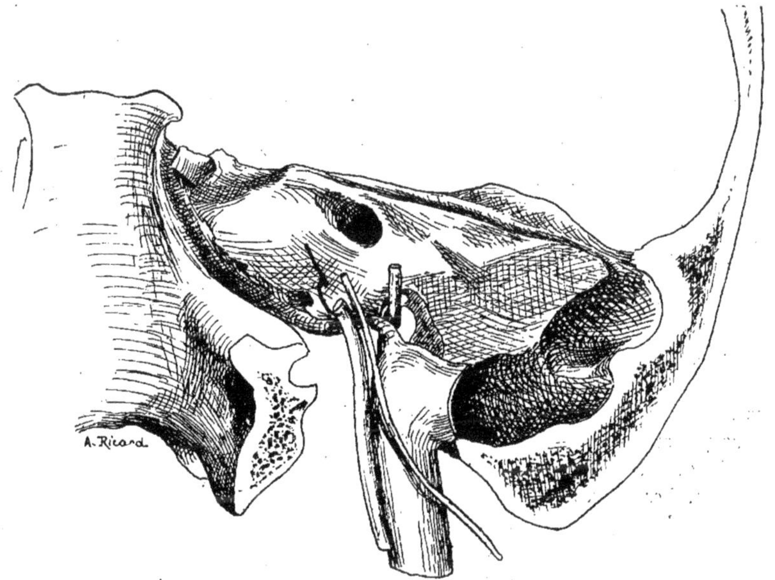

Fig. 67. — Les vaisseaux et les nerfs dans le trou déchiré postérieur. — Le trou déchiré postérieur est largement ouvert en arrière. — Le sinus latéral est ouvert. — En avant le glosso-pharyngien, en arrière maintenu par une érigne le pneumogastrique, le spinal est en dehors de lui se portant vers la face postérieure de la jugulaire interne. Le sinus pétreux inférieur passe entre le glosso-pharyngien en avant, le pneumogastrique et le spinal en arrière.

et il vient buter dans la fossette pyramidale que sa partie renflée (le ganglion d'Andersh) remplit entièrement ; il est là au contact de l'orifice externe de l'aqueduc du limaçon qui débouche au fond de la fossette pyramidale. Juste au-dessous de la fossette et pour sortir du trou déchiré postérieur le nerf se coude à angle aigu et se place dans la profonde gouttière verticale creusée sur le versant postérieur exo-cranien du rocher (Partridge). La gouttière est, à l'état frais, transformée en canal par un pont fibreux parfois ossifié et Partridge a montré que le sinus pétreux se portant en bas et en dehors croise la face postérieure de ce canal ; le glosso-pharyngien au moment où il se dégage du trou déchiré postérieur est donc séparé du pneumogastrique et du spinal par le sinus pétreux inférieur qui primitivement situé en dedans de la neuvième paire passe en arrière et en dehors d'elle se plaçant en avant du pneumogastrique.

3° *Dans l'espace sous-parotidien postérieur* (Fig. 68). — Le glosso-pharyngien est d'abord à distance des parois de l'espace sous-parotidien postérieur (en avant cloison stylienne, en dehors face profonde du sterno-cléido-mastoïdien doublée du digastrique, en arrière colonne vertébrale, en dedans paroi pharyngée), en descendant il se rapproche de la paroi interne ici représentée par le constricteur supérieur et l'aponévrose latérale du pharynx. Le glosso-pharyngien est en rapport intime avec un certain nombre des vaisseaux et des nerfs qui traversent l'espace. A la partie inférieure de la région la veine jugulaire interne est au contact du flanc externe de la carotide interne, à la partie supérieure les deux vaisseaux s'écartent, la veine jugulaire interne descendant verticale depuis la partie large du trou déchiré postérieur, l'artère carotide interne montant en se portant en avant vers l'orifice du canal carotidien. (Les auteurs ne sont pas d'accord sur les rapports des nerfs avec les gaines vasculaires, certains n'admettent pas une gaine vasculaire commune mais décrivent des gaines artérielles et veineuses distinctes, les nerfs d'après eux sont situés en dehors des gaines.) Le glosso-pharyngien est situé dès son émergence hors du trou déchiré sur un plan antérieur à la veine jugulaire et un peu en dedans d'elle, *en dedans* il répond, mais à distance à la partie antérieure de la face externe de la carotide interne, *en arrière* se trouve le pneumogastrique qui, d'après les classiques reçoit la branche interne du spinal. La partie terminale du sinus pétreux inférieur émergeant du trou déchiré et recevant à ce niveau la très grosse veine condylienne antérieure est située entre les deux plans nerveux. Les autres organes contenus dans l'espace n'ont aucun rapport avec le glosso-pharyngien (sympathique rétro-artériel, grand hypoglosse croisant la face postérieure de l'artère et du pneumogastrique, artère pharyngienne ascendante située à ce niveau sur un plan postérieur à la carotide après avoir croisé en X très allongé sa face interne, ganglions lymphatiques répondant à la face externe de la veine). Peu au-dessous du trou déchiré le glosso-pharyngien se porte en avant, commençant à décrire sa courbe à concavité antérieure et supérieure, il est faux de dire qu'il s'insinue alors entre la carotide en dedans le pneumogastrique en dehors, il est dès le trou déchiré postérieur situé sur un plan antérieur à celui du pneumogastrique. Dans son mouvement en bas et en avant le nerf se rapproche un peu de la paroi pharyngée, paroi interne de l'espace rétro-stylien, et s'accole presque à elle en arrière du muscle stylo-pharyngien, il contourne ce muscle s'accolant d'abord à son bord postérieur puis croise oblique en bas en avant le tiers inférieur de la face externe du muscle qui va disparaître entre le constricteur supérieur et le constricteur moyen. Le nerf quitte la région appliqué contre la face profonde du muscle stylo-glosse.

Eltrich a vu une fois le glosso-pharyngien perforer le stylo-pharyngien d'arrière en avant.

4° *Dans la région amygdalienne* (Fig. 69). — Le glosso-pharyngien se

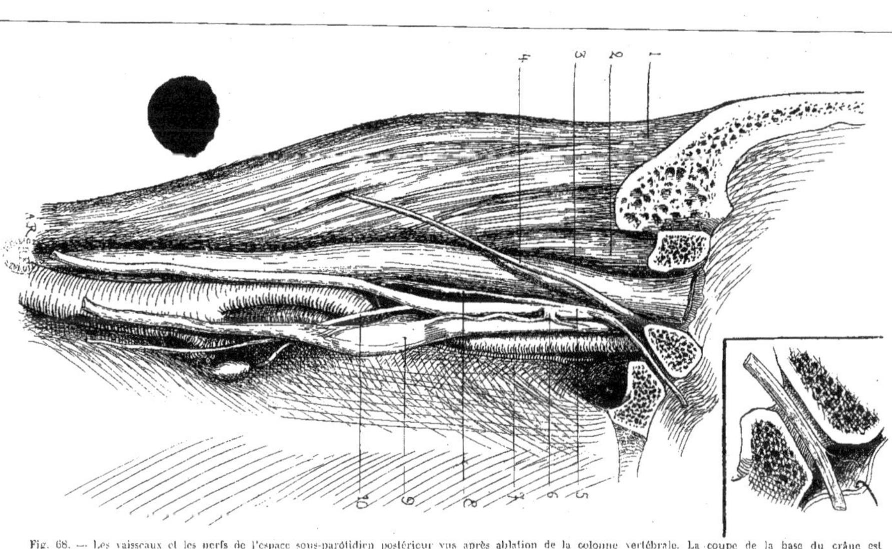

Fig. 68. — Les vaisseaux et les nerfs de l'espace sous-parotidien postérieur vus après ablation de la colonne vertébrale. La coupe de la base du crâne est obliquement dirigée en avant et en dehors, croisant le canal condylien antérieur et le trou déchiré postérieur. — 1. Le muscle sterno-cléido-mastoïdien. — 2. Le ventre postérieur du muscle digastrique. — 3. La veine jugulaire interne. — 4. Le nerf spinal. — 5. Le nerf pneumogastrique et le nerf grand hypoglosse fusionnés. — 6. Anastomose entre le pneumogastrique et le sympathique. — 7. L'artère pharyngienne ascendante. — 8. Le nerf grand hypoglosse. — — 9. Le sympathique (sur cette pièce il était *sur tout son trajet* situé en dedans du pneumogastrique. A la partie inférieure il a été récliné un peu en dedans pour dégager complètement le pneumogastrique). — 10. Le nerf laryngé supérieur. — Le nerf glosso-pharyngien n'est pas visible, il est situé sur un plan plus antérieur. — Dans le cadre : le canal condylien antérieur est ouvert montrant le nerf grand hypoglosse et son rameau méningé.

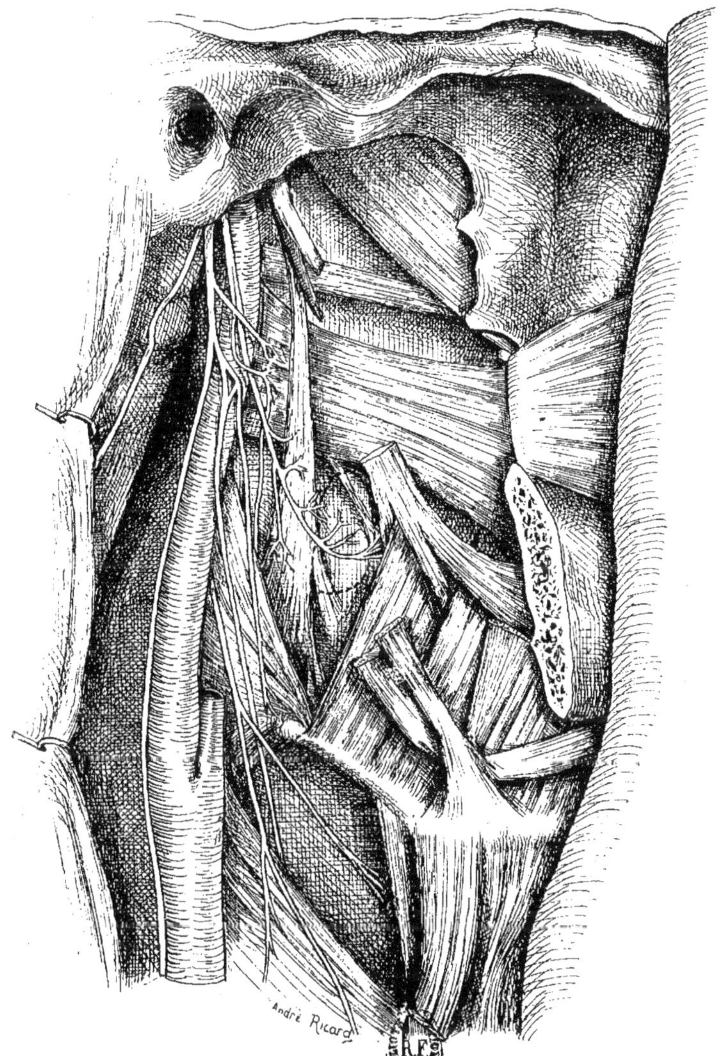

Fig. 69 — Le nerf glosso-pharyngien et le plexus pharyngien.

portant en avant occupe la partie toute inférieure de l'espace sous-glandulaire antérieur. *En dehors* il répond à la face profonde du muscle stylo-glosse ; *en dedans* il est séparé par une couche graisseuse assez abondante de la paroi pharyngée à la hauteur du segment inférieur de l'amygdale. La paroi est formée à ce niveau par le faisceau inférieur du constricteur supérieur, tapissé par l'aponévrose externe du pharynx et au-dessous uniquement par l'aponévrose répondant à l'hiatus qui sépare le constricteur supérieur du constricteur moyen. Sur la paroi pharyngée l'artère palatine ascendante monte verticale en dedans du glosso-pharyngien en croisant sa direction ; parfois la crosse de la faciale, d'où naît la palatine, lorsqu'elle est très accentuée s'engage en dedans du nerf.

5° *A la base de la langue.* — Le glosso-pharyngien toujours appliqué à la face profonde du stylo-glosse, se porte en avant en haut un peu en dedans, il répond avec le muscle à l'interstice limité en haut par le bord inférieur du constricteur supérieur, en bas par le constricteur moyen s'insérant sur la grande corne, le faisceau lingual du constricteur supérieur très variable dans son développement et sa disposition est en dedans du nerf. Arrivé sous la muqueuse de la base de la langue, le nerf se divise en ses branches terminales.

Branches collatérales du glosso-pharyngien. — 1° Dans le trou déchiré postérieur un ou deux filets inconstants peuvent relier le ganglion jugulaire au ganglion d'Andersh (Cruveilhier).

2° *Le nerf de Jacobson* naît immédiatement au-dessous de la base du crâne, il se détache de la face antérieure du ganglion d'Andersh et se porte en dehors pour se couder tout de suite et devenir ascendant. Il pénètre dans le crâne par un petit pertuis situé sur la crête qui sépare la fosse jugulaire du canal carotidien. Le nerf presque vertical chemine dans un canal osseux creusé en plein rocher, le canal tympanique, qui débouche dans la caisse du tympan au niveau du bord inférieur du promontoire tout près en général de son bord postérieur, en dedans de la fine suture qui unit l'os tympanal au rocher ; l'orifice est souvent difficile à découvrir car il peut être situé au fond d'une des nombreuses petites cavités cellulaires sous-jacentes à la saillie du promontoire (Benoit-Gonin). Dans son trajet intra-osseux long de 6 à 8 millimètres et d'autant plus long que la fosse jugulaire est plus profonde, le nerf de Jacobson est d'une façon presque constante accompagné d'une artériole collatérale d'une des branches de la maxillaire interne, il est de plus entouré d'une masse rougeâtre longue de 4 millimètres environ le paraganglion tympanique. Le nerf monte presque vertical sur la saillie du promontoire, y creusant souvent un fin sillon visible sur l'os sec, il est recouvert par la muqueuse. Il est classique de dire que le nerf de Jacobson se divise rapidement en six branches, deux antérieures, deux postérieures, deux supérieures. Il serait plus exact de dire qu'après avoir donné deux collatérales antérieures et deux collatérales postérieures il se divise en deux branches terminales à la partie supérieure du promontoire. *a) Branches postérieures* : 1° une inférieure se rend à la muqueuse qui tapisse la fenêtre ronde ; 2° une supérieure à la muqueuse qui entoure la fenêtre ovale et la base de l'étrier, ARNOLD a pu suivre ces filets plus en arrière jusqu'aux cellules mastoïdiennes. — *b) Branches antérieures* : 1° un filet tubaire chemine sous la muqueuse de la face interne de la trompe, on pourrait d'après ARNOLD le suivre jusqu'à l'orifice pharyngien. Le filet tubaire peut être double ou même multiple ; 2° un filet simple ou double se porte vers le plexus sympathique péri-carotidien qu'il atteint au niveau du premier coude de la carotide. Ce filet carotico-tympanique chemine sous la muqueuse et se porte en avant vers la lame pétreuse qui forme la partie inférieure de la paroi antérieure de la caisse, il la perfore pour pénétrer dans le canal carotidien situé juste en avant. Lorsqu'il existe plusieurs filets ils passent par des orifices osseux distincts. — *c) Branches supérieures* : 1° Le grand nerf pétreux profond se porte en haut et en avant, il atteint la paroi supérieure de la caisse en passant comme le grand pétreux superficiel au-dessus de la pointe du limaçon, il s'engage dans l'épaisseur de la base d'implantation du tegmen tympani et apparaît sur le versant endocranien antérieur du rocher soit par l'hiatus de Fallope, soit par un des hiatus accessoires, il s'unit au grand pétreux superficiel (voyez ce nerf) ; 2° le petit pétreux profond se portant en haut et en avant s'engage dans la très mince lamelle osseuse pétreuse qui sépare le canal carotidien du canal du muscle du marteau cheminant dans un tout petit canal (*canalicus tympanicus* B.N.A.) il gagne le ganglion otique après s'être uni au petit pétreux superficiel ou après avoir cheminé isolé.

VARIATIONS DU NERF DE JACOBSON. — ARNOLD l'a vu divisé à la partie inférieure de la caisse en deux petits troncs qui se réunissaient à la partie supérieure de la cavité. — Le filet carotico-tympanique ou le filet de la trompe peuvent se détacher du tronc avant sa pénétration dans le crâne (ARNOLD). — Sur un sujet, CRUVEILHIER a disséqué un nerf de Jacobson formé de deux filets l'un venant du glosso-pharyngien, l'autre du pneumogastrique. Sur un autre sujet un filet venait du glosso-pharyngien et un autre du filet auriculaire du pneumogastrique.

3° *Une ou deux anastomoses avec le sympathique cervical.* — D'après CRUVEILHIER il existerait une double anastomose, une supérieure naissant de la partie supérieure du ganglion sympathique cervical supérieur ou de la partie inférieure du rameau carotidien supérieur qui le prolonge en haut, se porte vers le ganglion d'Andersh, une inférieure difficile à disséquer connue sous le nom de nerf jugulaire naît du ganglion sympathique et se divise en plusieurs branches qui montent derrière la carotide interne et vont au ganglion d'Andersh et au ganglion jugulaire du pneumogastrique.

4° *L'Anse de Haller* constituant une anastomose avec le facial (Pour sa description et sa valeur voyez le facial).

5° *Une anastomose avec le pneumogastrique* signalée par BICHAT. De volume essentiellement variable elle est tendue presque transversalement d'un nerf à l'autre trois ou quatre millimètres au-dessous de la base du crâne. Dans certains cas il y a accolement complet entre les deux nerfs. L'étude de pièces ayant macéré dans l'acide nitrique a permis à Cruveilhier de voir que l'anastomose ne se faisait pas avec le tronc du pneumogastrique proprement dit mais avec la branche interne du spinal qui se jette sur le pneumogastrique. L'anastomose peut du reste manquer et les deux nerfs ne sont alors unis que par les rameaux pharyngiens.

6° *Rameaux carotidiens.* — Au nombre de deux en général naissant souvent par un tronc commun un centimètre au-dessous de la base du crâne. Le tronc commun souvent volumineux naît du bord antérieur du glosso-pharyngien et descend parallèle à lui s'anastomosant parfois à plusieurs reprises avec lui, les deux filets terminaux naissent plus ou moins haut par bifurcation du tronc d'origine et s'appliquent sur la face externe de la carotide interne, ils se divisent et s'anastomosent avec des filets du pneumogastrique et du sympathique, l'ensemble formant le plexus carotidien. Il est souvent possible de suivre un filet jusqu'au corpuscule retro-carotidien. Dans leur trajet les rameaux carotidiens s'anastomosent souvent avec les filets pharyngiens. Sappey a vu une anastomose entre un filet carotidien et le nerf cardiaque supérieur.

7° *Rameaux pharyngiens.* — Les rameaux pharyngiens peuvent naître en deux ou trois troncs, généralement ils naissent en un tronc unique assez volumineux se détachant du bord postérieur du glosso-pharyngien au niveau de la carotide interne soit au niveau du bord postérieur du stylo-pharyngien, soit sur la face externe du muscle. Le nerf descendant se divise en cinq à six branches qui en se ramifiant se distribuent au constricteur supérieur l'abordant par sa face externe immédiatement en arrière du stylo-pharyngien. Ces branches terminales ont reçu avant de pénétrer dans le muscle des anastomoses de la branche pharyngienne du pneumogastrique, l'ensemble formant la partie supérieure du plexus pharyngien. Un des filets terminaux du plexus glisse sur la face externe du constricteur supérieur s'engageant entre lui et le constricteur moyen pour aller se perdre dans les fibres verticales du muscle pharyngo-staphylin.

8° *Nerf du stylo-pharyngien.* — Naît sur la face externe du muscle, et chemine oblique en bas en avant sur cette face externe pendant 1 centimètre ou 1 centimètre 5 avant que de pénétrer le muscle, souvent peu au-dessus du constricteur moyen. Il peut exister deux ou trois nerfs pour le stylo-pharyngien. Lorsque le rameau lingual du facial existe il peut s'anastomoser avec lui. Luschka signale que le nerf peut être suivi jusque dans le pharyngo-staphylin, jamais nous n'avons vu un tel filet.

9° *Rameaux tonsillaires.* — Se détachant séparément ou par un tronc commun sur la face externe du stylo-pharyngien, ils se portent en bas et en avant, ils peuvent naître très haut et passer en dedans du stylo-pharyngien entre lui et le constricteur supérieur, ils se ramifient en un très riche plexus situé au-dessus du tronc du glosso-pharyngien, sur la face externe de l'amygdale dans l'interstice qui sépare le constricteur supérieur du constricteur moyen (*plexus tonsillaire d'Andersh*). Les filets pénètrent dans l'épaisseur de l'amygdale, Pappenheim (1841) les a suivis dans l'épaisseur de la muqueuse de l'amygdale et de la région avoisinante des piliers du voile. Calamita (1899) a étudié leur mode de terminaison intra-muqueux.

10° *Rameau du stylo-glosse.* — Le glosso-pharyngien au niveau de la base de la langue alors qu'il est masqué en dehors par le stylo-glosse élargi, et juste avant que de s'épanouir en branches terminales donne un filet assez grêle et très court qui aborde la face profonde du muscle stylo-glosse.

Krause donne comme constant un petit filet naissant à côté du nerf du stylo-glosse et abordant le palato-glosse au niveau de la base de la langue. Krause décrit sous le nom de *rameau pharyngo-basilaire* un filet ascendant qui perfore le fascia-bucco-pharyngé et qui se rend dans le constricteur supérieur et dans les deux péristaphylins.

Sappey donne comme constants des filets allant au stylo-hyoïdien et au ventre postérieur du digastrique, on ne les trouve en réalité que rarement.

Branches terminales du glosso-pharyngien. — Dès qu'il atteint la base de la langue le glosso-pharyngien se divise en de nombreuses branches terminales qui s'étalent sous la muqueuse du tiers postérieur de l'organe. Ces branches terminales contiennent des filets de sensibilité générale et de sensibilité spéciale.

La limite du territoire du glosso-pharyngien a été étudiée surtout par Zander qui en même temps que les résultats de ses travaux personnels, donne une revue générale des travaux antérieurs. Les terminaisons de chacun des nerfs *dépassent la ligne médiane*, on peut suivre certains filets sur une longueur de 7 millimètres au-delà de la ligne médiane ; déjà Huguier, Valentin et Jacob avaient signalé des anastomoses entre les nerfs de l'un et l'autre côté, en arrière du foramen cœcum. *En avant*, le territoire du glosso-pharyngien déborde sur le territoire du lingual, fait déjà mis en évidence par Szabadfoldy et Jacob et dans la zone commune les deux nerfs s'anastomosent (Andral, Andersh, Fœsebeck, Valentin, Hirschfeld, Szabadfoldy, Jacob). Andral a même vu un des filets terminaux du glosso-pharyngien s'avancer jusqu'à la partie moyenne de la langue et s'anastomoser avec un filet rétrograde du lingual. Zander précise les limites du territoire commun il a pu suivre les terminaisons du glosso-pharyngien non seulement jusqu'aux papilles caliciformes mais aussi en avant d'elles sur une longueur de 5 millimètres, latéralement il a suivi ces terminaisons, jusqu'en avant des papilles foliées situées sur la partie postérieure des bords latéraux de la langue. Nous avons vu en étudiant le lingual que le territoire de ce nerf s'étendait sur une étendue de 5 à 8 millimètres en arrière des papilles calciformes jusqu'au *sulcus terminalis* qui n'est en général pas recouvert par lui. Le territoire de chevauchement comprend deux parties latérales et une partie médiane ; les parties latérales ont la forme de triangles très pointus dont le sommet répond à la papille caliciforme la plus externe et dont la base s'appuie au bord latéral de la langue dans la région des papilles foliées ; la partie médiane englobe les papilles caliciformes s'étendant non seulement jusqu'au foramen cœcum, mais encore jusqu'à la partie moyenne du sulcus terminalis.

En arrière, le territoire du glosso-pharyngien s'étend jusqu'à la base de l'épiglotte et jusqu'aux replis glosso-épiglottiques latéraux. Dans cette région des branches du laryngé supérieur viennent se distribuer à la muqueuse linguale et il y a chevauchement du territoire des deux nerfs avec nombreuses anastomoses entre eux. Les zones communes sont situées l'une à droite l'autre à gauche de la ligne médiane séparées par une largeur variant de 5 millimètres à 1 centimètre. Ces zones communes longues de 1 centimètre 5, larges de 1 centimètre, atteignent en arrière la base de l'épiglotte, elles s'arrêtent en avant à environ 1 centimètre d'un plan transversal passant par le foramen cœcum.

Anastomoses du glosso-pharyngien. — 1° *Avec le maxillaire inférieur.* — Dans la muqueuse de la langue les terminaisons du lingual et celles du glosso-pharyngien.

2° *Avec le facial.* — *a*) Des branches collatérales du grand et du petit pétreux superficiels allant au plexus de la muqueuse de la caisse avec des filets des pétreux profonds dans l'épaisseur de la muqueuse ; *b*) grand pétreux superficiel et grand pétreux profond allant former le nerf vidien ; *c*) le petit nerf pétreux superficiel et le petit nerf pétreux profond ; *d*) l'anse de Haller ; *e*) le rameau lingual du facial quand il existe ; *f*) parfois le rameau sensitif du conduit auditif externe ne va pas au pneumogastrique mais au glosso-pharyngien.

3° *Avec le pneumogastrique.* — *a*) Anastomose inconstante entre le ganglion d'Andersh et le ganglion jugulaire (Cruveilhier) ; *b*) anastomose directe, 3 ou 4 millimètres au-dessous de la base du crâne (Bichat) ; c) par les filets carotidiens de l'un et l'autre nerf ; *d*) par les filets pharyngiens avec les filets pharyngiens branches directes du pneumogastrique et avec les filets pharyngiens nés du laryngé supérieur ; *e*) avec le laryngé supérieur dans la muqueuse linguale.

4° *Avec le sympathique.* — *a*) Par le rameau carotico-tympanique ; *b*) une anastomose directe à la base du crâne ; *c*) par les filets carotidiens ; *d*) par les filets pharyngiens.

NERF PNEUMOGASTRIQUE

Le nerf pneumogastrique ou nerf vague, dixième paire des nerfs craniens est un nerf mixte. Son mode de développement explique que son territoire s'étende au thorax et à l'abdomen.

Il est classique d'envisager le pneumogastrique comme naissant du bulbe entre le glosso-pharyngien et le spinal, ce dernier présentant deux racines, une bulbaire, une médullaire. A la sortie du crâne, le spinal se diviserait en deux branches, une externe, une interne ; la branche interne se jetterait sur le tronc du pneumogastrique. Les travaux de Van Gehuchten et Molhant basés sur des examens histologiques ont montré qu'il fallait concevoir tout autrement la dixième et la onzième paire craniennes. Tous les filets radiculaires naissant du bulbe au-dessous du glosso-pharyngien appartiennent au pneumogastrique, le spinal a une origine purement médullaire. D'autre part le spinal ne se divise pas en deux branches à la sortie du crâne, mais les dixième et onzième paires se fusionnent entièrement au moment où elles vont sortir du crâne pour se séparer à nouveau ensuite (Fig. 70).

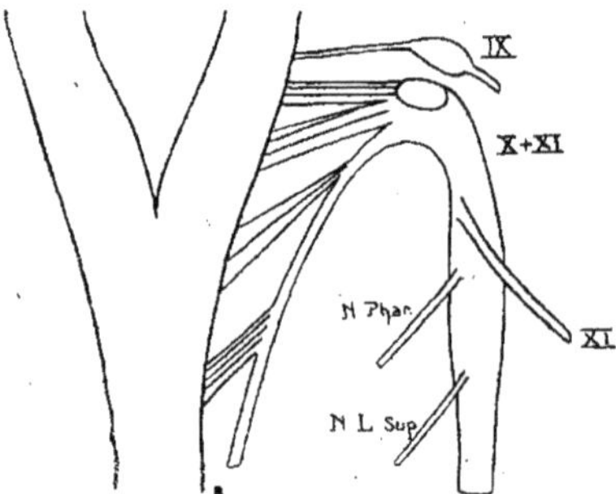

Fig. 70. — La constitution du pneumogastrique et du spinal d'après Van Gehuchten et Molhant. — Le pneumogastrique (bulbaire) et le spinal (uniquement médullaire) sont fusionnés au niveau du trou déchiré postérieur.

Origine apparente. — Le pneumogastrique naît au niveau du sillon collatéral postérieur du bulbe par un nombre variable de filets (10 à 18) situés les uns au-dessus des autres ordinairement en une seule rangée, quelquefois cependant sur deux rangées comme l'ont vu Coopmans, Soemmering et Bichat. Cette origine apparente se fait immédiatement au-dessous de celle du glosso-pharyngien, les filets supérieurs du pneumogastrique étant séparés des filets inférieurs du glosso-pharyngien par une veinule (Voyez le glosso-pharyngien). En bas, d'après les auteurs, les origines du pneumogastrique étendues sur une hauteur de 5 millimètres environ affleurent les origines du spinal bulbaire sous-jacent. En réalité ces derniers filets appartiennent au pneumogastrique dont les origines sont ainsi divisées en deux groupes séparés par un petit interstice (Fig. 71).

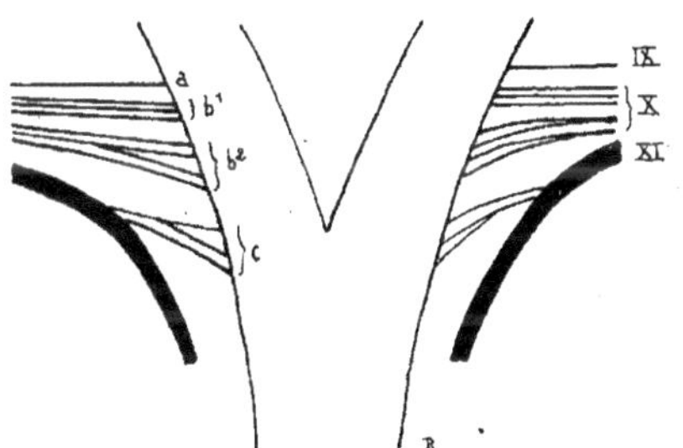

Fig. 71. — Les filets d'origine du glosso-pharyngien, du pneumogastrique et du spinal d'après VAN GEHUCHTEN et MOLHANT. — Du sillon collatéral postérieur du bulbe naissent trois groupes de filets radiculaires : a, b, et c ; b est divisé en deux sous-groupes, forme le glosso-pharyngien, b et c forment le pneumogastrique, c s'unit près du trou déchiré postérieur au spinal qui est uniquement médullaire.

Toutes les fibres n'auraient pas la même valeur, il existe dans le pneumogastrique trois sortes de fibres, différant les unes des autres par l'épaisseur de leur gaine de myéline. 1° Des fibres grosses fibres motrices pour le larynx et le pharynx, elles proviennent toutes du noyau ambigu ou noyau ventral du vague. 2° Des fibres grêles, fibres motrices pour les muscles striés de l'œsophage et pour les muscles lisses de l'œsophage, de l'estomac et de l'arbre respiratoire ainsi que pour le muscle cardiaque. Elles proviennent presque exclusivement du noyau dorsal du vague. 3° Des fibres moyennes, fibres sensitives provenant du ganglion jugulaire et du ganglion plexiforme. Les fibres moyennes sont situées dans les filets radiculaires supérieurs, les filets radiculaires moyens et inférieurs (ces derniers répondant aux filets bulbaires du spinal pour les classiques) sont formés de fibres épaisses et de fibres grêles, les fibres épaisses étant situées surtout dans les filets radiculaires moyens (VAN GEHUCHTEN et MOLHANT).

Trajet et aspect du nerf. — Le nerf traverse *l'étage postérieur de la base du crâne* se portant vers le trou déchiré postérieur, le groupe radiculaire supérieur étalé sur une hauteur de 5 à 6 millimètres, ne forme un véritable tronc de 3 millimètres de diamètre qu'au niveau du trou déchiré, les filets sont souvent si rapprochés de ceux du glosso-pharyngien qu'on ne peut les reconnaître qu'en suivant le nerf de la périphérie vers le bulbe ; le groupe radiculaire inférieur séparé par un petit interstice du groupe supérieur vient au niveau du trou déchiré s'accoler aux fibres médullaires représentant le spinal. Dans *le trou déchiré postérieur* la racine supérieure présente un renflement arrondi grisâtre long de 3 à 4 millimètres le *ganglion jugulaire*, puis les deux racines se fusionnent entre elles et avec le spinal médullaire formant un gros tronc unique (VAN GEHUCHTEN). Au-dessous de la base du crâne dans *l'espace sous-parotidien postérieur* le pneumogastrique séparé du spinal présente un renflement allongé long de 10 à 12 millimètres, d'aspect plexiforme ; c'est le ganglion plexiforme visible à l'œil nu. C'est le noyau principal d'une importante série de cellules nerveuses que l'on peut suivre plus bas dans le tronc du nerf.

HOLZMANN et DOGIEL ont montré que chez le cheval, le bœuf et le veau il n'y a pas de ganglion plexiforme, les cellules nerveuses sont incluses entre les fibres depuis le ganglion jugulaire jusqu'à l'émergence du laryngé supérieur ; elles ne déforment pas le nerf, mais on peut les trouver microscopiquement. — HYRTL signale la présence d'un ganglion au-dessous du ganglion jugulaire.

Cheminant dans *la région carotidienne* le pneumogastrique atteint la base du cou et passe devant la sous-clavière du côté droit, en dedans d'elle du côté gauche; au niveau du croisement de l'artère le nerf présente macroscopiquement un renflement fusiforme (Van Gehuchten) ; les coupes microscopiques montrent qu'il n'y a pas là de cellules nerveuses, l'élargissement fusiforme est dû uniquement à un aplatissement produit sans doute par les pulsations de l'artère. Dans *le thorax* les nerfs droit et gauche passent en arrière des branches prenant une disposition plexiforme puis se reconstituant ils s'accolent à l'œsophage, le droit se plaçant sur sa face postérieure, le gauche sur sa face antérieure. Ils traversent le *diaphragme* par le même orifice que l'œsophage et se terminent dans *l'abdomen* en donnant leurs branches terminales au niveau de l'estomac.

Rapports. — 1° *Dans l'étage postérieur de la base du crâne.* — Les rapports sont les mêmes que ceux du glosso-pharyngien (Voyez ce nerf) (Fig. 65). L'artère nourricière qui aborde le pneumogastrique tout près de son origine naît le plus souvent par un tronc commun avec l'artère nourricière du glosso-pharyngien.

2° *Au niveau du trou déchiré postérieur* (Fig. 66 et 67). — Le nerf est au contact immédiat du spinal qui est placé en dehors et en arrière de lui. Ils sont accompagnés chacun d'une gaine piale et possèdent une gaine arachnoïdienne commune, les deux nerfs abordent le trou déchiré au ras de son bord postérieur, ils perforent la dure-mère en un orifice commun étendu transversalement et limité en avant par un bord tranchant concave en arrière ; juste au-dessous de la gaine arachnoïdienne ils adhèrent à la dure-mère comme le fait le ganglion de Gasser (Cruveilhier). Le pneumogastrique laisse en avant de lui le glosso-pharyngien et le sinus pétreux inférieur, il est séparé de ces organes par une cloison fibreuse, cartilagineuse ou même parfois osseuse (Cruveilhier) transversalement dirigée. En dehors et en arrière des dixième et onzième paires accolées le sinus transverse pénètre dans le trou déchiré il est séparé des nerfs par une bandelette fibreuse. Dans l'épaisseur du trou déchiré et juste au-dessous de la dure-mère le groupe supérieur des racines du pneumogastrique réunies en un tronc commun présente le ganglion jugulaire, puis les deux groupes de racines et le spinal venu de la moelle se fusionnent en un tronc commun (Van Gehuchten). Partridge a montré que dans l'épaisseur du trou déchiré le sinus pétreux inférieur s'interposait entre le glosso-pharyngien en avant et le pneumogastrique en arrière (Voyez le glosso-pharyngien). Souvent une des branches terminales de l'artère pharyngienne ascendante traverse le trou déchiré postérieur dans la même loge que le pneumogastrique et le spinal.

3° *Dans l'espace sous-parotidien postérieur* (Fig. 68). — Le pneumogastrique présentant le ganglion plexiforme reste toujours à distance des parois de l'espace sous-parotidien postérieur; il descend d'abord presque vertical dans l'espace angulaire que forment en s'écartant dans leur partie supérieure la jugulaire interne presque verticale et la carotide interne oblique en haut en avant vers l'orifice du canal carotidien, il est situé sur un plan postérieur aux vaisseaux. A la partie inférieure de l'espace les deux vaisseaux s'accolent et le nerf est placé dans l'angle dièdre ouvert en arrière formé par l'accolement des vaisseaux. Le nerf est compris dans la gaine vasculaire élargie à la partie supérieure, à la partie inférieure plus proche de la carotide il est en arrière de la cloison qui à l'intérieur de la gaine sépare les vaisseaux.

Certains auteurs admettent que chaque vaisseau possède une gaine propre, ces gaines s'accolent à la partie inférieure de la région quand les vaisseaux viennent au contact, le nerf serait en dehors des gaines vasculaires appliqué contre leur surface extérieure au point où elles se touchent, ses connexions sont plus intimes avec la gaine artérielle par suite de la présence des nerfs cardiaques qui accompagnent l'artère. Tous les autres nerfs de la région seraient également situés en dehors des gaines vasculaires, exception faite du sympathique qui descend à l'intérieur de la gaine artérielle (Voy. Truffert).

Le glosso-pharyngien est en avant du pneumogastrique répondant à distance à la face externe de la carotide interne, d'abord séparé de la dixième paire cranienne par le passage presque transversal du segment terminal du sinus pétreux inférieur, il s'écarte de plus en plus du pneumogastrique. (Nous avons vu qu'il était inexact de dire que la neuvième paire s'insinuait entre la carotide en dedans et le pneumogastrique en dehors.) *Le spinal* à peine détaché du tronc commun qu'il forme avec le vague s'écarte de lui, se portant en dehors en croisant soit la face postérieure, soit la face antérieure de la jugulaire interne. Le *sympathique* est représenté dans cette région par le ganglion cervical supérieur prolongé en haut par le rameau carotidien. Le ganglion est de forme et de dimension essentiellement variables, le plus souvent fusiforme long de 4 à 5 centimètres et large de 6 à 8 millimètres, il est situé derrière la carotide interne par conséquent en dedans du pneumogastrique mais souvent son extrémité inférieure se porte en dehors et croise la face postérieure du vague avant que de venir toucher la jugulaire (Herbet). Le *grand hypoglosse* oblique en bas en dehors en avant après avoir croisé le sympathique croise la face postérieure du ganglion plexiforme, il se place en dehors de lui et ce n'est que plus bas que, se portant en avant, il s'engage entre la jugulaire interne en dehors, le pneumogastrique en dedans.

Au moment où il croise le pneumogastrique, le grand hypoglosse lui envoie parfois une simple anastomose mais dans la presque totalité des cas il s'accole à lui si intimement que la dissection ne peut les séparer. Sur près de un centimètre les deux nerfs forment un tronc commun, l'histologie montre du reste l'intrication des faisceaux des deux nerfs qui se séparent ensuite fascicule par fascicule et qui momentanément perdent leur valeur anatomique. (Van Gehuchten et Molhant). L'artère pharyngienne ascendante est nettement en dedans contre la paroi pharyngée, souvent une de ses branches terminales passant derrière la carotide se rapproche du vague se plaçant en avant de lui pour s'engager dans le trou déchiré postérieur. Les ganglions de la chaîne jugulaire sont pour la plupart sur la face externe de la veine.

4° *Dans la région carotidienne.* — Comme dans l'espace sous-parotidien postérieur le nerf reste éloigné des parois de la région. Il est toujours satellite de l'artère, d'abord carotide interne puis carotide primitive, il peut s'éloigner sensiblement de la veine. Normalement le pneumogastrique est situé dans l'angle dièdre ouvert en arrière formé par l'accolement de la carotide et de la jugulaire. A la partie toute supérieure de la région carotidienne supérieure, *le nerf grand hypoglosse* en se portant en avant s'insinue entre la jugulaire interne en dehors, le pneumogastrique en dedans, il donne sa branche descendante sur la partie antérieure de la carotide elle n'a donc pas de rapports avec le pneumogastrique, pas plus que la branche descendante du plexus cervical qui contourne la face externe de la jugulaire. *Le sympathique* étirant la gaine artérielle s'écarte de la carotide il se rapproche de la paroi prévertébrale, il est situé sur un plan postérieur au pneumogastrique et en dehors de lui. *L'artère thyroïdienne inférieure* dans son segment transversal après avoir croisé la chaîne sympathique croise la face postérieure du pneumogastrique, la portion transversale de l'artère thyroïdienne inférieure passe chez les sujets de moins de 30 ans à 1 centimètre ou 1 centimètre 5 au-dessous du tubercule de Chassaignac, elle peut passer au-dessus chez les sujets âgés (PAULET).

Les rapports du pneumogastrique avec les vaisseaux peuvent changer et notamment au-dessous du cartilage thyroïde il peut se placer *en avant* des vaisseaux, dans l'angle dièdre ouvert en avant formé par leur accolement, pour occuper cette place il croise la face externe de la carotide primitive. Le nerf, s'il se place en avant de la carotide est ainsi au contact du lobe latéral du corps thyroïde. MALGAIGNE, CRUVEILHIER, MACALISTER, WRISBERG, QUAIN rapportent chacun un cas. TESTUT a vu deux fois cette disposition et les deux fois à gauche. ARGAUD et COCHET l'ont trouvée également à gauche dans plus de la moitié des cas (50 sujets), ils l'ont vue beaucoup plus rarement à droite. PIQUAND et HALLER sur neuf sujets ont vu trois fois le pneumogastrique gauche en avant de la carotide, deux fois le nerf ne décrivait qu'une simple courbe à convexité antérieure. Sur les neuf sujets, le pneumogastrique droit avait une disposition classique. WORMS et LACAYE sur 28 sujets examinés des deux côtés ont vu six fois le pneumogastrique en avant des vaisseaux ; quatre fois la disposition n'existait qu'à gauche, une fois elle était bilatérale (trois fois sur huit sénégalais, trois fois sur vingt blancs). WORMS et LACAYE ont vu un trajet un peu spécial du nerf qui pour devenir antérieur, contournait le bord postérieur et la face externe de la veine jugulaire. CASALI, sur trente sujets (vingt-deux adultes, quatre fœtus à terme, trois nouveaux-nés, un enfant de un an) a toujours trouvé la disposition classique à droite. A gauche, sur dix sujets dont trois adultes, il a vu le nerf sur la face antérieure ou sur la partie antérieure de la face latérale de la carotide primitive. Par contre, GIBSON ayant rencontré cette disposition chez un homme de 59 ans ne l'a pas retrouvée sur vingt-quatre fœtus. — WRISBERG (cité par ARNOLD) a rapporté des cas de pneumogastrique dédoublé à la région cervicale, le nerf se reconstituant à la partie inférieure du cou.

5° *A la base du cou* (Fig. 72). — Les rapports sont différents à droite et à gauche en raison de la disposition artérielle. *A droite* le pneumogastrique croise la face externe de la carotide primitive qui s'écarte un peu de la jugulaire puis passe en avant de l'artère sous-clavière non loin de l'origine de celle-ci, d'une façon presque constante en dedans de l'origine de l'artère vertébrale. En avant le pneumogastrique est masqué non par la veine sous-clavière mais par la veine jugulaire interne répondant dans la profondeur au bord interne de cette veine, plus bas il répond à l'angle de Pirogoff. Au niveau de la sous-clavière le pneumogastrique droit donne une grosse collatérale, le nerf récurrent droit. En dehors du pneumogastrique et tout près de lui deux autres nerfs croisent la face antérieure du

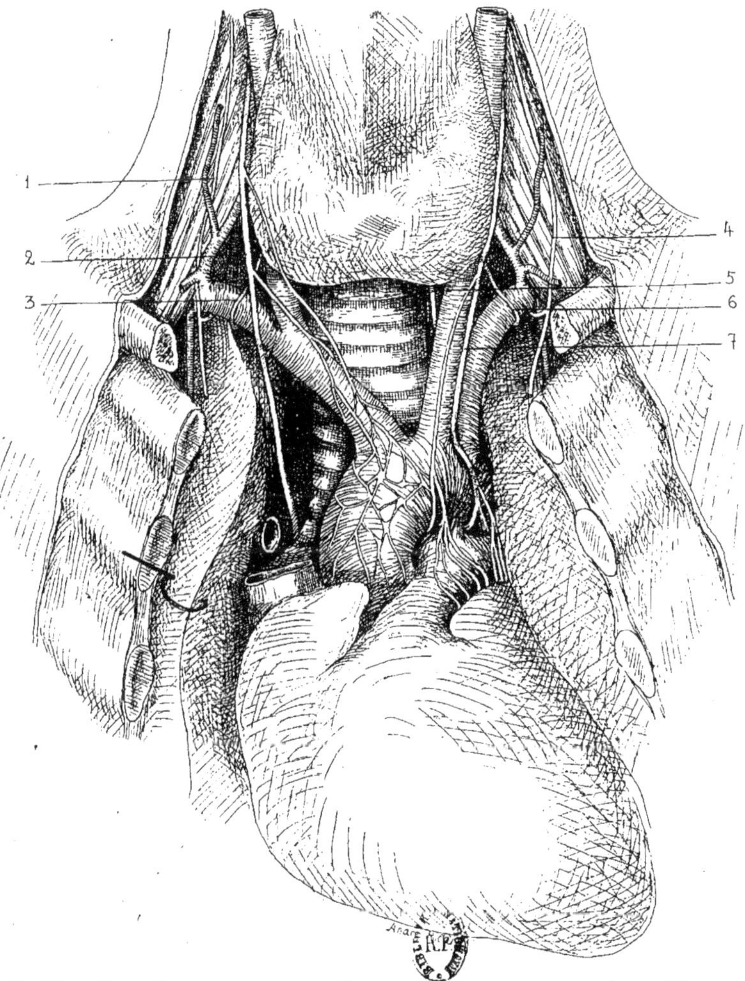

Fig. 72. — Le nerf pneumogastrique à la base du cou et dans la partie supérieure du thorax. — Le plexus cardiaque superficiel. — 1. Le nerf phrénique du côté droit. — 2. Le nerf pneumogastrique. — 3. Le sympathique (branche antérieure de l'anneau de Vieussens). — 4. Le nerf phrénique du côté gauche. — 5. Le nerf récurrent gauche. — 6. Le sympathique. — 7. Le nerf pneumogastrique. — (Le thorax étant largement ouvert et les parois écartées, les rapports des viscères et des vaisseaux avec le squelette sont complètement modifiés).

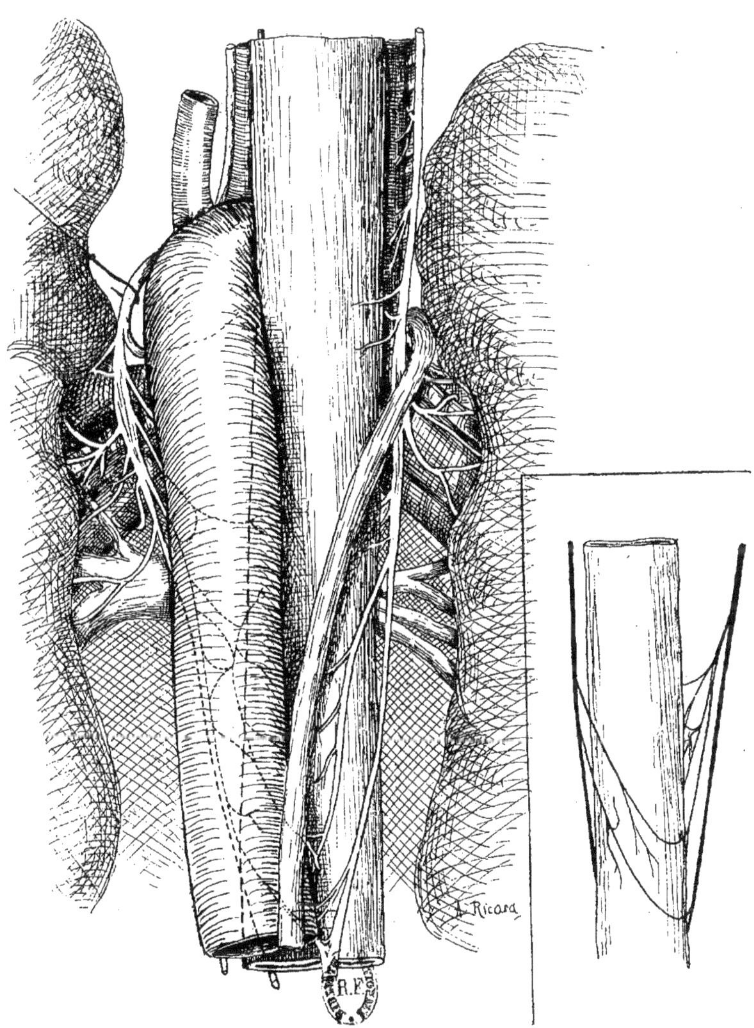

Fig. 73. — Le nerf pneumogastrique dans le médiastin. — Dans le cadre les anastomoses entre les deux pneumogastriques en avant de l'œsophage.

segment intra-scalénique de l'artère sous-clavière. La chaîne sympathique au pôle inférieur du ganglion cervical moyen se divise en deux branches, une postérieure assez grosse, une antérieure très grêle en gagnant le ganglion cervical inférieur elles embrassent l'artère sous-clavière en une boutonnière connue sous le nom d'anse de Vieussens ; l'anse de Vieussens embrasse la sous-clavière tantôt en dehors, tantôt en dedans de l'artère vertébrale. Plus en dehors encore le phrénique quittant le bord interne du scalène croise la sous-clavière tantôt en dehors, tantôt en dedans de l'origine de la mammaire interne, il envoie au-dessous de la sous-clavière un filet qui gagne soit le ganglion cervical inférieur, soit la branche antérieure de l'anneau de Vieussens. Des veines sont très rapprochées du pneumogastrique, la veine vertébrale (presque toujours unique) chemine en avant et en dehors de l'artère vertébrale, elle va se jeter dans l'angle de Pirogoff ou dans le tronc innominé en passant soit au-dessous, soit au-dessus et en avant de l'artère sous-clavière, l'embrassant quelquefois dans une boutonnière veineuse, elle croise donc la direction du pneumogastrique très rapprochée de son bord externe. La veine jugulaire postérieure passe en général sous l'artère sous-clavière pour venir déboucher à côté de la veine vertébrale ou dans la veine vertébrale.

A gauche les rapports du pneumogastrique sont tout différents. L'artère sous-clavière venant du médiastin est ascendante, elle ne passe pas derrière l'articulation sterno-claviculaire comme l'artère droite mais bien plus en dehors, et en arrière à près de 3 centimètres d'après Richet. Le pneumogastrique ne touche à la sous-clavière que tout à fait exceptionnellement il est interne et antérieur par rapport à elle accolé au flanc externe de la carotide primitive qui le sépare de la face latérale de la trachée. Le sympathique et le phrénique plus externes restent en rapport avec la sous-clavière. C'est juste au-dessus de cette région que le canal thoracique décrit sa crosse dont la hauteur est très variable ne débordant en général pas beaucoup le plan de la sous-clavière elle peut remonter jusqu'à la 7e apophyse costiforme ou même jusqu'à la 6e (Lecène) elle passe d'une façon constante en arrière du pneumogastrique avant que d'aller s'appliquer sur le scalène antérieur pour descendre ensuite vers l'angle de Pirogoff.

6° *Dans le thorax.* — *A droite* le pneumogastrique est presque accolé à la trachée, cheminant contre la partie toute postérieure de sa face latérale, il contribue à former la paroi postérieure de la loge des ganglions prétrachéo-bronchiques limitée d'autre part en dedans par la face latérale de la trachée en dehors par la face interne du poumon en avant par la face postérieure du tronc veineux brachio-céphalique droit et de la veine cave supérieure. Le nerf atteint la bronche droite et se place à sa face postérieure tout près de l'origine de la bronche (Fig. 73). Derrière la bronche le pneumogastrique est d'abord situé entre le bord droit de l'œsophage en dedans et la crosse de l'azygos en dehors, il ne touche ni l'un ni l'autre de ces organes ; à la moitié de la hauteur de la bronche l'azygos croise la face postérieure du nerf et se place en dedans de lui. Au-dessous de la bronche le pneumogastrique répondant en avant à la veine pulmonaire inférieure se rapproche de plus en plus du bord droit de l'œsophage et s'accole à lui, ce n'est que peu au-dessus de l'orifice diaphragmatique qu'il se place en arrière de l'œsophage répondant à la moitié droite de sa face postérieure. Peu au-dessus de la bronche le nerf commence à s'élargir et à se dissocier en de nombreux fascicules, ces fascicules sont tous compris dans une même gaine de sorte que si la dissection n'est pas complète il est possible de croire à un simple élargissement du nerf. Le nerf n'est entièrement reconstitué que très bas près du bord inférieur de la veine pulmonaire inférieure.

A gauche le pneumogastrique descend sur la face externe de la carotide primitive la croisant très obliquement d'arrière en avant, il est masqué en avant par le tronc veineux brachio-céphalique gauche. Le nerf atteint la face antérieure de la crosse de l'aorte juste en dehors de l'origine de la carotide ; sur la face antéro-externe de la crosse il décrit une courbe à concavité postérieure et supérieure qui le porte en arrière, il atteint ainsi la face inférieure de la crosse nettement en dehors du plan de la carotide primitive, en un point situé en dehors et en arrière de l'abouchement du ligament artériel, c'est-à-dire au-dessous de la sous-clavière ou même en dehors et en arrière d'elle. A la face postérieure de la bronche le pneumogastrique gauche presque vertical est beaucoup plus externe que le droit, il est situé à moitié de la distance qui sépare le poumon du bord gauche de l'œsophage, en arrière il est complètement masqué par l'aorte thoracique. Au-dessous de la bronche le pneumogastrique gauche, répondant en avant à la veine pulmonaire inférieure, prend une direction oblique qui l'amène au contact du bord de l'œsophage et qui le place ensuite sur sa face antérieure. Généralement le pneumogastrique gauche atteint la face antérieure de l'œsophage plus haut que le pneumogastrique droit n'atteint sa face postérieure. La dissociation du pneumogastrique gauche dans le médiastin postérieur est en tout comparable à celle que présente le pneumogastrique du côté droit.

7° *Au niveau de l'orifice du diaphragme.* — Le pneumogastrique gauche est situé sur la face antérieure de l'œsophage se rapprochant de plus en plus de son bord droit, le pneumogastrique droit est à la face postérieure. A l'intérieur de l'orifice musculaire du diaphragme ces nerfs peuvent être en rapport avec la bourse de Bromann qui lorsqu'elle existe enserre le bord droit et la face postérieure de l'œsophage. Les nerfs sont nettement reconstitués au niveau du diaphragme.

Donner a examiné les pneumogastriques chez diverses espèces de singes, chez *macacus rhesus* seul il a trouvé le nerf dissocié en plusieurs troncs au niveau du diaphragme.

8° *Dans l'abdomen. Pneumogastrique gauche ou antérieur.* — Il est classique de dire que le pneumogastrique gauche descend en avant de la portion abdominale de l'œsophage et qu'il vient former sur la face antérieure de l'estomac un plexus, le plexus gastrique antérieur d'où partent en rayonnant les nerfs de l'estomac. En réalité le pneumogastrique gauche « est situé le plus souvent en dehors et à droite du cardia, à 2 ou 3 milli- « mètres de son bord droit, généralement individualisé en un tronc unique, « parfois déjà différencié en un certain nombre de branches secondaires. « A ce niveau il s'épanouit habituellement en une sorte de lame nerveuse « étalée, d'aspect blanchâtre de laquelle partent les rameaux gastriques. « A partir du point où s'épanouissent les nerfs gastriques le pneumogas- « trique gauche disparaît en tant que tronc ». (P. Wertheimer).

Le pneumogastrique droit ou postérieur (Fig. 74) « apparaît au contact

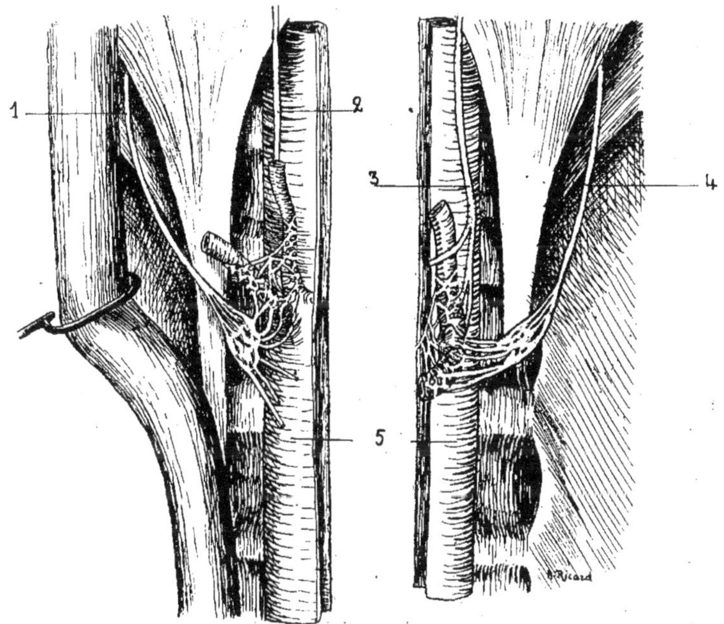

Fig. 74. — La terminaison du nerf pneumogastrique droit. Figure schématique, la pièce est divisée longitudinalement en deux parties qui ont été écartées. Le pneumogastrique droit et l'artère coronaire stomachique se voient sur les deux segments de la figure. — 1. Le nerf grand splanchnique du côté droit apparaissant derrière la veine cave inférieure. — 2. Le nerf pneumogastrique droit. — 3. Le même nerf qui donne ses filets gastriques et qui se termine ensuite sur le plexus cœliaque. — 4. Le nerf grand splanchnique du côté gauche. — 5. L'aorte abdominale.

de la face postérieure du cardia habituellement dans la moitié droite de celle-ci, il lui est uni solidement, et il conserve son individualité de tronc nerveux plus longtemps que le pneumogastrique antérieur » après avoir donné des branches gastriques, il se dirige obliquement en bas et en arrière « en contractant avec les fins rameaux qui entourent l'artère coronaire « des rapports de contiguité qui ne tardent pas à être d'une intimité telle

« que le scalpel isole artificiellement ses éléments constitutifs et qu'en « fait il disparaît dans le plexus cœliaque » (P. Wertheimer). Les auteurs décrivent cette branche comme gagnant la corne interne du ganglion semi-lunaire droit ; la terminaison du pneumogastrique, le ganglion semi-lunaire et le grand splanchnique droit qui aboutit à la corne externe du ganglion forment *l'anse mémorable* de Wrisberg.

Laignel-Lavastine aurait trouvé d'une façon presque constante une disposition un peu plus complexe déjà représentée par Bourgery, le pneumogastrique droit à trois ou quatre centimètres au-dessus du tronc cœliaque et au voisinage de la coronaire stomachique se divise en trois branches : 1° une branche médiane descend plus bas que le tronc cœliaque et se perd sur la mésentérique supérieure ; 2° une branche latérale droite gagne le groupe ganglionnaire supérieur droit (ganglion semi-lunaire et ganglion phrénique), s'anastomosant avec l'extrémité interne du ganglion semi-lunaire pour former l'anse de Wrisberg ; 3° Une branche latérale gauche gagne le ganglion semi-lunaire gauche formant une anse gauche semblable à la droite. — Sur un cadavre Laignel-Lavastine aurait trouvé une disposition particulièrement schématique : les pneumogastriques au niveau de l'œsophage se divisant chacun en deux branches, une antérieure, une postérieure ; les deux branches antérieures se réunissent pour former le pneumogastrique gauche ou antérieur, les deux branches postérieures s'unissent pour former le pneumogastrique droit. Les trois branches terminales du pneumogastrique postérieur étaient particulièrement nettes. On retrouverait cette disposition simple chez le chien et chez le cheval. — Donker a trouvé l'anse mémorable de Wrisberg dans presque toutes les espèces de singe, et a vu parfois une formation analogue du côté gauche.

Branches collatérales du pneumogastrique. — 1° Dans le trou déchiré postérieur un ou deux filets inconstants peuvent relier le ganglion jugulaire au ganglion d'Andersh (Cruveilhier).

2° *Le rameau sensitif du conduit auditif externe.* — (Voyez les branches collatérales du facial.)

3° *Une anastomose avec le glosso-pharyngien* signalée par Bichat à 3 ou 4 millimètres au-dessous de la base du crâne. (Voyez les branches collatérales du glosso-pharyngien.)

4° *Des anastomoses très variables avec le sympathique.* — Le plus souvent un très gros tronc presque transversal est tendu de la face postérieure du ganglion plexiforme à la face postérieure du ganglion cervical supérieur. De plus sous le nom de nerf jugulaire Cruveilhier signale un filet difficile à disséquer naissant du ganglion sympathique et se divisant en plusieurs branches qui montent derrière la carotide interne, les filets terminaux gagnant le ganglion jugulaire et le ganglion d'Andersh. Herbet a vu le pneumogastrique adhérer au ganglion sympathique sur toute la hauteur de celui-ci, la séparation anatomique était presque impossible, c'est là un fait d'une importance capitale si on pense à l'ablation chirurgicale du ganglion sympathique.

5° *Une anastomose avec le grand hypoglosse.* — Quelquefois simple filet au moment du croisement ou au-dessus du croisement, le plus souvent comme nous l'avons vu, accolement complet des deux nerfs et fusionnement sur une certaine longueur.

6° *Des rameaux pharyngiens* (Fig. 69). — Les rameaux pharyngiens naissent de la partie interne du ganglion plexiforme, souvent il y en a deux, un supérieur et un inférieur, plus souvent peut-être il n'y en a qu'un très gros et se divisant tout de suite en deux branches. Les rameaux pharyngiens naissent du ganglion plexiforme plus ou moins haut, au-dessus du laryngé supérieur qui se détache du pôle inférieur, parfois cependant ils naissent d'un tronc commun avec lui. Dès leur origine les nerfs se portent en avant sur la face externe de la carotide interne puis croisant la face antérieure de l'artère ils atteignent la paroi pharyngée. Il existe toujours deux nerfs à ce niveau, car s'il existait un tronc originel unique il s'est divisé en croisant la carotide, chaque nerf se divise en quatre ou cinq filets qui passent les uns en dedans les autres en dehors des branches de la pharyngienne ascendante s'ils ne rencontrent le tronc lui-même. Les filets nés de *la branche supérieure* vont s'unir aux filets pharyngiens du glosso-pharyngien et à des rameaux nés du ganglion sympathique, pour former la partie supérieure du plexus pharyngien située sur le constricteur supérieur en arrière du stylo-pharyngien (*Voyez le nerf glosso-pharyngien*). Les filets nés de *la branche inférieure* s'anastomosant avec des filets sympathiques vont former des mailles sur le constricteur moyen en arrière de la grande corne de l'os hyoïde, c'est la partie inférieure du plexus pharyngien qui donne des filets au constricteur moyen, de petites branches s'en détachent, glissent entre le constricteur moyen et le constricteur inférieur et abordent ce dernier muscle par la partie supérieure de sa face profonde. Du rameau pharyngien inférieur, quelquefois du ganglion plexiforme lui-même, se détachent deux ou trois filets qui longent la carotide, souvent on peut en suivre un jusqu'au corpuscule rétro-carotidien.

Arnold a vu des nerfs pharyngiens moyens naissant du ganglion plexiforme entre le nerf pharyngien supérieur et le nerf pharyngien inférieur. — Arnold et Cruveilhier signalent des filets du spinal allant aux nerfs pharyngiens. — Cruveilhier a disséqué une racine venant du glosso-pharyngien. Il a vu l'origine se faire exclusivement aux dépens du spinal. — Sur deux ou trois pièces de Vernet le nerf pharyngien, tout en recueillant des rameaux du ganglion plexiforme, naissait directement du tronc du pneumogastrique au-dessus du ganglion. — Arnold signale la présence fréquente d'un ganglion, le ganglion pharyngien dans l'épaisseur du plexus pharyngien.

7° *Le nerf laryngé supérieur* (Fig. 69). — Le nerf laryngé supérieur naît de la partie interne du pôle inférieur du ganglion plexiforme. Il se porte en bas et en avant plaqué sur la paroi latérale du pharynx, d'abord dans l'espace sous-parotidien postérieur puis dans la région carotidienne supérieure; au niveau de la grande corne de l'os hyoïde il se divise en deux branches terminales, une inférieure grêle, une supérieure plus volumineuse qui s'applique sur la membrane thyro-hyoïdienne; cette branche semble continuer le tronc du nerf qui ainsi compris décrit une longue courbe à concavité antérieure et supérieure, dont la branche postérieure descendante est beaucoup plus longue que l'antérieure presque horizontale ou légèrement ascendante. Cette courbe sous-jacente à celle du glosso-pharyngien est de plus grand rayon qu'elle.

A son origine le nerf est en arrière et en dehors de la carotide interne, très proche du ganglion cervical supérieur du sympathique plaqué contre la face postérieure de l'artère. Contournant la face postérieure de la carotide le nerf atteint l'angle du pharynx et oblique en bas et en avant, s'accole au constricteur moyen dont il est séparé par l'aponévrose pharyngé; avant que d'atteindre la région de la corne hyoïdienne le nerf quittant le constricteur moyen se place dans l'interstice qui le sépare du constricteur inférieur, il répond là dans la profondeur aux fibres du palato-staphylin et aux fibres antérieures du stylo-pharyngien ; le laryngé supérieur est recouvert en dehors par la carotide interne puis plus en avant et à distance par la carotide externe qui émet l'artère linguale au niveau de la grande corne de l'os hyoïde, l'origine de l'artère linguale recouvre souvent le nerf et peut le séparer du grand hypoglosse souvent cependant situé nettement plus haut et du tronc veineux thyro-linguo-facial. La bifurcation du laryngé supérieur se fait dans la région de la grande corne de l'os hyoïde en un point variable (SAPPEY), tantôt proche de la corne, parfois au-dessous d'elle, plus souvent très nettement au-dessus.

Branches collatérales du laryngé supérieur. — *a*) Des anastomoses au nombre de deux ou trois avec le plexus pharyngien (glosso-pharyngien, pneumogastrique, sympathique) quelquefois anastomose directe avec le nerf pharyngien inférieur ; *b*) des anastomoses avec le ganglion cervical supérieur ; *c*) LUSCHKA signale un filet qui s'accole à la carotide interne et qui descend jusqu'au corpuscule rétro-carotidien, il ne semble pas constant ; *d*) sous le nom de *plexus laryngé* de HALLER il est classique de décrire un plexus formé par des filets du laryngé supérieur, du sympathique et quelquefois du laryngé externe, qui descend derrière la carotide interne puis derrière la carotide primitive, il donne des filets à l'œsophage et au corps thyroïde. HUGUIER a signalé un filet provenant du plexus laryngé de HALLER allant s'unir au récurrent au bord inférieur du cartilage cricoïde ; *e*) Parfois un nerf cardiaque se rendant directement ou indirectement au plexus cardiaque superficiel, ce filet est comparable au nerf dépresseur décrit chez le lapin (Voyez plus loin les nerfs du cœur).

Branches terminales du laryngé supérieur. — Les branches terminales sont au nombre de deux, une supérieure, une inférieure ou laryngé externe, la branche supérieure peut être considérée comme la continuation du tronc, le laryngé externe comme une simple collatérale. La bifurcation se fait en un point très variable suivant les sujets, c'est le plus souvent un peu en arrière et au-dessus de l'extrémité de la grande corne de l'os hyoïde, parfois au-dessous de cette corne (cette disposition est très nette sur certaines figures de FARABEUF), pour certains auteurs la bifurcation se ferait d'une façon constante nettement au-dessus du plan de l'os hyoïde « ordinairement en avant de la carotide interne, mais il n'est pas rare de la voir sur un point plus élevé » (SAPPEY).

A. *Branche supérieure, laryngé supérieur proprement dit* (Fig. 69 et 75). — Le nerf atteint l'espace thyro-hyoïdien, il est compris dans une gangue cellulo-fibreuse formée par condensation du tissu cellulaire de la région qui l'applique sur les plans profonds (Celles). D'abord oblique en bas en avant il croise le ligament thyro-hyoïdien latéral et atteint la membrane thyro-hyoïdienne l'abordant peu au-dessous de la grande corne de l'os hyoïde; puis presque horizontal le nerf chemine sur la membrane se portant vers le bord postérieur du muscle thyro-hyoïdien ; parfois le laryngé supérieur atteint le muscle et s'insinue entre lui et la membrane, disposition donnée comme normale par Cruveilhier, plus souvent peut-être il perfore la membrane en arrière du muscle à une distance variable de celui-ci et plus ou moins près du bord supérieur du cartilage thyroïde.

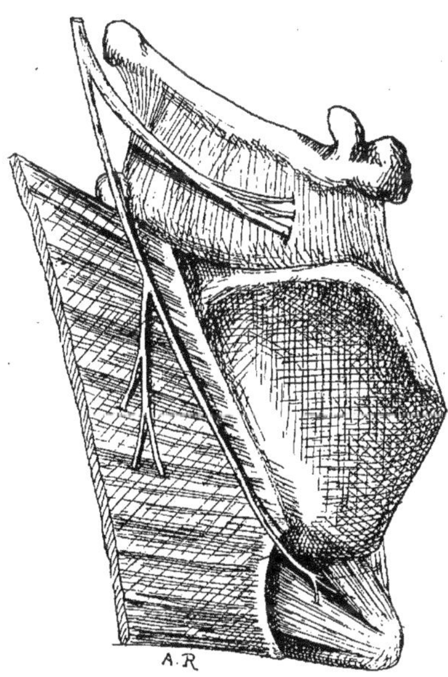

Fig. 75. — Les branches terminales du nerf laryngé supérieur. — La branche sensitive du laryngé externe passe à la face profonde du chef interne du muscle crico-thyroïdien (Disposition relativement fréquente).

La perforation se fait parfois presque au contact du bord postérieur du muscle, d'autres fois très en arrière tout près du bord postérieur de la membrane ; l'opinion de Lacour, perforation à 8 millimètres en avant de la corne supérieure du cartilage thyroïde est trop absolue. La hauteur du point de pénétration est variable, le plus souvent il est situé à la moitié de la hauteur de la membrane (Poirier et Picqué), parfois plus bas à l'union de son tiers inférieur et de ses deux tiers supérieurs (Lacour) ou dans le quart inférieur (Paul Boncour), souvent plus haut, à l'union du tiers supérieur et du tiers moyen. Cazejust, sur 30 dissections aurait très souvent vu le nerf perforer la membrane au ras de l'os hyoïde.

Le mode de perforation est variable parfois le nerf non encore divisé mais aplati et épaissi ou déjà ramifié en plusieurs branches encore accolées, perfore la membrane en s'engageant dans un orifice assez grand ombiliqué et limité en avant par un pli semi-lunaire (Chalier et Bonnet), beaucoup plus souvent le nerf est déjà divisé en trois ou quatre branches légèrement écartées qui disparaissent par autant d'orifices.

Superficiellement le nerf laryngé est en rapport avec les vaisseaux qui ne lui sont pas parallèles. L'artère laryngée supérieure naît de la portion descendante de la thyroïdienne supérieure, flexueuse elle se porte presque directement en avant et rejoint plus ou moins tôt le nerf suivant la longueur du segment descendant de ce dernier. Parfois les vaisseaux suivent la direction du nerf accolés à lui, d'autres fois ils restent au-dessous (5 à 6 millimètres Liébault et Celles), parfois ils le croisent et se placent au-dessus de lui, mais toujours ils restent plus superficiels.

Dans la très grande majorité des cas les branches artérielles et veineuses accolées, perforent la membrane thyro-hyoïdienne au même niveau que le nerf et par des orifices spéciaux, rarement ils s'engagent dans les mêmes orifices fibreux.

Le nerf du thyro-hyoïdien né du grand hypoglosse croise la grande corne de l'os hyoïde il reste en avant et au-dessus du laryngé.

La disposition indiquée par Chalier et Bonnet, les vaisseaux perforant la membrane en avant du nerf, masqués par le muscle thyro-hyoïdien semble bien exceptionnelle. Les vaisseaux laryngés restent parfois beaucoup plus écartés du nerf. Arnold et Grüber ont vu l'artère perforer la lame latérale du cartilage thyroïde ; Grüber a trouvé cette disposition sur les deux cinquièmes des sujets, anomalie souvent unilatérale et plus fréquente chez la femme que chez l'homme. Poirier a vu l'artère passer entre le cartilage thyroïde et le cartilage cricoïde. Ajoutons que l'orifice situé sur le cartilage thyroïde ne livre pas toujours passage à l'artère, trois fois sur 33, Dilworth a vu cet orifice traversé par une anastomose entre le laryngé supérieur et le laryngé externe. Anastomose signalée par Arnold. Les rapports du nerf laryngé supérieur au niveau de la région thyro-hyoïdienne ont donné lieu à un très grand nombre de travaux, les résultats très contradictoires montrent la grande variabilité de ces rapports. C'est là cependant un point d'anatomie chirurgicale intéressant à préciser car c'est en ce point que se fait la découverte du nerf.

Après avoir perforé la membrane thyro-hyoïdienne le nerf laryngé supérieur divisé en trois ou quatre branches apparaît sous la muqueuse dans la gouttière laryngo-cricoïdienne à la base des replis aryténo-épiglottiques, à ce niveau chacune des branches terminales se divise en un certain nombre de filets.

Pour atteindre son point d'épanouissement, la branche interne du laryngé supérieur ne passe pas comme le voulait Henle dans la fente triangulaire comprise entre les fibres du palato-pharyngien se fixant au bord supérieur du cartilage thyroïde et les fibres se fixant au bord postérieur du cartilage. Le nerf passe en dehors du muscle, puis en avant de lui.

Les filets terminaux du laryngé supérieur peuvent être divisés en deux groupes : filets antérieurs ou épiglottiques et filets postérieurs (Cruveilhier). Les filets antérieurs au nombre de deux ou trois suivent les replis aryténo-épiglottiques, atteignent l'épiglotte et se distribuent à ses deux faces, en se divisant en une multitude de petits rameaux qui s'anastomosent les uns avec les autres ; les terminaisons les plus antérieures atteignent la base de la langue en cheminant sous la muqueuse de la face interne des replis glosso-épiglottiques latéraux. Zander a précisé les limites du territoire lingual; ce territoire est long de 1 centimètre et demi environ et large de 1 centimètre, il atteint en avant le milieu de la racine de la langue, Zander a suivi une fois des filets jusqu'à un centimètre du foramen cœcum. Il y a chevauchement du territoire du laryngé supérieur sur le territoire du glosso-pharyngien et les deux nerfs s'anastomosent richement entre eux. (Voyez les branches terminales du glosso-pharyngien.) Les filets terminaux postérieurs du laryngé supérieur sont plus nombreux, les uns doublant le bord supérieur des replis aryténo-épiglottiques se distribuent à la muqueuse de la portion sus-glottique du larynx et de la face supérieure de la corde vocale; les autres atteignent la muqueuse pharyngée qui tapisse la face postérieure du muscle interaryténoïdien et des muscles crico-aryténoïdiens postérieurs. Un de ces filets va s'anastomoser avec le récurrent formant l'*anse de Galien*. (Voyez les branches terminales du récurrent.)

Dilworth (1921) se basant sur 33 dissections décrit les filets terminaux postérieurs du laryngé supérieur comme donnant des ramuscules aux fibres musculaires comprises dans l'épaisseur des replis aryténo-épiglottiques. Il décrit également comme constants des filets de même origine allant au muscle interaryténoïdien ; ces filets aborderaient le muscle au-dessus du faisceau oblique, le perforeraient et iraient se terminer dans le cartilage aryténoïde.

B. *Laryngé externe.* — Le laryngé externe, grêle, descend très légèrement oblique en bas en avant reposant sur la face externe du constricteur inférieur un peu en arrière de ses insertions au cartilage thyroïde ; il est recouvert par le lobe latéral du corps thyroïde quand celui-ci est très développé et par le muscle sterno-thyroïdien, l'artère laryngée antérieure ou crico-thyroïdienne n'est pas fidèle satellite du nerf, elle est située superficiellement par rapport au muscle sterno-thyroïdien (Chevrier). Au bord inférieur du cartilage thyroïde le laryngé externe quittant le constricteur peut s'appliquer directement sur le muscle crico-thyroïdien, dans certains cas le nerf perfore la partie toute inférieure du constricteur au contact du tubercule qui limite en bas la ligne oblique du cartilage thyroïde ; cette disposition assez fréquente serait constante d'après Dilworth. Abordant le muscle crico-thyroïdien le laryngé externe affecte avec lui des rapports variables suivant les sujets, oblique en bas en avant il peut cheminer sur sa face superficielle ou bien il peut s'enfoncer dans son épaisseur, dans tous les cas après avoir donné quelques filets au muscle il atteint son bord interne et perfore le ligament crico-thyroïdien. Traversant la partie antérieure du muscle ary-syndesmien les très nombreux filets terminaux du laryngé externe innervent la muqueuse de la portion sous-glottique du larynx.

Dans son trajet le laryngé externe donne des branches collatérales : filets contribuant à former le plexus laryngé de Haller ; filets inconstants au plexus pharyngien ; deux ou trois filets très gros à la face externe du constricteur inférieur.

Henle signale un filet se rendant à la corne supérieure du lobe latéral du corps thyroïde, ce filet semble bien loin d'être constant ; d'après Alamartine le laryngé externe s'anastomose avec des filets venus du ganglion cervical supérieur, les branches de l'un et l'autre nerf formant un petit plexus laryngo-sympathique d'où s'échappent des filets pour le corps thyroïde. Dilworth a vu deux fois sur 33 un ramuscule né de la terminaison du laryngé externe aller s'anastomoser avec le récurrent au bord supérieur du muscle crico-aryténoïdien latéral.

La distribution du nerf laryngé supérieur d'après Exner. — Exner donne une description beaucoup plus complexe du laryngé supérieur ; d'après lui le nerf fournirait des rameaux à tous les muscles intrinsèques du larynx, rameaux constants pour certains muscles et seulement d'existence fréquente pour d'autres. Le laryngé externe innerverait non seulement le crico-thyroïdien de son côté mais aussi celui du côté opposé, un filet traversant la ligne médiane au niveau du ligament crico-thyroïdien. L'existence de filets du laryngé supérieur allant au crico-aryténoïdien latéral et au thyro-aryténoïdien externe serait fréquente. Les thyro-aryténoïdiens internes des deux côtés seraient innervés par les deux laryngés supérieurs, leur bord externe seul recevrait des filets du récurrent. Enfin l'inter-aryténoïdien recevrait également des filets des deux laryngés supérieurs, chaque nerf fournissant aux deux moitiés du muscle.

Variations du laryngé supérieur. *Origine.* — Cruveilhier a vu le laryngé supérieur naître par deux racines, une grosse venant du pneumogastrique, une grêle venant du glosso-pharyngien. *Trajet* : Reid et Arnold ont vu le laryngé supérieur passer superficiellement par rapport à la carotide interne. Dans un cas de Cazejust l'anse que décrit le laryngé dans la région hyo-thyroïdienne dépassait en bas le bord supérieur du cartilage thyroïde. Dans un autre cas du même auteur le nerf pénétrait dans le larynx au-dessus de l'os hyoïde. *Précocité de la division en laryngé externe et branche supérieure ou laryngé supérieur proprement dit* : Cruveilhier, Liébault et Celles, Ramadier et Vignes ont vu le laryngé supérieur proprement dit et le laryngé externe naître isolément au niveau du ganglion plexiforme. *Variations des branches* . Un cas de Ramadier et Vignes dans lequel le laryngé externe naissait du ganglion sympathique cervical supérieur à 15 millimètres au-dessus de la corne hyoïdienne, il existait une grosse anastomose unissant l'origine du laryngé supérieur au pôle supérieur du ganglion sympathique. — Le laryngé supérieur peut donner des branches au sterno-hyoïdien et au thyro-hyoïdien (plusieurs cas de Krause), au thyro-aryténoïdien latéral (Valentin) au constricteur moyen (planches de Farabeuf), Ramadier et Vignes ont vu une fois un filet très grêle naissant à la partie toute postérieure de l'espace thyro-hyoïdien, croiser la face profonde de la grande corne de l'os hyoïde et atteindre les fibres du stylo-pharyngien incluses dans les replis pharyngo-épiglottiques — La branche supérieure, laryngé supérieur proprement dit, peut se diviser en trois ou quatre branches terminales, dès qu'elle atteint l'os hyoïde (un cas de Liébault et Celles). — La branche supérieure peut recevoir des filets du ganglion sympathique cervical supérieur et du plexus pharyngien (Arnold). Moura a vu une fois une anastomose unissant le récurrent à la branche supérieure du laryngé supérieur au niveau du thyro-aryténoïdien externe sous la muqueuse. — Il peut exister une anastomose entre les deux branches terminales du laryngé supérieur, anastomose perforant le cartilage thyroïde (Arnold, Dilworth). Chez certains animaux, le lama en particulier, le laryngé supérieur perfore le cartilage thyroïde après avoir donné un filet au muscle crico-thyroïdien (Elze).

Ganglions nerveux du laryngé supérieur — Remak (1844) et après lui Verson (1871) et Schwalbe (1881) signalent la présence de cellules ganglionnaires sur les ramifications terminales du laryngé supérieur. Nicolas (1894) trouve d'une façon constante chez l'embryon humain un ganglion nerveux volumineux sur la branche interne du laryngé supérieur, ce ganglion, sur l'embryon de quatre mois, est long de 240 µ et large de 200 µ alors que le nerf n'a que 25 µ de diamètre. Il est situé au point où le nerf pénètre dans la paroi laryngée sur un plan passant un peu au-dessous du sommet des cartilages aryténoïdes. Si le ganglion existe chez l'adulte ce qui est probable, il ne serait plus situé au même point par suite de l'allongement de l'espace inter-thyro-hyoïdien et de l'écartement de l'os hyoïde et du cartilage thyroïde au cours du développement. — Nicolas a retrouvé le ganglion chez le rat nouveau-né. — Grynfelt et Hédon (1907) ont trouvé chez le chien des cellules ganglionnaires isolées sur tout le trajet du nerf aussi bien sur le tronc que sur les branches terminales et même sur les fines ramifications sous-épithéliales. Il n'y a pas de masses ganglionnaires isolables par la dissection sur les branches extra-laryngées alors qu'il en existe sur les branches intra-laryngées.

Nerf laryngé moyen. — Exner décrit un nerf laryngé moyen chez *le lapin et chez le chien* Le nerf laryngé moyen naît de chaque côté de la branche pharyngienne du pneumogastrique, il court un instant sur le milieu de la face postérieure du pharynx puis gagne les parties latérales et pénètre dans le muscle crico-thyroïdien près du point d'entrée du laryngé externe, chez le lapin, il perfore le constricteur inférieur du pharynx tandis que chez le chien il rampe à sa face externe. Exner n'a pas trouvé le nerf laryngé moyen chez l'homme, il suppose qu'il doit être compris dans le plexus pharyngien mais perdu dans l'intrication de ce dernier, il ne peut être démontré que fonctionnellement. (Voyez Lermoyez.)

8° *Les nerfs cardiaques cervicaux ou supérieurs.* — Ces filets naissent à des niveaux très variables du tronc du pneumogastrique cervical, nous les étudierons plus tard en envisageant en une vue d'ensemble tous les nerfs cardiaques.

9° *Le nerf laryngé inférieur ou nerf récurrent* (Fig. 72). — Le nerf du côté droit et celui du côté gauche ne prennent pas leur origine à la même hauteur. Le nerf droit naît à la base du cou, le nerf gauche naît dans le thorax. L'un et l'autre dès leur origine décrivent une courbe autour d'une crosse artérielle : l'artère sous-clavière à droite, la crosse de l'aorte à gauche; le développement explique facilement que les deux nerfs n'entourent pas la même artère et que le nerf gauche prenne son origine dans le thorax.

Au début, les récurrents de l'un et l'autre côté entourent le sixième arc aortique, qui est cervical. Le cinquième arc disparaît entièrement des deux côtés ; la partie initiale du sixième arc droit persiste seule, formant la branche droite de l'artère pulmonaire, le récurrent se place au-dessous du quatrième arc droit. A gauche, le sixième arc persiste dans toute sa longueur, sa partie initiale formant la branche gauche de l'artère pulmonaire, sa partie terminale formant le ligament artériel de Botal, le récurrent gauche vient se placer au point de jonction du sixième et du quatrième arc gauche. L'évolution ultérieure des arcs n'est pas la même des deux côtés, à droite, le quatrième forme le segment initial de l'artère sous-clavière, à gauche, un segment de la crosse de l'aorte. — De plus, au cours du développement, le quatrième arc gauche se porte en avant, d'où il résulte que le récurrent gauche est sur un plan plus antérieur que le récurrent droit.

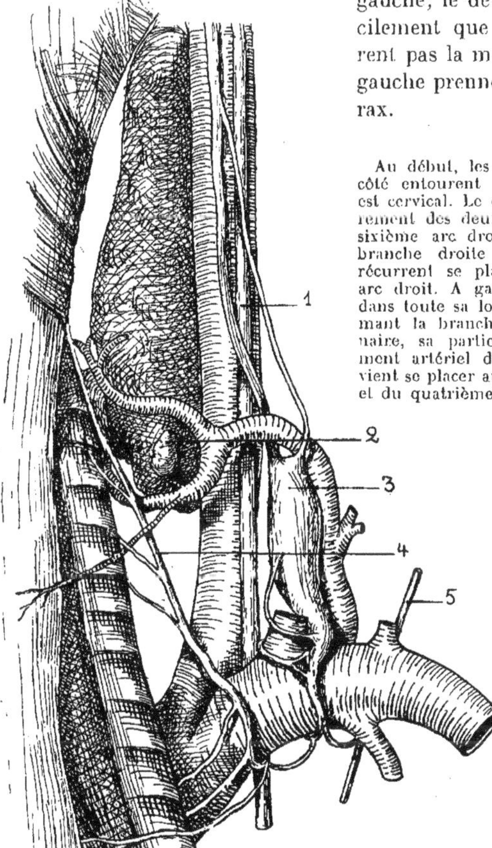

Fig. 76. — Le nerf récurrent du côté droit. — 1. Le nerf pneumogastrique. — 2. La parathyroïde inférieure. — 3. Le ganglion sympathique cervical inférieur (haut situé sur cette pièce). — 4. Le nerf récurrent du côté droit — 5. Le nerf phrénique.

Les nerfs laryngés inférieurs sont volumineux, ils ont parfois un diamètre si considérable qu'on pourrait les considérer comme des branches de bifurcation du pneumogastrique (Cruveilhier).

Le *récurrent droit* (Fig. 76), naît du pneumogastrique au moment où celui-ci croise la face antérieure de l'artère sous-clavière, se portant en arrière il passe sous l'artère, il répond *en haut* à la face inférieure de l'artère, *en bas* au versant antérieur du dôme pleural, rapport qui peut expliquer les atteintes du nerf au cours d'une pachypleurite, *en dedans* il est peu éloigné de la bifurcation du tronc artériel brachio-céphalique, *en dehors* il est proche des branches du sympathique et du phrénique qui passent également sous l'artère ainsi que du segment terminal des veines vertébrale et jugulaire postérieure. (Voyez plus haut les rapports du pneumogastrique à l'entrée dans le thorax.) Le nerf cardiaque inférieur droit du sympathique passe dans la crosse du récurrent (Herbet). A peine dégagé de l'artère sous-clavière, le nerf devient ascendant, il est classique de dire qu'il s'accole tout de suite aux conduits trachéo-œsophagien, en réalité il en est distant, oblique en haut et en dedans il s'en rapproche progressivement pour ne les atteindre qu'assez haut. Le récurrent laisse sur un plan nettement postérieur l'artère vertébrale qui forme le couvercle de la fossette sus-rétro-pleurale avant que de s'appliquer sur la face antérieure de l'apophyse costiforme de la septième cervicale, la chaîne sympathique est également postérieure, elle est en même temps sur un plan plus externe; *en dedans* le nerf se rapproche de plus en plus de l'œsophage, *en avant* il est masqué par la face postérieure de la carotide primitive accolée au flanc droit de la trachée, qui tout en haut de la région peut déborder en avant du récurrent, *en dehors* il répond au premier segment de l'artère thyroïdienne inférieure qui se place progressivement derrière la carotide, les rapports avec l'artère sont très variables (Bérard), les deux organes sont parfois éloignés mais ils peuvent être très rapprochés, situés sur le même plan sans toutefois être accolés, dans d'autres cas (1 fois sur 50) le récurrent accolé à la face antérieure de l'artère la suit fidèlement depuis la sous-clavière. Dans tout ce segment ascendant le nerf est accompagné de quelques petits ganglions lymphatiques, constituant la partie inférieure de la chaîne décrite par Gouguenheim et Leval-Picquechef. Dans le deuxième segment de sa portion ascendante le récurrent est en rapport intime avec le lobe latéral du corps thyroïde (Fig. 77), il est compris dans la loge viscérale, répondant *en dedans* à la partie posté-

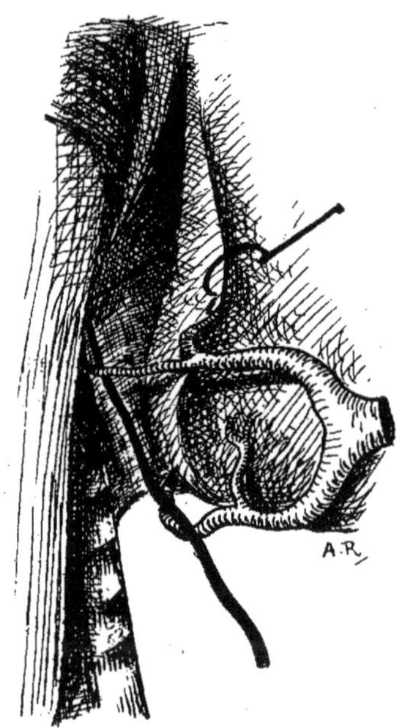

Fig. 77. — Les rapports du nerf récurrent avec le ligament latéral de Grüber tendu transversalement du cartillage cricoïde et de la trachée à la capsule propre du corps thyroïde en avant du nerf.

rieure de la face latérale de la trachée et touchant le bord inférieur du cartilage cricoïde, il répond *en dehors* à la partie postérieure de la face interne du lobe latéral du corps thyroïde lui adhérant souvent d'une façon très intime, au contact des ligaments latéraux de Grüber, tractus conjonctifs détachés de la capsule propre et gagnant le bord inférieur du cartilage cricoïde et les deux ou trois premiers anneaux de la trachée. C'est à ce niveau à l'intérieur de la loge viscérale que le récurrent croise l'artère thyroïdienne inférieure, rapport capital à préciser. Le trajet de l'artère est essentiellement variable, généralement elle monte à la face postérieure du lobe latéral jusqu'à sa partie moyenne, son point culminant restant chez les jeunes sujets à 1 centimètre au-dessous du tubercule de Chassaignac alors qu'elle peut l'atteindre et le dépasser chez les vieillards (Paulet) ; descendant pour se porter vers le pôle inférieur du lobe latéral, l'artère atteint l'espace trachéo-thyroïdien avant que de se diviser en ses branches terminales, c'est dans cette région qu'elle croise le récurrent. Souvent au moment du croisement le nerf a tendance à se dissocier en plusieurs filets (Stierlin). Le mode de croisement est variable et souvent le croisement n'est pas semblable à droite et à gauche, nous y reviendrons en traitant du nerf du côté gauche. Dans cette région le nerf est toujours accompagné de sa chaîne ganglionnaire, des thyroïdes accessoires peuvent se trouver sur son trajet ; les parathyroïdes inférieures situées en arrière du pôle inférieur du lobe latéral (parfois un peu au-dessous de lui (Lorin) sont à un ou deux centimètres en dehors du nerf. Se dégageant du lobe latéral du corps thyroïde le récurrent s'engage sous le bord inférieur du muscle constricteur inférieur, ou même parfois perfore la partie inférieure du muscle de dehors en dedans (Arnold); il apparaît dans la gouttière crico-thyroïdienne et se divise en ses branches terminales.

Le récurrent gauche naît du pneumogastrique au moment où celui-ci quitte la face antérieure de la crosse de l'aorte pour passer derrière la bronche ; il décrit sa courbe à concavité supérieure juste dans l'angle formé par la réunion de la crosse de l'aorte et du ligament artériel, maintenu là par du tissu fibreux (Chaput) situation facile à expliquer par l'embryologie. Il laisse au-dessous de lui le bord supérieur de la bronche et il chemine au milieu des ganglions du groupe prétrachéo-bronchique gauche généralement divisé en deux sous-groupes, un en dehors l'autre en dedans du ligament artériel (Hovelacque) ; la branche gauche de l'artère pulmonaire ne se place en avant de la bronche qu'en dehors du récurrent. La loge du plexus cardiaque superficiel et le ganglion de Wrisberg sont sur un plan plus antérieur et plus interne. Dans le médiastin postérieur le récurrent est ascendant, il rencontre tout de suite l'œsophage qui déborde nettement à gauche la trachée, étant donné la déviation vers la droite du conduit aérien. Le récurrent accompagné dès ce moment par sa chaîne ganglionnaire répond *en arrière* à la partie gauche de la face antérieure de l'œsophage, *en dedans* le nerf répond à la face gauche de la trachée, il est en somme situé dans l'angle dièdre ouvert en avant et en dehors formé par l'œsophage et la trachée, *en avant et à gauche* c'est d'abord la face postérieure de la crosse de l'aorte qui masque le récurrent puis c'est la carotide primitive, l'artère sous-clavière restant sur un plan plus externe et plus postérieur. De l'entrée du thorax au pôle inférieur du lobe latéral du corps thyroïde le récurrent toujours vertical garde les mêmes rapports postérieurs avec l'œsophage ; les plans superficiels étant enlevés

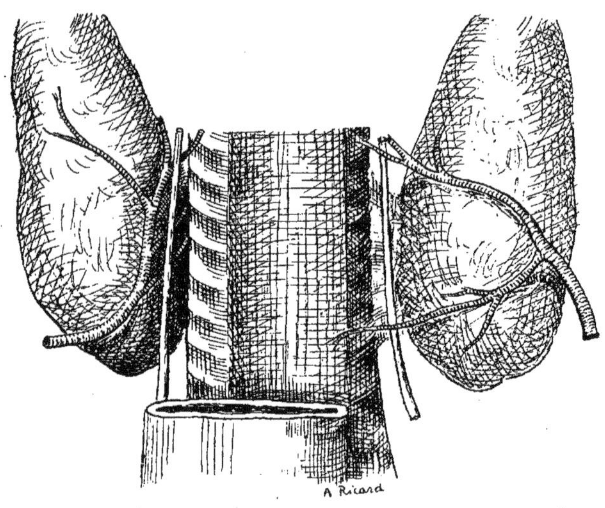

Fig. 78. — Disposition fréquente des nerfs récurrents par rapport aux artères thyroïdiennes inférieures.

il apparaît dans le fond d'une petite région triangulaire limitée en dedans par la trachée, en dehors par la carotide primitive oblique en haut en dehors en arrière, en haut par le bord inférieur du corps thyroïde. Le récurrent s'engage entre la trachée et le lobe latéral du corps thyroïde et comme à droite il rencontre l'artère thyroïdienne inférieure. De très nombreux travaux ont été faits sur le mode de croisement des deux organes ; d'après les recherches de Jaboulay et Villard il existerait 3 types principaux : 1er *type* (schématique) (Fig. 78) à droite le laryngé inférieur reste en avant de toutes les branches artérielles alors qu'à gauche il est complètement en arrière ; 2e *type* (fréquent) même situation des organes à gauche. A droite le nerf passe dans la fourche de bifurcation de l'artère mais au devant de la branche inférieure qui est la véritable continuation du tronc ; 3e *type* (contingent) situation variable du nerf et de l'artère, mais avec un plus grand nombre de ramifications vasculaires en arrière du nerf à droite qu'à gauche.

Le mode de croisement du récurrent et de l'artère thyroïdienne inférieure, est fort variable, et ce point d'anatomie a donné lieu à de très nombreuses recherches. Après les travaux de Wölfler, Kocher (1883) décrit le récurrent comme croisant la face antérieure de la portion transversale de l'artère thyroïdienne inférieure. Ritter (1885) a montré sur quinze préparations que la description de Kocher n'était vraie que dans un tiers des cas, dans les autres cas, le nerf est pris dans une sorte de fourche formée par les branches terminales de l'artère. Streckeisen (1886) signale que les rapports sont souvent différents des deux côtés, sur cinquante-cinq cadavres, trente et une fois il a vu l'artère devant le nerf et quarante fois derrière, dans les autres cas, il existait derrière le nerf une grosse branche née de la branche supérieure de la thyroïdienne inférieure. Taguchi (1889), donne les résultats de soixante-quatre dissections de cadavres d'hommes et de cinquante-sept cadavres de femmes ; quatre hommes et une femme n'ont été disséqués que du côté droit. Il décrit plusieurs types : 1° Le récurrent croise le tronc de l'artère vingt-sept fois en avant, vingt neuf fois en arrière. 2° Le récurrent croise les branches de division de l'artère, a) nerf en avant des branches, dix cas ; b) nerf en arrière des branches, trente-sept cas ; c) Nerf au milieu des branches, soixante-quinze cas. 3° Le récurrent ne croise que la branche de division inférieure de l'artère, a) vingt-trois cas en avant de la branche, b) quinze cas en arrière de la branche, c) sept cas entouré par la branche. Les variations seraient plus nombreuses chez la femme que chez l'homme. Jaboulay et Villard (1893) confirment la variabilité de la disposition mais ajoutent que le récurrent droit est presque toujours situé sur un plan plus antérieur que le récurrent gauche, le récurrent droit étant préartériel, ce qui peut étonner, étant donné les rapports du nerf et de l'œsophage. Stierlin (1907) conclut de cent cinquante observations faites au cours d'intervention, que le plus souvent, le nerf est derrière l'artère au moment où elle se divise en ses branches terminales, mais souvent une des branches de l'artère et notamment la supérieure est derrière le nerf. Dans un cas il a vu le récurrent former une boutonnière nerveuse dans laquelle passait l'artère. F. Dumont (1910) et Dilworth (1921) arrivent aux mêmes conclusions. Casali (1912) contrairement à Jaboulay et Villard considère le récurrent droit comme rétro-artériel et le récurrent gauche comme préartériel. Parsons (1920) a presque toujours vu l'artère derrière le nerf.

Branches collatérales du récurrent. — *a*) Les rameaux cardiaques moyens naissent du récurrent presque dès l'origine, nous les étudierons en même temps que les autres nerfs cardiaques (Voyez les nerfs cardiaques inférieurs). — *b*) Un filet anastomotique avec le ganglion cervical inférieur, à droite il chemine dans la fossette sus-rétro-pleurale, à gauche il a un trajet très variable. — *c*) Des rameaux œsophagiens, pour la portion cervicale du conduit ; le récurrent gauche fournit de plus pour la partie gauche de la portion sus-bronchique de l'œsophage. Les filets parallèles entre eux ne dépassent pas la ligne médiane et ne forment pas de plexus. — *d*) Des rameaux trachéaux pour la portion cervicale et à gauche pour la portion thoracique. — *e*) Un ou deux filets pour le constricteur inférieur. — *f*) Souvent deux ou trois filets au lobe latéral du corps thyroïde. Lindmann et Briau considèrent ces filets comme constants et volumineux ; Alamartine ne voit là que des filets nés d'un petit plexus anastomotique entre le récurrent et un rameau du premier nerf cardiaque, on ne peut savoir la part que prend le récurrent à la formation des filets émanés de ce plexus.

Branches terminales du laryngé inférieur (Fig. 79 et 80). — Le récurrent se divise en ses branches terminales dans l'angle que forme le bord postérieur du cartilage thyroïde et le chaton du cricoïde, il est masqué par la muqueuse pharyngée. Le mode de terminaison est variable exceptionnellement il s'épanouit en cinq branches terminales, souvent il se bifurque en une branche postérieure et une branche antérieure ; la branche postérieure donne trois filets : anastomose avec le laryngé supérieur, filet du muscle crico-aryténoïdien postérieur, filet du muscle inter-aryténoïdien ; la branche antérieure se divise pour donner le filet du muscle crico-aryténoïdien latéral et celui du thyro-aryténoïdien.

a) La branche anastomotique avec le laryngé supérieur ou *anse de*

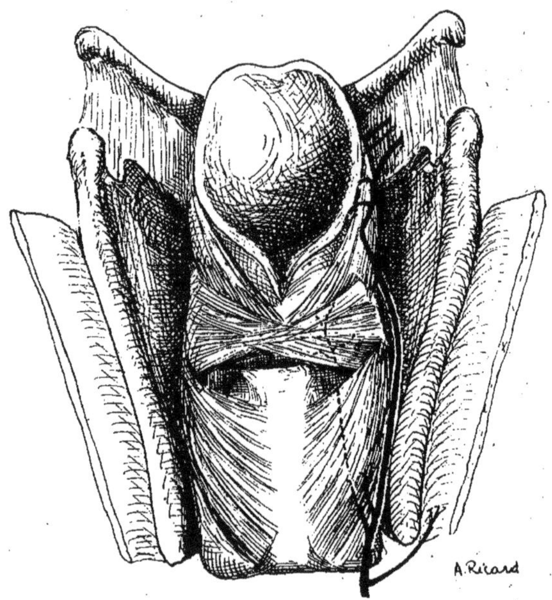

Fig. 79. — La terminaison des nerfs laryngés vue après dissection de la face postérieure du larynx.

Galien entre en rapport avec le muscle crico-aryténoïdien postérieur, elle peut reposer sur la face postérieure du muscle, recouverte seulement par la muqueuse pharyngée, ou bien elle chemine entre le muscle et la face postérieure du chaton du cricoïde, enfin elle peut être intra-musculaire. L'anse de Galien peut être double (Moura-Bourouillou), elle est constante bien que Luschka ait nié son existence.

b) Le filet du crico-aryténoïdien postérieur l'aborde par son bord externe près de sa partie inférieure.

c) Le filet de l'inter-aryténoïdien s'insinue entre le muscle crico-aryténoïdien postérieur et le chaton du cricoïde, il s'engage sous le bord inférieur de l'inter-aryténoïdien et l'aborde par sa face profonde.

d) Le filet du crico-aryténoïdien latéral né de la branche antérieure se porte en avant entre le thyroïde et le cricoïde et aborde le muscle par sa face externe. D'après Dilworth il donne une collatérale qui se porte en arrière, passe au-dessous de l'articulation crico-aryténoïdienne et rejoint le nerf de l'inter-aryténoïdien.

e) Le filet du thyro-aryténoïdien né également de la branche antérieure croise la face externe du crico-aryténoïdien latéral et se divise en plusieurs filets pour le thyro-aryténoïdien interne et pour les divers chefs du thyro-aryténoïdien externe, on a pu suivre de fines ramifications jusque dans les faisceaux thyro et ary-épiglottiques. CRUVEILHIER a vu un filet né de ce rameau aller à l'articulation crico-thyroïdienne.

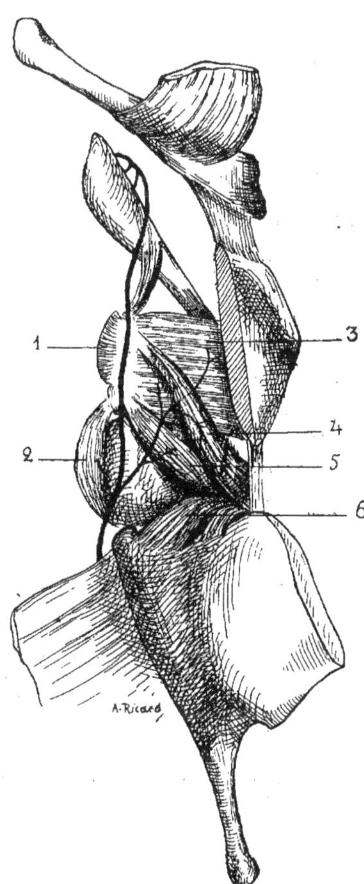

Fig. 80. — La branche de terminaison antérieure du nerf récurrent. — La plaque latérale du cartilage thyroïde a été sectionnée en dehors de la ligne médiane et a été rabattue en dehors, le muscle crico-thyroïdien servant de charnière. — 1. Le muscle inter-aryténoïdien. — 2. Le muscle crico-aryténoïdien postérieur. — 3. Le muscle thyro-aryténoïdien externe. — 4. Le muscle ary-syndesmien. — 5. Le muscle crico-aryténoïdien latéral. — 6. Le muscle crico-thyroïdien.

Les terminaisons nerveuses intra-musculaires sont semblables à celles que l'on trouve dans les autres muscles, il existe surtout des plaques terminales mais on peu trouver les diverses variétés de terminaison décrites par GRABOWER (BRUNETTI). Mais de plus les récurrents donnent des filets sensitifs aux muscles. L'expérience de BEAUNIS le montre bien : après cocaïnisation de la muqueuse laryngée chez un chanteur, la justesse de la voix persiste, c'est donc la sensibilité musculaire et non la sensibilité muqueuse qui règle la tension des cordes vocales, facteur de la justesse de la voix.

La distribution telle que nous la décrivons est la distribution anatomique que l'on peut mettre en évidence par la dissection. Les expériences physiologiques ont donné des résultats très complexes souvent contradictoires et nous ne pouvons exposer ici les théories de MANDELSTAMM niées du reste par SIMANOWSKI et ONODI, pour qui les nerfs se distribuent aux deux moitiés du larynx, ni la description d'EXNER qui fait intervenir un nerf laryngé moyen et pour lequel chaque muscle serait innervé par plusieurs nerfs.

VARIATIONS DU NERF RÉCURRENT. — Le récurrent peut être double (KRAUSE) cette anomalie siégerait toujours à droite d'après MECKEL. — STIERLIN a vu une fois chez le vivant le récurrent former une boutonnière dans laquelle passait la portion transversale de la thyroïdienne inférieure. — *Anomalies du trajet.* La courbe peut se faire autour d'artères autres que la sous-clavière droite et la crosse de l'aorte. SANDIFORT (citation KRAUSE-TELGMAN) a vu le récurrent droit décrire sa courbe autour de la crosse de l'aorte et le récurrent gauche autour du ligament artériel. La récurrence peut se faire : autour du canal artériel (TURNER), de l'artère vertébrale (BRENNER), de la thyroïdienne inférieure (TURNER, CURNOW ; dans le cas de CURNOW, la thyroïdienne inférieure naissait de la carotide primitive) d'un tronc thyro-vertébral (KAJAWA) il y avait encore là une grosse anomalie artérielle. — Le récurrent peut ne pas décrire de courbe et naître du pneumogastrique au droit du larynx par un ou plusieurs filets. Cette anomalie se voit surtout à droite. STEDMANN (1823) semble avoir vu le premier cette disposition.

Hart (1826) a montré qu'elle se voyait quand l'artère sous-clavière droite passe derrière l'œsophage (cas de Reid, Demarquay, Cruveilhier, Hilton, Hooper, Turner, Krause, Bérard, Kajawa.) — La disposition du nerf laryngé inférieur offre de nombreuses diversités dans la série animale. Schumacher, chez certains camélidés et notamment chez *Lama* et *Vicunna* n'a trouvé qu'un seul nerf laryngé né du ganglion plexiforme et se divisant en deux troncs un représentant le laryngé supérieur, l'autre le laryngé inférieur, il n'y a pas de nerf à trajet récurrent. Lesbre signale la même disposition. Kajawa, puis Elze, toujours chez le lama voient la même disposition des nerfs laryngés mais signalent de plus des nerfs récurrents embrassant des crosses artérielles et se distribuant à la trachée et à l'œsophage dans la région cervicale. Une même répartition nerveuse existerait chez les oiseaux. Owen, chez la girafe a vu la même disposition des nerfs laryngés supérieur et inférieur et des nerfs à trajet récurrent, mais de plus, le nerf qui, à gauche a entouré la crosse de l'aorte envoie deux filets au larynx. De la très longue controverse qui s'est élevée à ce sujet, les uns homologuant le laryngé inférieur direct au récurrent de l'homme, les autres niant toute homologie, il semble qu'il faille conclure que ces variations relèvent uniquement du mode de développement des arcs aortiques. Chez les Ophidiens il n'y a qu'un seul nerf laryngé de chaque côté, ce nerf a un trajet légèrement récurrent (Couvreur). — *Anomalie de rapports avec le corps thyroïde.* Franz, sur une femme de 77 ans a vu dans un cas de goître le récurrent placé sur la face externe du corps thyroïde, le nerf se portait ensuite en arrière pour disparaître sous le constricteur inférieur. — *Anomalies de distribution.* Valentin, Arnold, Bach, Krause, Onodi, ont vu parfois le récurrent envoyer des filets au muscle crico-thyroïdien. — Onodi (citation Lermoyez) a trouvé dans la région du muscle ary-aryténoïdien transverse un grand nombre de filets unissant la branche externe du laryngé supérieur au rameau du récurrent qui innerve l'aryténoïdien transverse. Ces anastomoses sont en partie sous-muqueuses, mais la principale était formée d'un rameau situé profondément dans l'épaisseur du muscle, ce rameau venant du laryngé supérieur se porte vers la ligne médiane, d'intra-musculaire il devient sous-muqueux, se croise sur la ligne médiane avec un filet analogue venu de l'autre côté et va se jeter sur le récurrent. — Huguier a signalé un filet provenant du plexus laryngé de Haller allant s'unir au récurrent sur le bord inférieur du cartilage cricoïde. — Moura a vu une fois une anastomose unissant le récurrent à la branche interne du laryngé supérieur au niveau du thyro-aryténoïdien externe sous la muqueuse.

Ganglions nerveux du laryngé inférieur. — D'après Van Gehuchten et Molhant il existe dans l'épaisseur du récurrent près de son origine un petit ganglion formé de cellules multipolaires. C'est un petit ganglion sympathique d'où se détachent en bas deux faisceaux nerveux qui se réunissent bientôt en un tronc unique : un nerf cardiaque. Ce ganglion n'est pas indépendant de la chaîne sympathique cervicale. Pendant son trajet dans la région cervicale on voit en effet fréquemment un petit faisceau de fibres de Remak s'incorporer dans le tronc du vague. Il est plus que probable que ces fibres sympathiques vont, en partie au moins, au petit ganglion annexé à la convexité de l'anse récurrentielle.

Constitution du récurrent. — Les recherches histologiques de Van Gehuchten et Molhant ont montré que les fibres qui constituent le récurrent sont des fibres à grosses gaines et que ces fibres proviennent des filets radiculaires bulbaires moyens et inférieurs, c'est-à-dire des filets inférieurs du pneumogastrique des classiques et des filets bulbaires rattachés au spinal. L'ensemble de ces fibres provenant du noyau ambigu ou noyau ventral du vague. Tous les nerfs moteurs du larynx sont du reste constitués par des fibres à grosses gaines et ont une origine semblable, ceci concorde bien avec le résultat des expériences de Lesbre et de Maignon chez le porc. Chez cet animal la disposition anatomique est très spéciale, la branche interne du spinal ne rejoint le pneumogastrique que très bas, le ganglion plexiforme étant situé derrière le larynx. Cette disposition permet de constater par excitation que le nerf du crico-thyroïdien provient de la branche interne de la onzième paire.

10° *Les nerfs cardiaques inférieurs ou thoraciques* naissent du tronc du pneumogastrique juste au-dessous du nerf récurrent.

Les nerfs cardiaques du pneumogastrique. — Les nerfs cardiaques du pneumogastrique sont d'une extrême variabilité, il est impossible d'en donner une disposition schématique. Les classiques reconnaissent et décrivent des nerfs cardiaques supérieurs, des nerfs cardiaques moyens, des nerfs cardiaques inférieurs. Bon nombre d'auteurs ne décrivent que deux groupes de nerfs cardiaques, un supérieur et un inférieur, ils réunissent en un groupe commun les nerfs moyens et inférieurs qui naissent les uns de la courbe du récurrent, les autres du pneumogastrique juste au-dessous du récurrent. Ce qui rend la description particulièrement difficile c'est que d'une part certains nerfs cardiaques peuvent manquer et que d'autre part il existe des relations souvent très intimes entre le pneumogastrique et les nerfs cardiaques du sympathique, ceux-ci au nombre de 3 et quelquefois de 4 de chaque côté peuvent se jeter sur le récurrent ou sur le pneumogastrique et s'en détacher ensuite apparaissant alors comme des branches de ces nerfs, cette disposition se verrait surtout au niveau des nerfs moyens et inférieurs d'après SCHUMACHER. La présence fréquente de fibres cardiaques nées de l'anse de l'hypoglosse vient encore compliquer la question, il est probable que ces fibres proviennent du pneumogastrique et se sont engagées dans le grand hypoglosse lors de l'accolement des deux nerfs, ce qui le prouverait bien c'est que les nerfs cardiaques supérieurs du pneumogastrique coexistent exceptionnellement avec des rameaux nés de l'hypoglosse. Etant donné que toute description schématique est impossible, on peut dire que la disposition suivante est peut-être la plus fréquente

Les nerfs cardiaques supérieurs du pneumogastrique au nombre de 1 à 3 naissent proches les uns des autres ou très nettement séparés entre l'origine du laryngé supérieur et celle du laryngé inférieur, ils naissent le plus souvent haut, peu au-dessous du ganglion plexiforme, ils descendent en avant de la carotide primitive à gauche, en avant de la carotide et du tronc artériel brachio-céphalique à droite, plus bas tous les filets gauches passent en avant de la crosse de l'aorte allant au plexus cardiaque superficiel qui peu développé est compris entre la concavité de l'aorte et la division de l'artère pulmonaire, les filets du côté droit se divisent en deux groupes, un passant en avant de la crosse et allant au plexus superficiel, un passant entre l'aorte et la trachée et allant au plexus profond plus développé que le superficiel et situé entre l'aorte et la bifurcation trachéale.

Les nerfs cardiaques moyens du pneumogastrique au nombre de deux ou trois naissent de la crosse du récurrent, à gauche ils sont très courts mesurant un centimètre tout au plus, ils se jettent tout de suite sur le plexus cardiaque superficiel, à droite vue l'origine élevée du récurrent ils sont plus longs cheminant derrière le tronc artériel brachio-céphalique, ils s'insinuent entre la trachée et la crosse de l'aorte pour gagner le plexus cardiaque profond.

Les nerfs cardiaques inférieurs du pneumogastrique naissent du tronc du nerf juste au-dessous du récurrent, nous n'en avons jamais trouvé plus de deux, souvent il n'y en a qu'un lorsqu'il y a trois nerfs moyens ; les nerfs cardiaques inférieurs se terminent comme les nerfs moyens. SCHUMACHER a émis l'hypothèse que les nerfs cardiaques inférieurs du pneumogastrique ne vont pas au plexus cardiaque mais qu'ils vont aux branches droite et gauche de l'artère pulmonaire, le fait n'est pas confirmé. (Voyez MOLLARD.) Après section expérimentale et étude de la dégénérescence, VAN GEHUCHTEN a montré que les filets modérateurs du cœur viennent du pneumogastrique proprement dit et qu'ils ne reçoivent rien du spinal.

Nerf dépresseur de Ludwig et Cyon. — En 1866, Ludwig et Cyon mettent en évidence qu'il existe chez le lapin un nerf qui naît du pneumogastrique au cou par deux racines, l'une provenant du laryngé supérieur, l'autre du tronc même du pneumogastrique, le nerf chemine parallèlement à la chaîne sympathique jusqu'au ganglion cervical inférieur. L'excitation du bout périphérique de ce nerf ne produit aucun effet, l'excitation de son bout central amène une chute brusque de la pression artérielle et le ralentissement du cœur. Chez le chat, le cheval, la tortue, le nerf dépresseur peut être isolé, chez le chien, il se confond avec le pneumogastrique, il se termine au niveau de l'endocarde des oreillettes, des ventricules et à la base des gros vaisseaux, aorte et artère pulmonaire. Le nerf aurait été trouvé chez l'homme par Bernhard (1868) Kreidmann (1878), Finkelstein (1880), Viti (1883), Békésy (1888), Schumacher (1902), Hepburn (1896). Viti notamment aurait vu 156 fois sur 200 dissections un nerf de Cyon bien individualisé naissant du laryngé supérieur et se portant directement ou indirectement vers le plexus cardiaque. La disposition du nerf était du reste fort variable suivant les sujets, le filet né du laryngé supérieur cheminant seul, s'anastomosant avec un nerf cardiaque du sympathique ou se jetant sur lui, rejoignant, après un certain trajet le tronc du pneumogastrique. De l'étude de la question, Alpiger tire les conclusions suivantes : 1° Présence fréquente d'une anastomose entre la branche externe du laryngé supérieur et le nerf cardiaque supérieur du sympathique ; 2° Unilatéralité fréquente de cette disposition ; 3° Développement marqué du nerf cardiaque supérieur du pneumogastrique lorsque le nerf sympathique correspondant fait défaut. (Voyez Mollard, qui donne un historique très complet de la question.)

Le ganglion de Wrisberg. — Le ganglion de Wrisberg ou ganglion cardiaque inférieur fait partie du plexus cardiaque superficiel. Le ganglion manque souvent ; lorsqu'il existe il est situé dans la concavité de la crosse de l'aorte, tout près de la division de l'artère pulmonaire contre le ligament artériel. Laignel-Lavastine a reconnu trois types différents du système de Wrisberg. 1° Il existe un ganglion unique, seize fois sur soixante-deux (Forme conglomérée). 2° La forme macroscopique disséminée (5 fois sur 25), est caractérisée par la présence de petits ganglions d'un millimètre environ disséminés dans le plexus et jusque sur la face antérieure de l'artère pulmonaire. 3° La forme microscopique disséminée comporte de petits nids cellulaires le long des filets nerveux, l'examen histologique est nécessaire pour les mettre en évidence

11° *Anastomose avec le sympathique.* — Du ganglion stellaire droit partent deux ou trois filets qui gagnent le tronc du pneumogastrique. Des anastomoses semblables peuvent exister bien que plus rarement du côté gauche (Greving in Müller).

12° *Les nerfs trachéaux.* — Le pneumogastrique droit donne quatre à cinq filets pour la trachée thoracique, les filets sont fournis par le récurrent du côté gauche. Chaque filet se divise en deux ou trois en abordant la trachée ; certains se distribuent uniquement à la face antéro-latérale convexe de la trachée et leurs ramifications ne dépassent pas la ligne médiane, d'autres abordent le bord latéral de l'organe et leurs ramifications se distribuent à la face convexe, et à la face postérieure plane, les rameaux d'une troisième catégorie abordent la face postérieure, certains ne donnent qu'à la trachée sans dépasser la ligne médiane, d'autres donnent en même temps à la face antérieure de l'œsophage.

13° *Les nerfs broncho-pulmonaires* (Fig. 73). — Les nerfs broncho-pulmonaires forment les plexus pulmonaires, un droit et l'autre gauche, il est classique de décrire de chaque côté un plexus antérieur et un plexus postérieur, les rameaux ont en réalité la même origine à la face postérieure des bronches. Au dire de Cruveilhier, le plexus pulmonaire postérieur du côté gauche serait beaucoup plus considérable que celui du côté droit, il ne semble pas que le fait soit général.

Les nerfs broncho-pulmonaires sont au nombre de trois ou quatre, ils naissent à la face postérieure des bronches au point où le pneumogastrique est élargi et dissocié. Les nerfs cheminent à la face postérieure des bronches extra-pulmonaires abandonnant quelques collatérales qui pénètrent très rapidement dans la paroi bronchique, puis ils se divisent en plusieurs branches un peu avant le hile et pénètrent dans l'intérieur du poumon toujours postérieurs par rapport aux bronches. Comme l'a montré Cruveilhier quelques rameaux s'insinuent à la périphérie du hile entre le poumon et la plèvre et pénètrent dans le poumon au niveau de sa face interne à une certaine distance du hile. Quelques grosses collatérales nées les unes près de l'origine des nerfs broncho-pulmonaires, les autres non loin du hile, contournent soit le bord supérieur, soit le bord inférieur de la bronche souche ou des bronches secondaires et vont former un petit plexus antérieur entre la face antérieure des bronches et les vaisseaux pulmonaires. Assez souvent, et plus fréquemment à gauche qu'à droite, un rameau très grêle naît du pneumogastrique au-dessous de la bronche et s'applique à la face postérieure de la veine pulmonaire inférieure pénétrant ainsi très bas dans le poumon. Quelquefois aussi un rameau grêle se détache du pneumogastrique au-dessus de la bronche et chemine accolé à la face postérieure de l'artère pulmonaire dans le segment où elle déborde la bronche en haut.

Chacun des plexus pulmonaires envoie quelques filets à la face postérieure de la bifurcation trachéale ; ces filets plus ou moins nombreux naissent du plexus tout près de son origine, certains se distribuent à la trachée, d'autres peu nombreux vont s'anastomoser avec les filets semblables du plexus pulmonaire de l'autre côté. Dans certains cas il n'y a aucune anastomose entre les nerfs de l'un et l'autre côté.

Cruveilhier a vu quelques filets se perdre sur les branches de l'artère pulmonaire. Il décrit le plexus pulmonaire antérieur comme situé en avant des vaisseaux pulmonaires. — Dans un cas il a vu un nerf venant du plexus pulmonaire traverser un faisceau de l'œsophage pour aller se distribuer à l'aorte.

14° *Les nerfs œsophagiens.* — *A droite* le pneumogastrique donne trois ou quatre filets œsophagiens *sus-bronchiques*, ils abordent le bord latéral de l'œsophage et se divisent en deux courts rameaux pour les parties adjacentes des deux faces. Trois ou quatre filets *sous-bronchiques* sont beaucoup plus longs, ils descendent en rampant un certain temps le long du bord de l'œsophage ou sur une des faces près du bord, ils se divisent avant de pénétrer dans l'épaisseur de la paroi.

A gauche il n'existe pas de rameaux *sus-bronchiques* si ce n'est un rameau qui prend naissance sous l'aorte, et qui s'accole au récurrent ; il remonte jusqu'au-dessus de la portion horizontale de la crosse de l'aorte donnant des filets au bord gauche de l'œsophage. (La partie gauche de l'œsophage sus-bronchique est innervée par le récurrent gauche.) Les rameaux *sous-bronchiques* sont au nombre de deux ou trois ils sont très longs, ils cheminent le long du bord gauche de l'œsophage dont ils se rapprochent progressivement. Les filets viscéraux naissent de ces longues branches et se portent transversalement vers l'œsophage.

15° *Des branches anastomotiques* entre les deux pneumogastriques (Fig. 73). — Comme l'a montré E. Wertheimer, les deux nerfs s'anastomosent et en avant et en arrière de l'œsophage. Dans la majorité des cas nous avons vu le pneumogastrique gauche donner très haut, dès le bord supérieur de la bronche, une longue collatérale qui se porte obliquement en bas et à droite sur *la face postérieure de l'œsophage ;* deux centimètres et demi au-dessus de l'orifice du diaphragme la longue collatérale du pneumogastrique gauche reçoit une courte branche du pneumogastrique droit, il y a formation d'une anse à concavité supérieure ; puis le nerf gauche continuant son trajet atteint le tronc du pneumogastrique droit un centimètre plus bas. Des deux anastomoses ainsi constituées naissent des filets ascendants et des filets descendants qui se distribuent à la face postérieure de l'œsophage. Ces anastomoses sont très comparables à celles décrites par E. Wertheimer. *En avant de l'œsophage* les anastomoses sont également constantes, leur modalité est assez variable. Très souvent il existe deux longues branches nées du pneumogastrique droit juste au-dessous de la bronche, ces rameaux se portent obliquement en bas vers le pneumogastrique gauche donnant en cours de route des petits filets pour la face antérieure de l'œsophage.

16° *Les rameaux hépatiques.* — Le pneumogastrique gauche fournit seul au foie, les rameaux hépatiques cheminent dans l'épaisseur du petit épiploon, ce serait eux qui donneraient, en partie tout au moins, un aspect si spécial à sa partie supérieure et gauche : la *pars condensa* de Toldt. Cruveilhier décrit les filets hépatiques comme se portant vers l'extrémité gauche du sillon transverse du foie dans lequel ils pénètrent avec le plexus nerveux hépatique, émanation du plexus solaire. Sappey reconnaît deux groupes de filets hépatiques, un petit faisceau transversal qui n'est autre que le faisceau décrit par Cruveilhier, et un faisceau inférieur qui, après avoir longé la petite courbure à laquelle il abandonne des filets, se réfléchit de bas en haut au niveau du pylore pour aller se distribuer dans le foie. D'après Latarjet, Bonnet et Bonniot le faisceau transversal de Cruveilhier et Sappey représente à lui seul les filets hépatiques du pneumogastrique, ils le nomment le nerf gastro-hépatique. Souvent double il se détache de la zone étalée du pneumogastrique gauche, anastomosé au départ par un ou deux filets avec le pneumogastrique droit et le plexus cœliaque, il se porte transversalement vers le bord gauche du pédicule hépatique en décrivant une courbe à concavité inférieure. Le nerf atteint le pédicule un peu au-dessous du sillon transverse et se divise en rameaux ascendants et descendants. Les rameaux ascendants gagnent le lobe gauche du foie avec la branche gauche de l'artère hépatique, elle-même accompagnée de nerfs issus du plexus cœliaque ; les rameaux descendants accompagnent l'artère hépatique et vont s'anastomoser également avec des branches du plexus cœliaque.

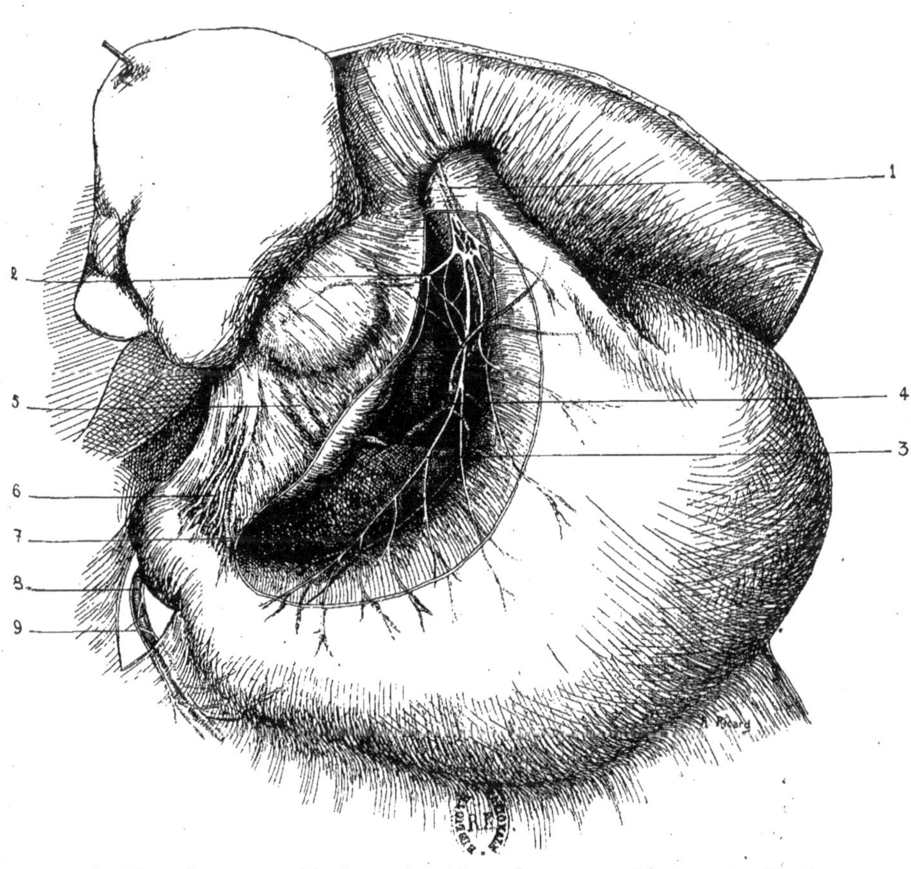

Fig. 81. — Les rameaux hépatiques et gastriques du pneumogastrique gauche (d'après Wertheimer).
L'estomac est tiré vers la gauche et en bas ; le foie est relevé. Une large fenêtre a été pratiquée dans le petit épiploon découvrant les nerfs antérieurs de la petite courbure. Une brèche dans le grand épiploon montre l'artère gastro-épiploïque droite. Les nerfs pyloriques sont représentés transparaissant plus que normalement sous le feuillet antérieur du ligament gastro-hépatique. — 1. Le pneumogastrique gauche. — 2. Le nerf gastro-hépatique. — 3. Le nerf principal antérieur de la petite courbure. — 4. L'artère coronaire stomachique. — 5. L'artère hépatique. — 6. Les nerfs pyloriques. — 7. L'artère pylorique. — 8. L'artère gastro-épiploïque droite. — 9. Nerfs gastro-épiploïques droits.

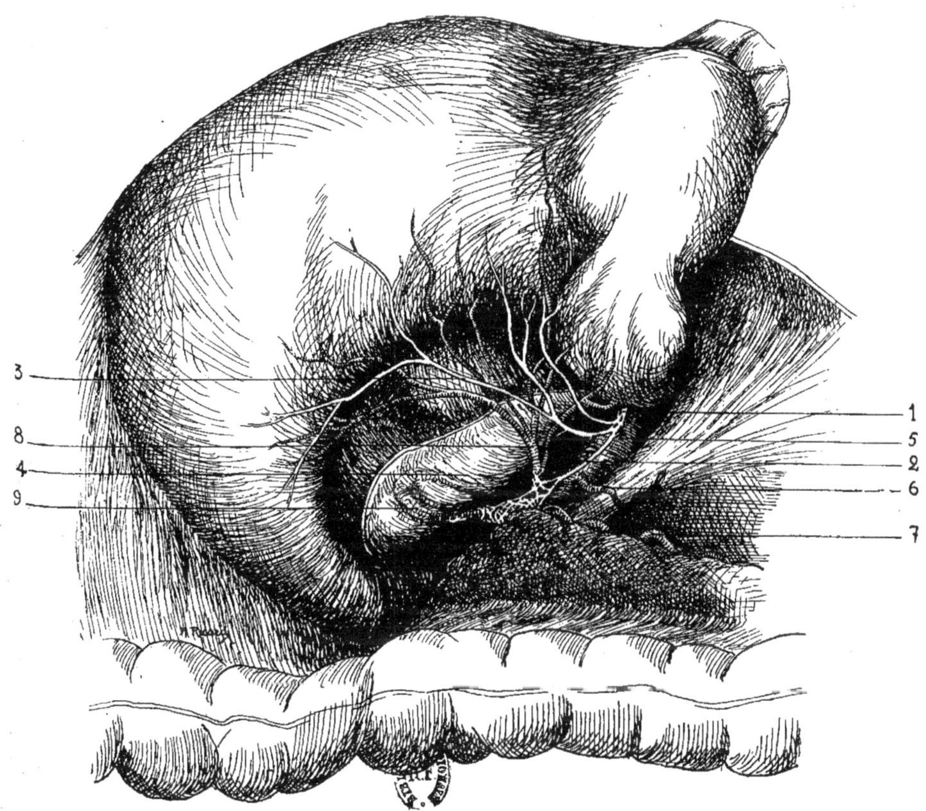

Fig. 82. — Les rameaux gastriques du pneumogastrique droit (d'après WERTHEIMER). L'estomac est représenté basculé autour de son grand axe et découvrant sa face postérieure. Le péritoine pariétal postérieur a été incisé en avant du tronc cœliaque. Il n'a pas été possible de représenter les anastomoses qui normalement relient le pneumogastrique droit et le nerf principal postérieur avec le plexus sympathique qui entoure l'artère coronaire stomachique. — 1. Le pneumogastrique droit. — 2. Branche du pneumogastrique droit allant au plexus cœliaque. — 3. Nerf principal postérieur de la petite courbure. — 4. Plexus cœliaque. — 5. Aorte abdominale. — 6. Artère diaphragmatique inférieure gauche. — 7. Artère splénique. — 8. Artère coronaire stomachique. — 9. Artère hépatique.

17° *Les nerfs gastriques* (¹) (Fig. 81 et 82). — Les deux nerfs pneumogastriques fournissent des branches à l'estomac. « Les branches gastriques « sont situées entre les deux feuillets du petit épiploon ; elles abordent « l'estomac au niveau de la petite courbure et sont disposées sur deux « plans, l'un antérieur, constitué par les rameaux de division du pneumo- « gastrique antérieur ou gauche, l'autre postérieur, formé par des filets « issus du pneumogastrique postérieur ou droit.

« Les vaisseaux coronaires et leurs branches collatérales sont schémati- « quement intermédiaires à ces deux plans nerveux avant qu'ils abordent « l'organe, si bien qu'on peut considérer le pédicule de la petite cour- « bure comme constitué par un plan vasculaire compris entre deux plans « nerveux. Au contact des parois gastriques cette disposition perd de sa « valeur et il n'est pas rare de voir les rameaux supérieurs de la coronaire « passer en avant des nerfs antérieurs. » (P. Wertheimer.)

Les rameaux gastriques nés du pneumogastrique gauche ou antérieur émanent du bord gauche de la lame nerveuse étalée que nous avons vu située au niveau de la terminaison du nerf, ils sont au nombre de quatre à six « ils gagnent la petite courbure de l'estomac en s'étageant les uns « au-dessous des autres. Dans l'ensemble ils décrivent un trajet curvi- « ligne de droite à gauche à concavité supérieure, le rayon de la courbe « augmentant de haut en bas. Ces nerfs conservent jusque dans l'épaisseur « des parois gastriques où ils se perdent une individualité propre ; c'est- « à-dire qu'ils ne contractent entre eux aucune anastomose vraie à leur « origine ». (P. Wertheimer.)

Jamais il n'existe de plexus gastrique antérieur. « Les rameaux supé- « rieurs sont relativement courts et grêles et leur division est précoce. Le « premier rameau se dirige vers le cardia sous le péritoine gastrique et il « ne tarde pas à se diviser en deux ou trois branches qui remontent vers la « grosse tubérosité sans l'atteindre. Les deux ou trois rameaux suivants « sont à peu près d'égale importance et disposés parallèlement : leurs « ramifications s'étagent obliquement sur la paroi antérieure de la portion « verticale de l'estomac. Le dernier rameau est le plus volumineux. Il « transparaît nettement sous le feuillet antérieur du petit épiploon. Nous « l'avons appelé : *le nerf principal antérieur de la petite courbure* (Latar- « jet). Il suit un trajet parallèle à la petite courbure jusqu'à l'union de « la portion verticale et de la portion transversale de l'estomac demeurant « à un ou deux centimètres de l'organe ; son diamètre est toujours assez « volumineux. Arrivé au point où l'axe de l'organe dessine un angle « ouvert à droite, il prend contact avec la face antérieure de l'estomac et « à ce niveau se bifurque le plus souvent en deux branches se divisant « elles-mêmes en plusieurs rameaux dont le territoire s'étend sur le ven- « tricule et le canal pylorique, mais n'atteint jamais la région du sphincter

(1) M. P. Wertheimer a bien voulu nous autoriser à étudier de près un certain nombre des pièces qu'il avait préparées en vue de sa thèse inaugurale. L'examen de ces pièces nous ayant amené à des conclusions en tout semblables à celles de M. Wertheimer nous ne pouvons faire mieux que de rapporter sa description.

« pylorique. Tous les rameaux issus directement ou indirectement du « pneumogastrique antérieur n'apparaissent jamais sous la séreuse au-« delà d'une ligne passant sensiblement par le milieu de la face antérieure « de l'estomac. » (P. Wertheimer.)

Les rameaux gastriques nés du pneumogastrique droit ou postérieur au nombre de quatre à cinq naissent au point où le nerf quitte la paroi gastrique pour plonger vers le plexus solaire. « Dans l'ensemble le dispositif « reproduit celui des nerfs antérieurs ; mais en réalité il existe quelques « différences. Les rameaux gastriques postérieurs sont étagés les uns « au-dessous des autres ; leur trajet est curviligne ; leur territoire global « s'étend du cardia jusqu'à la région pylorique ; mais la dernière branche « qui est la plus volumineuse et qui constitue *le nerf principal postérieur* « *de la petite courbure* (Latarjet) homologue du nerf synonyme antérieur « est moins long et moins volumineux. En outre tandis que les nerfs anté-« rieurs s'épanouissent largement au contact du feuillet péritonéal sous « lequel ils transparaissent, les nerfs postérieurs sont à leur origine davan-« tage groupés et leur situation anatomique comme leur direction appa-« raissent étroitement solidaires de la faux décrite par l'artère coronaire. « Les ramifications par lesquelles s'épuise le nerf principal postérieur « n'atteignent pas davantage le sphincter pylorique. » (P. Wertheimer.)

Anastomoses des rameaux gastriques. — L'anastomose entre les deux pneumogastriques au niveau de la petite courbure, signalée par Bichat n'a été trouvée qu'une fois par Latarjet. Dorello a décrit des anastomoses très complexes résultant de la bifurcation de chacun des pneumogastriques, les nerfs antérieurs et les nerfs postérieurs seraient les uns et les autres formés par les troncs droit et gauche. Cette disposition ne semble pas exister.

Les nerfs gastriques postérieurs contractent des anastomoses avec le plexus qui entoure l'artère coronaire stomachique. « Au niveau de la « zone où les nerfs gastriques postérieurs entrent en contact avec ce « vaisseau, il se produit une intrication entre le plexus péricoronaire et « les rameaux du vague dans laquelle la dissection perd ses droits mais « où il est difficile de ne pas voir un réseau anastomotique. » (P. Wertheimer.)

Anastomoses du pneumogastrique. — 1° *Avec le facial*, par le rameau de la fosse jugulaire. — 2° *Avec le glosso-pharyngien.* — *a*) Anastomose inconstante entre le ganglion d'Andersh et le ganglion jugulaire au niveau du trou déchiré postérieur (Cruveilhier) ; *b*) Anastomose directe à 3 ou 4 millimètres au-dessous de la base du crâne (Bichat) ; *c*) Anastomose par l'intermédiaire des filets carotidiens de l'un et l'autre nerf ; *d*) Par les filets pharyngiens, branches directes du pneumogastrique et par les filets pharyngiens collatéraux du laryngé supérieur avec les filets pharyngiens du glosso-pharyngien ; *e*) Les filets linguaux du laryngé supérieur avec les filets terminaux du glosso-pharyngien au niveau de la muqueuse de la langue.

3° *Avec le spinal.* — *a*) Par la branche interne (Voyez plus haut la description de Van Gehuchten et Molhant ; *b*) Anastomoses de Lobstein entre la branche externe du spinal et le pneumogastrique cervical (Voyez les variations du nerf spinal).

4° *Avec le nerf grand hypoglosse.* — Au niveau du ganglion plexiforme, il peut n'exister qu'un simple filet anastomotique, plus souvent il y a fusionnement des deux nerfs sur une certaine longueur.

5° *Avec le sympathique.* — *a*) Un filet entre le ganglion plexiforme et le ganglion cervical supérieur ; *b*) Au niveau du plexus pharyngien par les rameaux pharyngiens branches directes du pneumogastrique et par les rameaux pharyngiens du laryngé supérieur ; c) Un filet du laryngé supérieur au ganglion cervical supérieur ; *d*) Une anastomose entre le récurrent et le ganglion cervical inférieur ; *e*) Anastomoses des divers filets cardiaques entre eux au niveau du plexus cardiaque ; *f*) Anastomose (fréquente surtout à droite) entre le tronc du pneumogastrique et le ganglion stellaire ; *g*) Anastomoses entre les nerfs du foie nés du pneumogastrique et les nerfs du foie nés du sympathique ; *h*) Anastomoses entre les nerfs gastriques postérieurs et le plexus de l'artère coronaire ; *i*) La branche terminale du pneumogastrique droit avec le plexus cœliaque (Anse mémorable de Wrisberg).

6° *Anastomoses des différentes branches du pneumogastrique entre elles.* — *a*) L'anse de Galien ; *b*) Les différents nerfs cardiaques du pneumogastrique s'anastomosent entre eux au niveau du plexus cardiaque ; *c*) Les plexus broncho-pulmonaires de l'un et l'autre côté peuvent s'anastomoser ; *d*) Longues anastomoses entre les deux nerfs au niveau de l'œsophage thoracique ; *e*) Parfois anastomose entre les deux nerfs au niveau de la petite courbure.

NERF SPINAL

Le nerf spinal, onzième paire crânienne, nerf accessoire de Willis est un nerf moteur ; il est décrit par tous les classiques comme naissant par deux sortes de racines, des racines bulbaires et des racines médullaires, les deux racines se réunissant forment un tronc commun ; à la sortie du trou déchiré postérieur le spinal se divise en deux branches, une interne se jette sur le tronc du pneumogastrique, une externe se porte vers les muscles sterno-cléido-mastoïdien et trapèze. Van Gehuchten et Molhant donnent une toute autre description, le spinal naît uniquement de la moelle, les racines bulbaires appartiennent au pneumogastrique, les deux nerfs se fusionnent dans le trou déchiré postérieur et se séparent ensuite, il n'y a pas lieu de décrire une bifurcation du spinal en deux branches, une interne et une externe. (*Voyez le nerf pneumogastrique.*) Nous décrirons ici le nerf spinal suivant la conception classique.

Origine apparente. — 1° *Les racines bulbaires* sont représentées par quatre ou cinq filets qui naissent du sillon collatéral postérieur du bulbe, quelques-uns peuvent se détacher de la lèvre postérieure de ce sillon, c'est-à-dire du corps restiforme (Sappey) ; les racines descendent jusqu'à la partie inférieure du bulbe, elles atteignent presque en haut les racines du pneumogastrique dont elles ne sont séparées que par un très petit intervalle.

2° *Les racines médullaires* (Fig. 83), naissent du cordon latéral de la moelle en avant de la ligne d'émergence des racines rachidiennes postérieures. Le filet inférieur est situé généralement au-dessus de la quatrième racine postérieure, mais il peut apparaître plus bas, quelquefois au-dessus de la septième (Marjolin 1815), les filets sus-jacents tantôt simples, tantôt groupés par deux ou trois naissent dans un plan horizontal intermédiaire à deux racines rachidiennes adjacentes. Comme l'a montré Cruveilhier la ligne d'émergence n'est pas verticale, mais envisagés de bas en haut les filets du spinal se rapprochent de plus en plus des racines postérieures de telle sorte qu'au niveau du premier nerf les filets du spinal et la première racine postérieure sont au contact. Le tronc médullaire formé par ces filets d'origine monte presque vertical en augmentant progressivement de volume entre le ligament dentelé en avant, la moelle en dedans, les racines rachidiennes postérieures en arrière, affectant avec ces racines des rapports variables et pouvant s'anastomoser avec les deux premières (Voyez

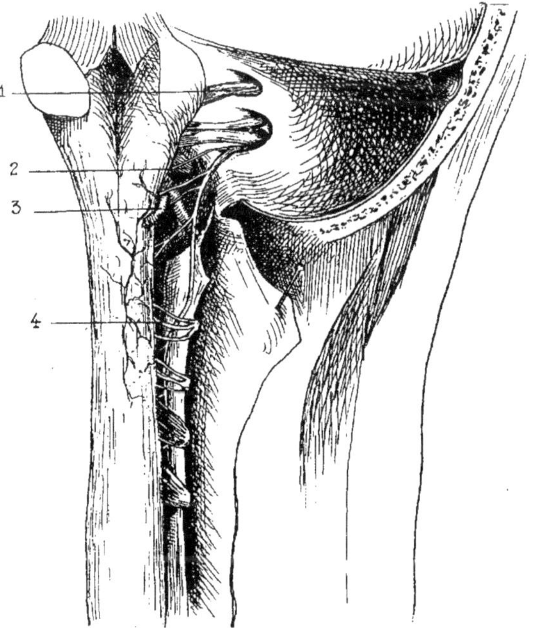

Fig. 83. — Le nerf spinal dans l'étage postérieur de la base du crâne et dans le canal rachidien. — 1. Le nerf facial et le nerf auditif accolés. — 2. Le nerf grand hypoglosse. — 3. L'artère cérébelleuse inférieure. — 4. La racine postérieure du deuxième nerf cervical.

les notes), il pénètre dans le crâne par le trou occipital. Dans ce trajet il a reçu des petites branches des artères spinales latérales.

Suivant Bichat chez quelques sujets, les filets d'origine du spinal ne naissent pas dans un plan horizontal situé entre deux racines postérieures, mais naissent sur le même plan que la racine. — Les nerfs du côté droit et du côté gauche ne naissent pas toujours à la même hauteur, lorsque cette disposition existe, les racines de celui des deux nerfs qui est le plus court sont plus volumineuses que celles du nerf du côté opposé (Marjolin). — Lenhossek a vu des filets radiculaires naître en avant du ligament dentelé et le perforer en se portant en haut et en arrière. — Holl, sur quarante sujets a précisé la hauteur de l'émergence des filets radiculaires. Les racines du spinal descendent jusqu'à la troisième cervicale dans 7 0/0 des cas ; jusqu'à la quatrième dans 27 0/0 ; jusqu'à la cinquième dans 35 0/0 ; jusqu'à la sixième dans 26 0/0 ; jusqu'à la septième dans 5 0/0.

Rapports de la racine médullaire avec la première racine rachidienne postérieure. — La première racine rachidienne cervicale postérieure très réduite n'affectant pas la forme en éventail des racines cervicales, mais simulant un mince cordon, manque dans 8 0/0 des cas d'après Kassander, bien plus souvent d'après nos constatations personnelles, elle peut passer ventralement par rapport au spinal ou lui former une boutonnière (Arnold, Kassander), elle peut sur un certain trajet être accolée au spinal cheminant soit dans sa gaine, soit en dehors de sa gaine.

Le nerf et la racine peuvent s'anastomoser, comme l'a signalé Marjolin (1815), le fait serait constant pour Arnold ; Holl par contre nie absolument l'existence de cette anastomose. D'après les recherches de Kassander, dans 60 0/0 des cas il n'y aurait aucune relation entre le spinal et la première racine cervicale, dans 21 0/0, la racine reçoit un filet du spinal, et dans 2 0/0 des cas elle est entièrement formée par le spinal. Toutes variétés déjà signalées par LUSCHKA, BISCHOFF, KRAUSE ; il ne faut voir là avec ARNOLD que des accolements de faisceaux nerveux compris dans une même gaine.

Rapports avec la deuxième racine rachidienne postérieure. — KASSANDER n'a vu la deuxième cervicale entrer en rapport avec le spinal que dans 4 0/0 des cas, jamais elle n'envoie toutes ses fibres au spinal. La deuxième cervicale peut recevoir des fibres de renforcement du spinal, fibres provenant soit des filets radiculaires, soit de la racine médullaire proprement dite. ARNOLD discute le cas rapporté par J. MÜLLER dans lequel le spinal médullaire semblait naître uniquement des racines postérieures, ce qui avait permis à cet auteur de considérer le spinal comme un nerf mixte ; pour ARNOLD il n'y aurait eu là qu'un simple accolement de fibres.

Formations ganglionnaires en rapport avec le spinal. — HUBER (1741), SABATIER, PORTAL signalent un ganglion au point de croisement du spinal et de la deuxième racine cervicale postérieure. LENHOSSEK a vu des cellules ganglionnaires en des points différents du nerf spinal, il les divise en cellules internes à l'intérieur du nerf et en cellules externes, il attribue des caractères histologiques différents à ces diverses sortes de cellules. VULPIAN avance que chez l'homme, le chien, le chat, le porc et le lièvre, le spinal reçoit quelques radicules qui présentent des cellules ganglionnaires, cellules qui ont le même caractère que celles des ganglions spinaux, VULPIAN fait du spinal un nerf mixte. KASSANDER a repris la question. La première racine cervicale présente un ganglion intra-dural dans 5 0/0 des cas et un ganglion extra-dural dans 53 0/0 des cas. Le ganglion de taille variable peut être situé en dehors du spinal sans rapports avec lui, ou bien il est situé contre le spinal et le plus souvent en dehors de sa gaine relié à lui par des tractus conjonctifs. Le ganglion appartient en réalité à la racine. Les renflements qui existent sur le trajet de la racine médullaire du spinal ne sont que des renflements conjonctifs. TROLARD arrive aux mêmes conclusions.

Trajet du nerf spinal. — La racine médullaire constituée en un seul tronc pénètre dans le crâne par le trou occipital, elle s'accole à la racine bulbaire, chemine avec elle dans l'étage postérieur de la base du crâne, le nerf constitué, présentant parfois un petit renflement n'intéressant que la moitié du nerf (HYRTL), traverse le trou déchiré postérieur et à sa sortie se divise en ses deux branches terminales.

Rapports. — 1° *Dans l'étage postérieur de la base du crâne* (Fig. 65). — Les deux racines convergent l'une vers l'autre dans la direction du trou déchiré postérieur. La racine bulbaire, oblique en avant en dehors, accolée au pneumogastrique ou très proche de lui, cheminant dans la même gaine arachnoïdienne, affecte les mêmes rapports que lui; de plus avant que de passer au-dessus du versant postérieur du tubercule occipital il surplombe les racines supérieures du grand hypoglosse. Dans l'étage postérieure de la base du crâne la racine bulbaire reçoit tout près de son origine une petite artère venant de la cérébelleuse inférieure et postérieure, elle se divise en T en abordant le nerf (TESTUT). La racine médullaire après avoir doublé la languette supérieure du ligament dentelé qui se fixe à la face interne des masse latérales de l'atlas en envoyant une expansion aux masses latérales de l'occipital (TROLARD) croise la face postérieure de l'artère vertébrale oblique en haut et en dedans, puis chemine juste en arrière du tubercule occipital pour venir s'accoler à la racine bulbaire peu en arrière du trou déchiré postérieur. Le grand hypoglosse se dirigeant presque transversalement en dehors croise l'artère vertébrale en dedans et en avant de la racine médullaire du spinal. L'artère cérébelleuse inférieure naît de la face dorsale de la vertébrale entre le spinal et le grand hypoglosse, elle contourne la face latérale du bulbe pour gagner les côtés du quatrième ventricule, quelquefois elle est plus interne, plus écartée du spinal traversant les filets radiculaires du grand hypoglosse, rarement elle peut naître en dehors de lui.

2° *Au niveau du trou déchiré postérieur* (Voyez les nerfs glosso-pharyngien et pneumogastrique) (Fig. 66 et 67).

Branches terminales. — Juste au-dessous du trou déchiré postérieur, dans la partie haute de l'espace sous-parotidien postérieur, le spinal se divise en ses branches terminales, une branche interne et une branche externe.

La branche interne très courte, moins grosse que l'externe, se jette sur le versant externe de l'extrémité supérieure du ganglion plexiforme, par fois cependant elle peut se jeter sur la partie moyenne du ganglion.

Vernet a vu la branche interne du spinal se jeter dans le pneumogastrique 2 ou 3 centimètres au-dessous du ganglion plexiforme. Deux ou trois filets unissaient le pneumogastrique et le spinal au-dessus du ganglion

La branche externe (Fig. 68) du spinal se porte en bas en dehors et croise la jugulaire interne tantôt en arrière, tantôt et bien plus souvent en avant, quelle que soit la variété le nerf adhère fortement à la veine. Le croisement se fait peu au-dessous du golfe de la jugulaire, juste au-dessous du point d'abouchement du sinus pétreux inférieur, c'est-à-dire près du plancher de la caisse, le nerf peut même être atteint au cours des ostéites de cette région (Robert Leroux). Dans la variété antérieure la branche externe du spinal se sépare de la branche interne sous un angle aigu si peu ouvert qu'il lui reste encore accolé pendant quelques millimètres (Robert Leroux).

Contournant la face interne puis la face antérieure de la veine elle croise par sa face antérieure la face postéro-interne de l'apophyse styloïde, qui la sépare du facial situé sur la face externe de l'apophyse. Dans la variété postérieure les deux branches du spinal se séparent sous un angle très ouvert, formant presque un angle droit (Robert Leroux). Le nerf répond *en avant* à la face postérieure de la jugulaire puis à la face postérieure de l'artère occipitale qui abandonne le bord inférieur du ventre postérieur du digastrique pour s'engager dans la rainure osseuse située en dedans de la mastoïde ; *en arrière* le nerf est proche de la colonne, il peut reposer sur le tubercule antérieur des masses latérales de l'atlas, il peut rester nettement au-dessous de lui, jusqu'à deux centimètres. Sébileau et Schwartz ont étudié ces variations sur le sujet en position opératoire, c'est-à-dire la tête fortement tournée du côté opposé à l'observateur. Dans la variété antérieure comme dans la variété postérieure la branche externe du spinal entre en rapport avec les ganglions plaqués sur la face externe de la jugulaire, il peut y avoir contact immédiat.

Le spinal sort de l'espace sous-parotidien postérieur en croisant le bord inférieur du ventre postérieur du digastrique, le point de croisement varie avec la longueur et l'obliquité du nerf, souvent il est situé à deux centimètres de l'origine mastoïdienne du digastrique (J.-L. FAURE).

Jamais nous n'avons vu la branche externe du spinal traverser les lobules postérieurs et inférieurs de la parotide en abordant la région cervicale, suivant la disposition indiquée par VELPEAU.

RAPPORTS DU SPINAL ET DE LA JUGULAIRE. — GRIMSDALE (cité par KEITH) a vu aussi souvent le spinal en avant de la veine qu'en arrière. KEITH sur vingt-cinq cas a trouvé dix-sept fois le spinal en avant de la veine des deux côtés, cinq fois en arrière des deux côtés, trois fois en avant d'un côté en arrière de l'autre. TANDLER indique la position ventrale du nerf comme existant dans les deux tiers des cas. ROBERT LEROUX donne cette position antérieure comme bien plus fréquente que la postérieure. TRUFFERT l'a trouvée constamment. GRIMSDALE et KEITH ont chacun une fois vu le spinal passer dans une sorte d'anneau veineux formé en arrière par la jugulaire interne, en avant par le sinus pétreux inférieur qui ne rejoignait la jugulaire que 3 centimètres au-dessous du trou déchiré postérieur.

GENTES et AUBARET, LE BASSER, TRUFFERT, rapportent chacun un cas de branche externe du spinal passant au travers d'un anneau veineux complet formé par dédoublement localisé de la jugulaire interne. Avant la publication de ces cas, le dédoublement de la jugulaire n'était signalé qu'à la partie moyenne du cou au niveau de l'omo-hyoïdien. TANDLER (Fig. 84) explique par l'embryologie la situation différente de la branche externe par rapport à la veine jugulaire. Au début du développement, le prolongement de la veine cardinale antérieure passe sur la face latérale de l'encéphale, *en dedans* de l'émergence des nerfs craniens, c'est la veine médiale de la tête. Bientôt les segments internerveux de la veine sont réunis entre eux par des anastomoses passant en dehors de l'émergence des nerfs craniens. Chacun de ceux-ci est compris dans une boutonnière veineuse ; la branche interne de l'anneau disparaît et les branches externes réunis par les segments internerveux constituent la veine latérale de la tête. *Ce n'est pas la persistance de la veine médiale de la tête qui explique la variété de situation.* Les variations sont dues à la formation ultérieure d'un deuxième anneau. Ce deuxième anneau est formé par un rameau veineux qui relie deux points assez voisins de la veine latérale de la tête déjà constituée ; la branche externe du spinal passe dans l'anneau et suivant que la branche antérieure ou la branche postérieure de l'anneau subsiste, le nerf passe en avant ou en arrière de la jugulaire interne. La situation antérieure du nerf d'après KEITH est particulière à la race humaine, elle peut apparaître comme variété rare chez les anthropoïdes, on ne la rencontre pas chez les primates inférieurs. KEITH explique certaines douleurs soudaines et intenses dans les mouvements brusques d'inclinaison latérale et de redressement de la tête aux rapports du nerf avec le tubercule antérieur si variablement développé des masses latérales de l'atlas, le nerf étant accroché par le tubercule.

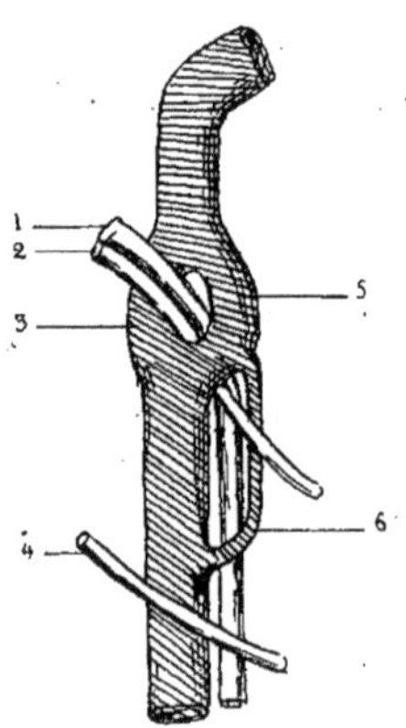

Fig. 84. — Schéma expliquant les rapports variables du nerf spinal et de la veine jugulaire interne (d'après TANDLER). — 1. Le pneumogastrique. — 2. Le spinal. — 3. La veine médiale de la tête. — 4. Le grand hypoglosse. — 5. La veine latérale de la tête. — 6. Anneau veineux secondaire.

Dès qu'elle abandonne le ventre postérieur du digastrique la branche externe du spinal, aplatie et rubannée, atteint la face profonde du sterno-cléido-mastoïdien. Elle peut cheminer oblique en bas et en dehors à la face profonde du muscle, plus souvent elle perfore le chef profond, cléido-mastoïdien, passant entre les deux branches de son tendon qui se divise en flamme à sa partie inférieure (FARABEUF). Jamais le nerf ne perfore le chef superficiel ou ne s'insinue directement entre le chef superficiel et le chef profond (FARABEUF). Le spinal chemine dans un véritable tunnel musculaire (FARABEUF, MAUBRAC) que LEROUX a pu injecter. Le nerf atteint le muscle à peu près à la hauteur de la troisième cervicale, à l'union du tiers supérieur et du tiers moyen du muscle à deux travers de doigt au dessous de la mastoïde (P. Laurens), il apparaît à son bord postérieur à quatre travers de doigt au-dessous du lobule de l'oreille (Herbet), c'est-à-dire presque dans le plan de l'os hyoïde. Reposant au milieu d'une couche graisseuse sur le splénius et l'angulaire de l'omoplate, au contact des ganglions qui sont appliqués sur ces muscles, le spinal situé dans la partie haute du triangle omo-trapézien atteint rapidement le bord antérieur du trapèze. Il disparaît sous le muscle à deux centimètres environ de la face supérieure de la clavicule après s'être divisé en deux ou trois filets, mais avant il a donné par son bord externe deux ou trois grosses collatérales qui s'engagent sous le trapèze pénétrant sa face profonde un demi centimètre en dehors du bord antérieur. La partie terminale du nerf abordant le trapèze de la même façon que les branches collatérales s'accole dès qu'elle atteint le muscle aux filets trapéziens nés du quatrième nerf cervical et de l'anastomose entre le troisième et le quatrième ; ces filets cervicaux abordent le muscle un peu au-dessous des rameaux du spinal et s'anastomosent avec eux. Le nerf ainsi formé descend jusqu'à la partie inférieure du trapèze accompagné d'une assez grosse artère branche de la scapulaire postérieure, il repose sur l'angulaire et le rhomboïde, quelquefois la partie supérieure du petit dentelé supérieur apparaît entre les deux muscles légèrement écartés l'un de l'autre. Une incision verticale du trapèze à trois travers de doigt de la ligne médiane ne risque pas d'intéresser le nerf et le laisse dans le lambeau externe.

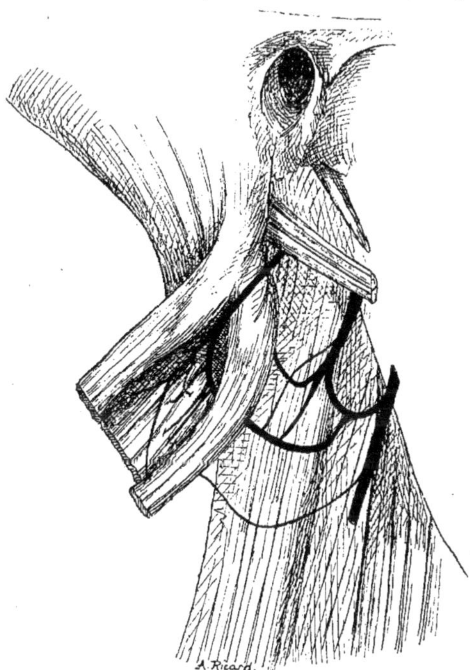

Fig. 85. — Un des modes d'innervation du sterno-cléido-mastoïdien. — De haut en bas, le nerf spinal, la deuxième et la troisième branches cervicales. — L'anse nerveuse est assez complexe, du côté cervical elle est formée de trois racines, une grosse venant de l'anastomose entre la deuxième et la troisième cervicales, deux plus grêles venant directement de la deuxième cervicale.

Rameaux collatéraux de la branche externe du spinal. — La branche externe donne des filets au sterno-cléido-mastoïdien et au trapèze.

Branches du sterno-cléido-mastoïdien (fig. 85). — Le sterno-cléido-mastoïdien est innervé par des filets du spinal et par des filets du plexus cervical, filets décrits par les auteurs comme naissant du troisième nerf cervical, naissant en réalité souvent du deuxième comme l'a montré Sappey, détail anatomique oublié remis en évidence par V. Richer. Les filets cervicaux abordent le sterno-cléido-mastoïdien un peu plus bas que le spinal ; l'artère sterno-mastoïdienne supérieure née de la carotide externe ou de l'occipitale, atteint en général le muscle entre les deux nerfs (Poirier et Baumgartner). Le mode de terminaison des divers filets est un peu variable suivant les sujets, tantôt les rameaux du spinal et du plexus cervical se divisent en filets qui se rendent isolément à chacun des faisceaux du muscle, chaque faisceau recevant des filets de l'une et l'autre origine ; tantôt ces rameaux s'unissent en une anse située entre les faisceaux du muscle, dans leur épaisseur ou à leur face profonde, les filets terminaux naissant en totalité ou partiellement de cette anse.

Pour Arnold l'anastomose de la branche externe avec les nerfs du plexus cervical ne se fait qu'après l'origine des branches du sterno-cléido-mastoïdien. Cruveilhier signale la formation dans l'épaisseur du muscle d'un riche plexus formé par les filets du spinal et ceux du plexus cervical. Sappey ne précise pas le mode de distribution. Maubrac décrit les deux rameaux comme formant une arcade entre les deux plans

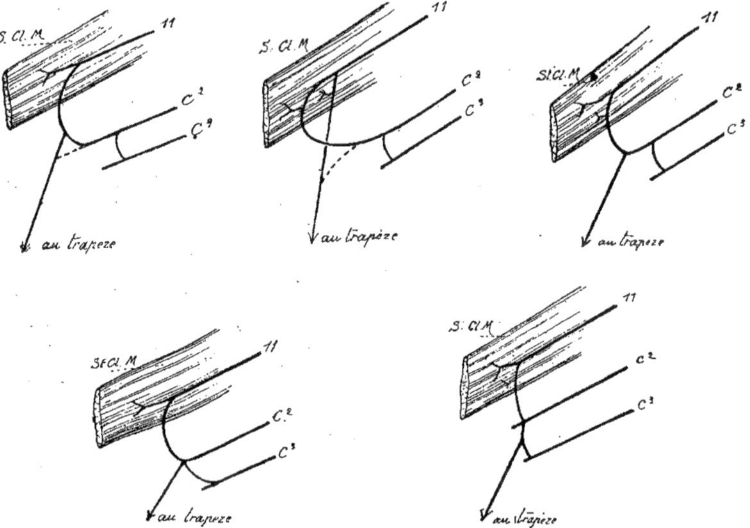

Fig. 86. — Le mode d'origine de la branche trapézienne du spinal (d'après V. Richer).

du sterno-cléido-mastoïdien. Chaque chef aurait une innervation spéciale ; le cléido-mastoïdien reçoit non seulement des fibres de l'anse, mais aussi des fibres directes du spinal. Le sterno-mastoïdien ne reçoit que de l'arcade, les sterno et cléido-occipitaux reçoivent de l'anse et parfois aussi directement du plexus cervical. Soulié a trouvé fréquemment la disposition indiquée par Maubrac ; il a disséqué l'anastomose et pour lui chaque faisceau recevrait une part sensiblement égale de filets du spinal et du plexus cervical. CUNÉO par contre n'a que rarement trouvé l'arcade anastomotique, dans quelques cas l'arcade existait, mais ne donnait pas de branches. Le spinal et le rameau cervical se ramifient d'ordinaire isolément et l'un et l'autre donnent un ou plusieurs rameaux à chacun des chefs du sterno-cléido-mastoïdien, pour tous les chefs sauf pour le cléido-occipital la part qui revient au spinal serait prépondérante. JEANNENEY étudiant trente sujets a trouvé dix fois le sterno-cléido-mastoïdien innervé par le spinal seul, six fois par le plexus cervical seul. Vingt-huit fois il existait une anastomose en II simple, double ou plexiforme. alors que chaque nerf avait innervé les faisceaux ou alors qu'un seul nerf les avait innervés. Quinze fois il existait une arcade anastomotique intra-musculaire, et une fois seulement une arcade simple hors du muscle. RICHER a disséqué vingt-neuf pièces, dans plus de 90 0/0 des cas, le spinal fournit des filets au sterno-cléido-mastoïdien, l'anastomose entre le spinal et le plexus cervical existe dans 83 0/0 des cas, elle est presque toujours intra-musculaire, l'anse est double dans 10 à 12 0/0 des cas. RICHER étudie de plus les variétés de la partie terminale ou trapézienne de la branche externe. Il existerait deux types habituels 1° Dans 50 0/0 des cas la branche que le spinal envoie au trapèze part de l'anastomose entre le spinal et la deuxième cervicale, parfois ce filet du trapèze reçoit des fibres de renforcement de la deuxième cervicale (indiquées en pointillé sur le schéma I). 2° Dans 17 0/0 des cas le spinal donne le nerf du trapèze puis s'anastomose avec la deuxième cervicale, de même que dans le type précédent le filet du trapèze peut recevoir un renforcement de la deuxième cervicale (indiqué en pointillé sur le schéma II). Il existe des variétés rares, la branche trapézienne naît bas de l'arcade anastomotique, elle naît dans le prolongement de la deuxième cervicale, ou même de l'anse entre la deuxième et la troisième cervicale. « On peut considérer deux types par l'étude de l'origine de la branche que le spinal envoie normalement au trapèze : Un spinal normal auquel appartient en propre sa branche trapézienne, un spinal cervicalisé qui aurait perdu sa branche pour le trapèze celle-ci lui ayant été prise par le plexus cervical ».

Branches du trapèze (Fig. 87). — Les nerfs du trapèze se distribuant aux différents faisceaux du muscle naissent des collatérales de la branche externe qui abordent directement le muscle et du tronc commun formé par la branche externe du spinal et par la branche du quatrième nerf cervical. La dissection ne peut indiquer la distribution exacte de l'un et l'autre nerf. Des filets ascendants gagnent les faisceaux cervicaux, des filets descendants se distribuent aux faisceaux dorsaux.

Un grand nombre de physiologistes et de médecins ont cherché à préciser la part qui revient au spinal et celle qui revient au plexus cervical dans l'innervation du sterno-cléido-mastoïdien et du trapèze. — *Sterno-cléido-mastoïdien* : CLAUDE BERNARD conclut de ses expériences que le spinal tient sous sa dépendance les mouvements de rotation de la tête et qu'il suspend la respiration dans le phonation et dans l'effort ; le plexus cervical fournirait les nerfs de l'automatisme respiratoire. LESBRE et MAIGNON confirment chez le cheval, le chien et le bœuf les expériences faites par CHAUVEAU chez les solipèdes ; le spinal serait seul moteur du sterno-cléido-mastoïdien, le plexus cervical fournirait des rameaux sensitifs. C'est là également l'opinion de STERNBERG chez l'homme. BARD se basant sur des observations cliniques dénie toute action respiratoire à la branche externe du spinal il la considère comme un nerf céphalogyre. *Trapèze* POIRIER admet que le spinal innerve la totalité du trapèze. Les expériences de CHAUVEAU LESBRE et MAIGNON s'appliquent aussi bien au trapèze qu'au sterno-cléido-mastoïdien. STERNBERG d'après l'étude de paralysies du trapèze admet que le faisceau acromial est innervé par le plexus cervical. SCHULZ se basant sur des cas cliniques conclut que le spinal seul innerve le faisceau scapulaire du trapèze ; il ne contribue que peu à l'innervation du faisceau acromial qui est surtout sous la dépendance des nerfs cervicaux ; et à l'encontre de l'opinion de DUCHENNE DE BOULOGNE le faisceau claviculaire serait innervé entièrement ou presque entièrement par le spinal.

Anastomoses du spinal. — 1° *Avec le pneumogastrique* par la branche interne (Voyez le nerf pneumogastrique, la description de VAN GEHUCHTEN et MOLHANT). Anastomoses de LOBSTEIN entre branche externe du spinal et pneumogastrique cervical (*Voyez les variations*).

2° Avec les racines postérieures de la première et de la deuxième cervicale.

3° Avec les branches du deuxième, du troisième et du quatrième nerf cervical au niveau du trapèze et du sterno-cléido-mastoïdien.

4° Anastomoses de Lobstein avec la branche descendante du grand hypoglosse (*Voyez les variations*).

Variations et anomalies du spinal. — Sur un sujet disséqué par Curnow, des deux côtés, la branche externe s'arrêtait au sterno-cléido-mastoïdien ; le trapèze était innervé par deux branches venues des troisième et quatrième nerfs cervicaux. Sur un autre sujet également vu par Curnow la branche externe du spinal se divisait en deux rameaux ; le plus volumineux de ces rameaux pénétrait dans le sterno-cléido-mastoïdien, le moins volumineux croisant la face superficielle du muscle atteignait son bord postérieur et s'unissait avec une branche du second nerf cervical et une du quatrième l'ensemble allant innerver le trapèze. Ludwig (citation Krause et Telgman) a décrit une anastomose entre le spinal et les premier et deuxième *nerfs* cervicaux, Bock qui a vu cette disposition, la considère comme exceptionnelle, il rappelle l'anastomose avec la racine postérieure du premier nerf cervical. Lobstein a vu au niveau du cou une anastomose entre la branche externe du spinal et le pneumogastrique indépendamment de l'anastomose constituée par la branche interne qui était normale. Lobstein a rencontré des anastomoses entre la branche externe et la branche descendante du grand hypoglosse. Le spinal n'existe pas chez les Camélidés (Lesbre) ; il n'existe pas chez les Ophidiens (Couvreur).

NERF GRAND HYPOGLOSSE

Le nerf grand hypoglosse, douzième paire des nerfs craniens est un nerf moteur.

Origine apparente (Fig. 22). — Le grand hypoglosse naît du sillon préolivaire par dix ou douze racines, elles laissent en dedans d'elle la pyramide antérieure, en dehors l'olive qu'elles débordent un peu en bas (Bichat). La racine inférieure atteint le plan horizontal passant par la partie supérieure de la décussation des pyramides, elle est proche de la première racine rachidienne antérieure et Beck a vu plusieurs fois un filet se détacher entre le grand hypoglosse et la première racine et se diviser en V une branche allant à chaque nerf. La racine supérieure d'après Sappey répondrait à l'union du quart supérieur et des trois quarts inférieurs de l'olive, en réalité elle est située plus haut, elle n'est distante que de 4 milimètres du bord inférieur de la protubérance (Beck).

Le grand hypoglosse peut dans quelques cas, très rares chez l'homme, présenter une ou plusieurs racines postérieures pourvues d'un ganglion ; cette disposition existe normalement chez certains animaux. Quand elle existe, la racine postérieure naît du sillon collatéral postérieur du bulbe au-dessous du spinal, elle se porte en haut et en dehors pour venir se joindre en un point variable au grand hypoglosse proprement dit. Nous avons vu en étudiant le développement du nerf les variations de ces racines postérieures, comment elles peuvent exister chez l'embryon humain et quelle est leur valeur (Voyez le développement du grand hypoglosse). Des cas de racines postérieures chez l'homme ont été signalés par Santorini, Mayer, Vulpian, Chiarugi, Kassander, Testut, Budde, Beck analysant tous ces cas ne les admet pas tous.

Buffet-Delmas a vu chez un sujet, le grand hypoglosse de l'un et l'autre côté naître du glanglion plexiforme, rien ne passait par le trou condylien antérieur.

Trajet et aspect du nerf. — Toutes les racines convergent vers le trou condylien antérieur, le nerf se coudant brusquement, traverse le canal condylien antérieur, apparaît dans l'espace sous-parotidien postérieur, chemine oblique en bas et en dehors derrière les organes contenus dans cet espace, se porte en avant et décrivant une courbe à concavité antérieure et supérieure il traverse la région carotidienne supérieure, légèrement oblique en haut en avant il s'applique sur la face latérale de la langue.

Rapports. — 1° *Dans l'étage postérieur de la base du crâne* (Fig. 65 et 83). — Les racines supérieures descendantes, les racines inférieures ascendantes, les racines moyennes presque horizontales, convergent toutes vers l'orifice profond du canal condylien antérieur, souvent elles convergent régulièrement, formant un éventail à base bulbaire à sommet osseux, d'autres fois elles se réunissent en plusieurs troncs qui ne s'accolent qu'au moment de pénétrer dans le canal ou qui même peuvent pénétrer isolément.

Le mode de convergence est essentiellement variable et les auteurs qui décrivent un nombre fixe de troncules intra-craniens généralisent trop. TIEDEMANN, LEURET et GRATIOLET décrivent trois troncs, CRUVEILHIER, SCHWALBE, GEGENBAUR, BECK n'en décrivent que deux. La plupart des auteurs indiquent seulement les variations possibles (MARJOLIN, BICHAT, SAPPEY).

Les racines du grand hypoglosse se portent presque transversalement en dehors, elles reposent en avant et en bas sur la face postérieure de l'artère vertébrale oblique en haut et en dedans ; les racines sont soulevées par l'artère et décrivent en s'appliquant sur elle une courbe à concavité inférieure. Plus en dehors les racines ou le nerf déjà constitué reposent dans la petite gouttière osseuse, tapissée de dure-mère, qui précède le trou condylien antérieur. En haut et en arrière elles sont d'abord au contact de l'olive, plus en dehors elles sont surplombées par les racines bulbaires du spinal qui se portent vers le versant postérieur du tubercule occipital. L'artère cérébelleuse inférieure naît de la face postérieure de l'artère vertébrale, le plus souvent en dehors du grand hypoglosse ; se portant en haut en arrière en dedans vers la partie latérale du quatrième ventricule, elle sépare le nerf de la racine médullaire du spinal, parfois elle est située plus en dedans passant au milieu des fibres de la douzième paire, rarement plus en dehors, en dehors du spinal (Voyez ce nerf). Dans la traversée de l'étage postérieur de la base du crâne le nerf est entouré d'une gaine piale, il chemine dans l'espace sous-arachnoïdien, il est abordé tout près de son origine par une artère provenant de la vertébrale ou de la spinale antérieure, cette artère se divise en T au moment où elle touche le nerf.

Suivant la direction plus ou moins oblique en haut en dedans de l'artère vertébrale, l'angle sous lequel le nerf aborde l'artère est un peu variable, le plus souvent le croisement se fait presque à angle droit. WILLIS a vu des filets du grand hypoglosse passer ventralement par rapport à l'artère. OTTO (cité par KRAUSE et TELGMAN) et HENLE ont vu l'artère former une boutonnière au nerf.

2° *Dans le canal condylien* (Fig. 68). — Le nerf perfore la dure-mère par un orifice toujours bien limité, si le nerf n'est pas encore constitué, s'il est encore divisé en deux ou trois troncs, il y a autant d'orifices dure-mériens. Dans le canal long de 1 centimètre, courbe à concavité antérieure et externe, le nerf est accompagné de deux veines richement anastomosées en plexus; au niveau de l'orifice interne, sous la dure-mère, les veines forment un anneau (circellus hypoglossi) qui s'anastomose avec le plexus du trou occipital; au niveau de l'orifice externe elles divergent, l'une gagnant les veines de la nuque, l'autre le sinus pétreux inférieur dans son segment exo-cranien. Une branche de l'artère pharyngienne ascendante peut cheminer avec le nerf.

Dans 15 0/0 des cas, le canal condylien est divisé en deux canaux juxtaposés par une

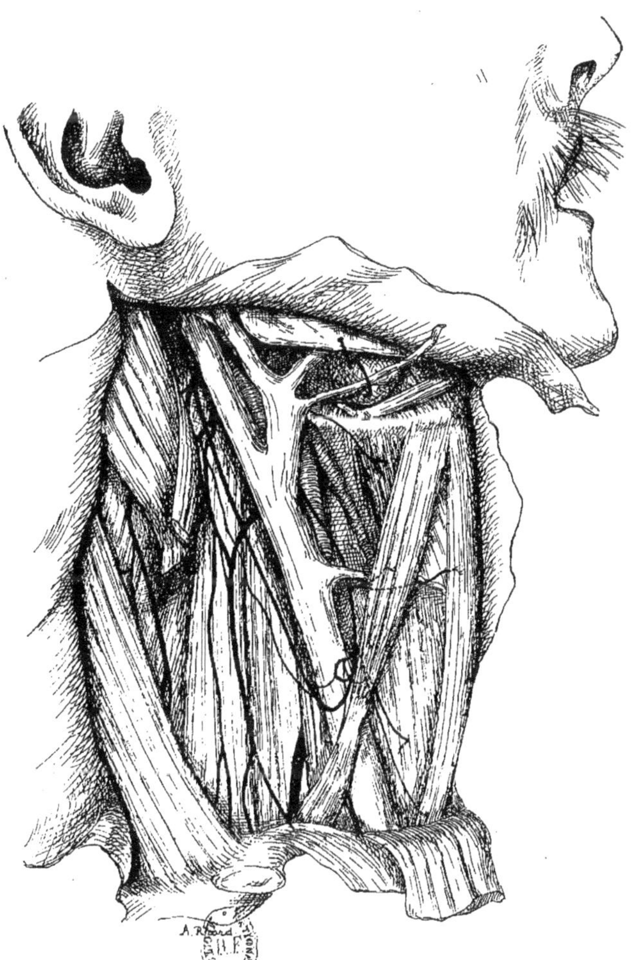

Fig. 87. La branche descendante du nerf grand hypoglosse, les nerfs des muscles sous-hyoïdiens et du trapèze. — En arrière de la jugulaire interne apparaissent de haut en bas : le spinal, la deuxième, la troisième, la quatrième branches cervicales. — La branche descendante du plexus cervical est double, un filet venant de la deuxième branche cervicale et un moins volumineux venant de la troisième. — Le nerf supérieur du muscle sterno-thyroïdien est seul visible.

lamelle osseuse, et il n'est pas rare de voir trois canaux accolés (Debierre). Le nerf est formé d'autant de branches qu'il y a de canaux, et il y a autant d'orifices dure-mériens que de canaux.

3° *Dans l'espace sous-parotidien postérieur* (Fig. 68). — Le nerf apparaît à la partie toute postérieure et toute interne de la région, au contact de la paroi interne de l'espace formée par l'aponévrose latérale du pharynx se prolongeant jusqu'à la colonne vertébrale. Oblique en bas et en dehors le nerf s'écarte de la paroi interne et s'applique à la face postérieure du paquet vasculo-nerveux qui le sépare de la cloison stylienne. Le grand hypoglosse croise d'abord la face postérieure de la carotide interne et de la chaîne sympathique appliquée à la face postérieure de l'artère. Le nerf entre en rapport soit avec la partie supérieure du ganglion cervical supérieur, soit avec la partie inférieure du rameau carotidien supérieur, il s'anastomose avec le segment qu'il croise. Plus en dehors le grand hypoglosse s'applique à la face postérieure du ganglion plexiforme et atteint son bord externe, parfois il s'anastomose seulement avec lui par un simple filet, presque constamment les deux nerfs se fusionnent complètement sur une longueur de plusieurs millimètres. La douzième paire n'a pas de rapports avec le glosso-pharyngien qui est plus antérieur, en avant du pneumogastrique, répondant à la partie antérieure du flanc externe de la carotide. Au-dessous du ganglion plexiforme le grand hypoglosse reconstitué change de direction, il se porte en avant en bas, s'insinuant entre la veine jugulaire interne en dehors, le pneumogastrique en dedans, il apparaît en avant des vaisseaux et sort de l'espace sous-parotidien postérieur au niveau de sa partie antérieure et inférieure.

Schwalbe et Hoffmann signalent une variation dans le trajet du grand hypoglosse, le nerf au lieu de s'insinuer entre la carotide et la jugulaire croise la face postérieure de la jugulaire interne puis sa face externe. Ils considèrent cette disposition comme aussi fréquente que la disposition classique. Löwy sur cent préparations a trouvé quatre-vingt-douze fois la disposition classique et huit fois seulement la disposition indiquée par Schwalbe et Hoffmann, Löwy rappelle les travaux de Tandler sur le spinal et donne la même explication embryologique (Voyez le nerf spinal). Hoschetter étudiant des embryons de crocodile a vu le grand hypoglosse d'abord situé en dehors de la veine jugulaire interne et plus tard en dedans d'elle.

4° *Dans la région carotidienne supérieure* (Fig. 87). — Le nerf grand hypoglosse oblique en bas en avant est recouvert superficiellement par l'aponévrose cervicale superficielle en avant du bord antérieur du sterno-cléido-mastoïdien ; en dedans il repose sur le plan artériel qui le sépare de la paroi pharyngée sur laquelle sont appliqués le plexus pharyngien et le nerf laryngé supérieur. Guyon donne le grand hypoglosse comme point de repère dans la ligature de la carotide externe, c'est un point de repère utile mais aussi difficile à trouver que l'artère (Farabeuf). Le nerf croise la carotide externe en un point variable, de 5 à 20 millimètres au-dessus de la bifurcation de la carotide primitive (Farabeuf). D'une façon à peu près constante il passe juste au-dessous de l'origine de l'artère occipitale, et il est maintenu là par la courbe à concavité inférieure que décrit l'artère sterno-mastoïdienne supérieure ; celle-ci souvent double ou même triple naît au-dessus du nerf soit de l'occipitale, soit de la partie sus-jacente de la carotide et atteint le muscle peu au-dessous de la branche externe du spinal. Le nerf atteint le bord antérieur de la carotide externe près de l'origine de l'artère linguale, mais suivant son obliquité et suivant la hauteur de l'origine des collatérales artérielles le point de croisement est un peu variable, le plus souvent le grand hypoglosse est sus-jacent à l'origine de la linguale, parfois il est à son niveau, rarement il est au-dessous. Le ventre postérieur du digastrique oblique en bas et en avant comme le nerf, croise la face externe de la carotide sur un plan un peu supérieur, parfois l'écart entre les deux est appréciable, parfois le grand hypoglosse haut situé est au contact du muscle ou même masqué par lui (Importance de la recherche du ventre postérieur du digastrique dans la ligature de la carotide externe, Morestin). Le tronc veineux thyro-linguo-pharyngo-facial est constitué peu en arrière de la grande corne de l'os hyoïde, juste au-dessous du nerf; oblique en bas et en arrière, il s'écarte de lui pour gagner la jugulaire interne. Le grand hypoglosse en haut, le tronc veineux en bas, le bord antérieur de la jugulaire interne en arrière limitent le triangle de Farabeuf dans le fond duquel on aperçoit la carotide externe, c'est là qu'on lie l'artère.

D'après Livini l'origine de l'artère linguale est située au-dessous du nerf dans 44 0/0 des cas, à son niveau dans 35 0/0 des cas, au-dessus de lui dans 19 0/0 des cas. La statistique de Flèche portant sur cinquante sujets est assez comparable, l'artère naissait vingt-cinq fois au-dessous du nerf, dix-sept fois à son niveau, huit fois au-dessus (de 1 à 5 millimètres).

5° *Sur la face latérale de la langue* (Fig. 50). — Le grand hypoglosse d'abord légèrement descendant, puis prenant une direction oblique en haut en avant, s'applique sur la face externe du muscle hyoglosse dont il aborde le bord postérieur plus ou moins haut au-dessus de l'extrémité de la grande corne, il est croisé superficiellement par le ventre postérieur du digastrique et par le stylo-hyoïdien obliques en bas en avant, l'ensemble est masqué par la glande sous-maxillaire qui se prolonge plus bas débordant l'os hyoïde. Toujours ascendant le nerf s'insinue dans l'interstice qui sépare l'hyo-glosse du mylo-hyoïdien, et à sa partie terminale il repose en dedans sur le génio-glosse compris entre celui-ci et le mylo-hyoïdien. Quand le lingual inférieur est très développé, ce qui est rare, il peut déborder en avant l'hyo-glosse, et le nerf s'applique sur lui avant d'atteindre le génio-glosse. Dans tout son segment lingual le nerf est accompagné par les veines linguales superficielles, il existe généralement une grosse veine au bord inférieur du nerf et une petite à son bord supérieur, elles gagnent en arrière le plus souvent la veine faciale (Launay). Le nerf lingual est sus-jacent au grand hypoglosse décrivant une courbe semblable à la sienne mais de plus court rayon. L'artère linguale accompagnée de deux veinules qui l'enlacent en s'anastomosant entre elles est profonde, séparée du nerf par le muscle hyo-glosse, née en général au-dessous du nerf elle décrit une première courbe à convexité supérieure qui la porte au-dessus du nerf puis une seconde à convexité inférieure qui la ramène au-dessous de lui. Sur la face externe de la langue le grand hypoglosse occupe deux régions bien distinctes, dans lesquelles se pratique la ligature de l'artère linguale ; en arrière le *triangle de* BÉCLARD limité par le bord postérieur de l'hyo-glosse, le ventre postérieur du digastrique, la grande corne de l'os hyoïde, le nerf occupe l'aire du triangle ; en avant *le triangle de* PIROGOFF (*trigonum linguale*) limité en haut par le grand hypoglosse en arrière par le tendon du digastrique, en avant par le bord postérieur du mylo-hyoïdien. L'aire du triangle de PIROGOFF varie beaucoup ; « le nerf n'est pas toujours à la même hauteur. De son côté l'attache hyoïdienne du muscle digastrique est souvent lâche et haute de plus d'un travers de doigt, ce qui peut l'amener à toucher et même à couvrir le nerf » (FARABEUF).

Branches collatérales du grand hypoglosse. — 1° *Un rameau méningé* naît dans l'épaisseur du canal condylien antérieur, il présente un trajet récurrent montant en dehors du tronc nerveux, il se distribue à la dure-mère qui entoure l'orifice profond du canal condylien.

2° *Une anastomose avec le plexus cervical* est constituée par un petit filet né de l'anse de l'atlas qui atteint l'hypoglosse peu au-dessous de la base du crâne.

3° *Une anastomose avec le sympathique* est formée par un filet qui se détache du nerf au moment où il contourne le sympathique, ce filet allant se jeter sur le pôle supérieur du ganglion. L'anastomose peut être formée par plusieurs filets anastomosés entre eux.

4° *Une anastomose avec le pneumogastrique.* — Il est classique de dire que le grand hypoglosse au moment où il croise le ganglion plexiforme échange quelques fibres avec lui, en réalité les deux nerfs s'accolent intimement, leurs faisceaux s'intriquent et ne se séparent ensuite que progressivement fascicule par fascicule.

5° *Des rameaux vasculaires* inconstants pour la face postérieure et la face externe de la carotide interne. Il est possible dans certains cas de suivre un de ces filets jusqu'au corpuscule rétro-carotidien.

6° *La branche descendante* (Fig. 87). — La branche descendante naît en un point un peu variable, quelquefois au niveau du bord antérieur de la carotide interne, plus souvent au point de croisement de la carotide externe. La branche descendante chemine sur la carotide externe, elle peut croiser l'origine de l'artère linguale (FLÈCHE), puis elle longe le bord antérieur de la carotide primitive, ou repose sur elle, croisée superficiellement par les veines thyroïdiennes moyennes. En un point variable, au-dessus, derrière, ou même quelquefois au-dessous du ventre supérieur de l'omo-hyoïdien, la branche descendante se recourbe en dehors et vient s'anastomoser avec la branche descendante du plexus cervical, celle-ci née par deux racines cheminant longtemps accolées, une grosse née du deuxième nerf cervical, une grêle née du troisième nerf. L'anastomose des deux branches descendantes forme sur la face antéro-externe des vaisseaux une anse à concavité supérieure. L'anse est exceptionnellement simple, généralement elle est plexiforme (Bichat). De la branche descendante et de l'arc anastomotique naissent un certain nombre de filets.

1° *Le nerf du ventre supérieur de l'omo-hyoïdien* naît haut de la branche descendante du grand hypoglosse peu au-dessus du muscle, il est souvent double les deux filets pouvant naître par un tronc commun. Ils abordent le ventre supérieur de l'omo-hyoïdien par sa face profonde. De l'un des filets, généralement du supérieur, naît *le nerf supérieur du sterno-hyoïdien*. Celui-ci se porte transversalement en dedans reposant sur le sterno-thyroïdien et aborde le sterno-hyoïdien par sa face profonde près de son bord externe.

. 2° *Le nerf du ventre inférieur de l'omo-hyoïdien* très court aborde le muscle par sa face profonde peu au-dessous du tendon intermédiaire, s'applique à sa face profonde et ne le pénètre souvent qu'à la moitié de sa longueur.

3° *Les nerfs du sterno-thyroïdien* sont au nombre de deux, le supérieur s'applique sur la face superficielle du muscle à la partie moyenne de sa hauteur, et le pénètre près de son bord interne sous le sterno-hyoïdien. Le nerf inférieur longe le bord externe du muscle et aborde sa face profonde derrière le manubrium. Suivant Valentin ce filet se prolongerait très bas et irait s'unir au nerf diaphragmatique ; Sappey nie l'existence de cette anastomose.

4° *Le nerf inférieur du sterno-hyoïdien* chemine sur la face superficielle du sterno-thyroïdien et aborde le sterno-hyoïdien par sa face profonde non loin de son bord externe, à deux centimètres environ au-dessus de la clavicule.

Constitution de la branche descendante du grand hypoglosse. — Cruveilhier dès 1835 montre que la branche descendante du grand hypoglosse est « formée en presque « totalité par les rameaux anastomotiques de la première et de la deuxième paires « cervicales, lesquelles après s'être accolées au grand hypoglosse s'en détachent pour « constituer la branche descendante. Cette disposition devient surtout manifeste sur des « pièces qui ont macéré dans l'acide nitrique ». Cruveilhier ajoute que quelques filets détachés de l'hypoglosse lui-même viennent s'ajouter à ces filets cervicaux. Longet montre ensuite que l'excitation du grand hypoglosse est sans action sur les muscles sous-hyoïdiens. Holl reprend la question en 1876 (Fig. 88). Il divise en trois groupes les fibres que le plexus cervical envoie au grand hypoglosse : 1° les fibres du premier groupe proviennent de l'anse de l'atlas, passent par l'anastomose supérieure et contribuent à former le rameau méningé ; 2° les fibres du deuxième groupe passent par la même anastomose, suivent le nerf jusqu'à l'origine de la branche descendante et se divisent en deux parties, la première continue à cheminer dans le tronc du nerf et va former les nerfs du thyro-hyoïdien et du génio-hyoïdien ; la deuxième partie s'engage dans la branche descendante. Les fibres du troisième groupe proviennent de la branche descendante du plexus cervical et remontent vers le tronc du grand hypoglosse contribuant à former les nerfs du génio-hyoïdien et du thyro-hyoïdien. Les expériences de E. Wertheimer chez le chien montrent que la description anatomique de Holl est trop absolue, il revient à la conception de Cruveilhier et démontre la présence de fibres propres au grand hypoglosse dans la branche descendante. Bolk (1898) a poussé plus loin que Holl la dissociation des troncs nerveux et il est amené à conclure à la présence de fibres du grand hypoglosse dans la branche descendante. Fieandt, chez les primates a trouvé d'une façon constante ces fibres de la douzième paire.

Variations de la branche descendante du grand hypoglosse. — Soulié a observé un cas où la branche descendante du grand hypoglosse, relativement volumineuse et placée entre la carotide primitive et la jugulaire interne s'anastomosait à angle aigu, un peu au-dessus du tendon de l'omo-hyoïdien avec un filet très grêle représentant la branche descendante interne du plexus cervical. Les deux rameaux fusionnés en un tronc unique passaient sous l'omo-hyoïdien et se divisaient presque aussitôt en leurs branches musculaires.

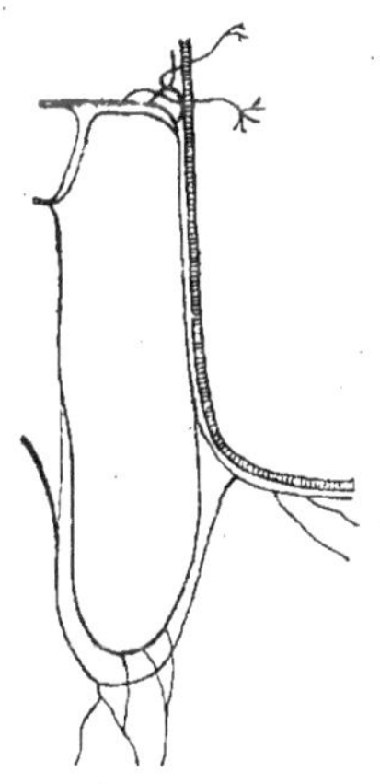

Fig. 88. — Schéma montrant les rapports du grand hypoglosse et des nerfs cervicaux (d'après M. Holl). Les racines cervicales sont en noir le grand hypoglosse est strié transversalement.

La branche descendante du grand hypoglosse s'accole souvent au pneumogastrique et court un certain temps dans la gaine fibreuse de ce nerf de telle sorte qu'il paraît naître de lui ; cas de Cruveilhier, Krause, Arnold. D'après les statistiques de Betti, le fait se verrait dans 15 p. 100 des cas. Cas plus récents de Mouchet et de Lippmann. Lippmann considère que dans son cas personnel il n'y a pas origine apparente mais origine réelle aux dépens du pneumogastrique.

Variations de l'anse nerveuse. — Six fois sur cent-vingt-sept, Betti a vu l'anse au niveau de l'os hyoïde. Nous avons vu plusieurs fois l'anse derrière ou au-dessous de l'omo-hyoïdien. — La branche descendante du plexus cervical s'insinue assez souvent entre la jugulaire et le pneumogastrique, au lieu de contourner la face externe de la veine.

Rameau cardiaque de la branche descendante du grand hypoglosse. — Arnold aurait vu un rameau essentiellement inconstant, gagner le plexus cardiaque en longeant la carotide primitive. Gray, Rauber, Rudinger ont vu quelquefois ce rameau. Luschka le considère comme une branche aberrante du pneumogastrique. Schumacher l'a rencontré une fois sur quinze cadavres.

Rameau thyroïdien de la branche descendante. — Berres et Awtokratow (cités par Briau) auraient vu la branche descendante donner des filets au corps *thyroïde.*

Développement de l'anse de l'hypoglosse. — Au début du développement, les fibres du grand hypoglosse et des trois premières racines cervicales se détachent perpendiculairement du tube nerveux. Lors de la formation de la courbure nuchale, les fibres augmentent de longueur et convergent comme les rayons d'une roue vers un point commun, vers une masse musculaire aux dépens de laquelle Froriep pensait que se développaient et les muscles sous-hyoïdiens et les muscles de la langue (Voyez le chapitre développement). Lors de la formation des gaines nerveuses, des fibres voisines, d'origines différentes sont enserrées par une gaine commune. L'anse de l'hypoglosse est bien formée chez un embryon de dix millimètres.

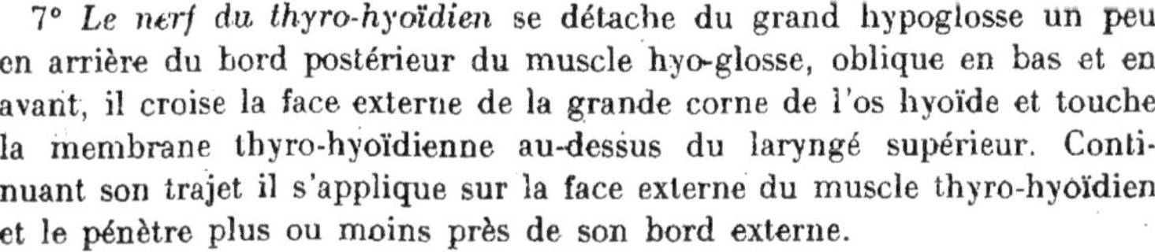

7° *Le nerf du thyro-hyoïdien* se détache du grand hypoglosse un peu en arrière du bord postérieur du muscle hyo-glosse, oblique en bas et en avant, il croise la face externe de la grande corne de l'os hyoïde et touche la membrane thyro-hyoïdienne au-dessus du laryngé supérieur. Continuant son trajet il s'applique sur la face externe du muscle thyro-hyoïdien et le pénètre plus ou moins près de son bord externe.

8° *Le nerf du stylo-glosse* naît de la portion ascendante de l'hypoglosse sur la face externe du muscle hyo-glosse, il se porte en haut et en arrière et se perd en général dans la partie inférieure du muscle, quelquefois cependant on peut le suivre jusqu'à l'insertion à la styloïde.

9° *Les nerfs de l'hyo-glosse* au nombre de trois ou quatre très courts se perdent tout de suite dans la face externe du muscle.

10° *Un filet anastomotique avec le lingual* (Voyez le nerf lingual).

11° *Le nerf du génio-hyoïdien* naît très en avant au moment où le grand hypoglosse est compris entre l'hyo-glosse en dedans et le mylo-hyoïdien en dehors, il se porte en avant et un peu en bas, et aborde le génio-hyoïdien en général par sa face supérieure.

Branches terminales du grand hypoglosse. — Le grand hypoglosse s'épanouit en ses branches terminales au moment où il croise le bord antérieur de l'hyo-glosse, ces branches reposent en dedans sur le génio-glosse, elles sont recouvertes en dehors par le mylo-hyoïdien, la partie postérieure de la glande sublinguale peut s'interposer entre les deux; le canal de Wharton et les vaisseaux ranins sont sur un plan supérieur. Les filets ascendants se distribuant aux divers muscles de la langue, pénètrent tout de suite dans l'épaisseur du génio-glosse et pour les voir il faut enlever la couche superficielle du muscle.

Les rameaux se terminent par des plaques motrices comme partout ailleurs, LANNEGRACE (1878) fait remarquer la très grande richesse en fibres nerveuses, aucun muscle ne peut être comparé à ce point de vue aux muscles de la langue.

ARNOLD et BACH signalent une anastomose entre les branches terminales de l'hypoglosse de l'un et l'autre côté dans l'épaisseur du génio-hyoïdien ou entre le génio-hyoïdien et le génio-glosse. HYRTL trouve cette anastomose une fois sur dix et l'appelle l'anse supra-hyoïdienne du grand hypoglosse.

Anastomoses du grand hypoglosse. — 1° *Avec le lingual*, sur la face externe de l'hyo-glosse.

2° *Avec le pneumogastrique.* — *a*) Au niveau du ganglion plexiforme parfois il existe un simple filet anastomotique, plus souvent il y a fusionnement des deux nerfs sur une certaine longueur ; *b*) Chez quelques sujets il y a accolement de la branche descendante au tronc du pneumogastrique et anastomose entre les deux.

3° KRAUSE a vu la première racine cervicale postérieure reliée aux racines du grand hypoglosse.

4° *Anastomoses avec le plexus cervical.* — *a*) Anastomose supérieure, constituée par un petit filet né de l'anse de l'atlas et qui atteint le grand hypoglosse peu au-dessous de la base du crâne ; *b*) Anastomose inférieure constituée par la branche descendante.

5° *Anastomose du grand hypoglosse avec celui de l'autre côté.* — Les nerfs de l'un et l'autre côté s'anastomosent quelquefois dans l'épaisseur du génio-hyoïdien ou entre le génio-hyoïdien et le génio-glosse (anse supra-hyoïdienne de HYRTL).

6° *Anastomose avec le sympathique.* — Anastomose directe avec le ganglion cervical supérieur ou avec le rameau carotidien dans l'espace sous-parotidien postérieur.

INDEX BIBLIOGRAPHIQUE

AGAZZI. — Osservazioni di anatomia descrittiva e topographica sulla regione mastoïdea. — *Archiv. Ital. di Anat. e di Embriol.* Vol. XII, fasc. 2, (1914), p. 254-294.

AIGROT. — De la résection du nerf auriculo-temporal et de ses effets sur la sécrétion parotidienne. — *Lyon chirurgical*, t. XI (1914), p. 242-255.

ALAMARTINE. — Anatomie chirurgicale et chirurgie opératoire des nerfs du corps thyroïde. — *Revue de chirurgie*, t. LVIII (1920), p. 403-413.

ALBERS. — Recherches anatomo-pathologiques sur le nerf pneumogastrique, suivies de quelques observations de maladies de ce nerf par le Dr Haukel. — (Traduit de l'allemand par Richelot). — *Archives générales de Médecine*, t. V (1834), p. 582-599.

ALDERTON. — Some points respecting the surgical anatomy of the facial nerve. — *Archives Otol. New-York*, t. XXXIII (1904), p. 471-477.

ALEXANDER. — Zur Anatomie des ganglion vestibulare der Säugethiere. — *Sitzungsb. der K. Akad. der Wissenschaft.* Wien (1900).

ALEXANDER und OBERSTEINER. — Das Verhalten des normalen Nervus cochlearis in Meatus auditorius internus. — *Zeitschrift für Ohrenheilkunde.* Bd. 55 (1908), H 1/2, s. 78-91.

ALLIS. — Les muscles craniens, les nerfs craniens et les premiers nerfs spinaux chez l'amia calva. — *Archives de Zoologie expérimentales et générales.* Série 3, t. VI (1898), p. 63-90.

ALPIGER. — Anatomische studie uber das gegenseitige Verhalten der Vagus und Sympathicus äste im Gebiete des Kehlkopfes. *Archiv für Klin. Chirurgie.* Bd XL (1890), s. 761-786.

AMABILJO. — Su rapporti del ganglio genicolato colla corda del timpano e col facciale. — *Ann. R. Clin. Psich. e Neuropat. Palermo.* — Vol. I (1898-99), p. 121-138.

ANTONELLI. — Enumerazione e classificazione dei nervi encefalici. — *Gaz. intern. di med.* Napoli. Vol. VIII (1905), p. 416-443.

APOLANT. — Ueber die Beziehung des Nervus oculo-motorius zum ganglion ciliare. — *Archiv fur mikrosk. Anat. und Entwickelungs gechichte.* Bd XLVII (1896), s. 655-668.

ARGAUD et COCHET. — Rapports différents des deux pneumogastriques dans la région cervicale. — *Bibliographie anatomique*, t. XIX (1909), p. 115-122.

ARNOLD. — *Handbuch der Anatomie des Menschen.* — Freiburg (1851).

FRÉDÉRICI ARNOLDI. — *Icones Nervorum capitis.* — Heidelberg (1860), (2e éd.).

ATHANASIU. — La structure et l'origine du nerf dépresseur. *Journal de l'Anatomie et de la Physiologie* (1901), nº 3, p. 265-269, 1 pl.

BADAL. — De l'élongation du nerf nasal externe contre les douleurs ciliaires. — *Annales d'oculistique*, t. XLV (1882), p. 241-253.

BALDENWECK. — Etude anatomique et clinique sur les relations de l'oreille moyenne avec la pointe du rocher, le ganglion de Gasser et la 6e paire cranienne. — *Thèse de Paris* (1907-1908).

BALFOUR. — On the developpement of the skeleton of the paired fins of Elasmobranchii, considered in relation to its bearings on the nature of the limbs of the vertebrata. — *Proceed. of the Zool. Soc. of London* (1881).

BARBARIN. — Les complications graves des otites chroniques. — La région mastoïdienne. *Thèse de Paris* (1902).

BARD. — Du rôle céphalogyre de la branche externe du spinal. — *Presse médicale*, 1er mai 1919, p. 233

BARD. — De l'influence exercée sur le sterno-cléido-mastoïdien par la paralysie de la branche externe du spinal. — *Presse médicale* nº 15 (22 février 1922), p. 157-158.

BARRAT. — Observations on the structur of the 3 rd, 4 th and 6 th, cranial nerves. — *Proc. physiol. Soc.* (1900). — *Journal of Phys.*, t. XXV, nº 6 (1899-1900), p. XXIII-XXIV.

BARRAT. — On the anatomical structure of the 9 th. 10 th. 11 th. and 12 th. cranial nerves. — *British med. Journal*, nº 2022 (1899), p. 837-840.

BARTLETT. — Contribution to the surgical anatomy of the middle cranial fossa. — *Ann. Surg.*, t. XXXVI (1902), p. 680.

E. BAUDOIN. — Le système sensitif du nerf facial. — *Gazette des Hôpitaux*, 23 avril 1921, nº 32, p. 501-504.

BEAU (ROBERT, BENNET). — The cephalic nerves : suggestions. — *Anat. Record*, vol. VII, n° 7 (1913), p. 221-235.

BECK. — Uber den Austritt des N. hypoglossus und N. cervicalis primus aus dem Centralorgan beim Menschen und in der Reihe der Saugethiere unter besonderer Berucksichtigung der dorsalen Wurzeln. — *Anat. Hefte* H. 18, Bd. VI (1895), s. 249-345.

BELLIN. — Etude sur l'anatomie des cellules mastoïdiennes et leurs suppurations. — *Annales des Maladies de l'oreille* (1904), n° 4, p. 329.

BELLOCQ. — Contribution à l'étude anatomique de l'oreille interne osseuse chez l'homme adulte. — *Thèse de Toulouse* (1918).

BENDER. — Die Schleimhautnerven des facialis, glosso-pharyngeus und vagus. Studien zur Morphologie des Mittelohres und der nachbarten Kopfregion der Wirbelthiere. — *Denkschrift d. Medizine Gesselchaft, Iéna* (1907), Bd. VII, s. 341-454.

BENOIT-GONIN. — Etudes anatomo-cliniques sur la paroi labyrinthique de l'oreille moyenne. — *Thèse de Bordeaux* (1906-1907).

BÉRANECK. — Sur les nerfs trijumeau, facial et auditif chez les reptiles et les oiseaux. — *Bulletin de la Société des sciences naturelles de Neuchatel*, t. XV (1884-1886), p. 229.

BÉRARD. — Contribution à l'anatomie et à la chirurgie du goître : parallèle entre la thyroïdectomie partielle, l'énucléation et l'exothyropexie. — *Thèse de Lyon* (1896-1897).

BERENS. — An anomaly in the course of the facial nerve of surgical importance. — *Trans. Am. Otol. Soc. N. Bedford* (1904), t. VIII, p. 3, p. 361-363.

BETCHOV. — Essai sur la segmentation branchiale des nerfs craniens. — *Revue suisse de Zoologie*, t. XXVI (1918), p. 233-244.

BETCHOV. — Le rameau auriculaire du pneumogastrique. — *Archives d'Anatomie, d'Histologie et d'Embryologie*, t. I, fasc. 5/6 (1922), p. 293-308.

BETTI. — Delle connessioni dei nervo ipoglosso cor nervi cervicali. — *Bolletino della R. accad. med. di Genova*. Vol. XI, n° 14.

BICHAT. — *Traité d'anatomie descriptive*, Paris, an XI (1802).

BIDDER. — *Neurologische Beobachtungen*. — Dorpat (1836).

BIGELOW. — Anatomy and Physiology of the corda tympani nerve. — *Brain* (1880-1881), p. 43-47.

BIONDI. — Sur la fine structure des ganglions annexés au sympathique cranien de l'homme. Le ganglion sphéno-palatin. — *Periodico del Laboratorio di Anatomia normale della R. Univ. di Roma. Compte rendu in Archives de biologie*, t. LXI, p. 136.

BIRMINGHAM. — Some pratical consideration on the anatomy of the mastoïd region with guides for operating. Read in the section of anatomy and physiology. January 1891. — *Transactions of the Royal academy of medecine in Ireland*. Vol. IX (1891), p. 462-468.

BISCHOFF. — *Mikroskop. Analyse der Anastomosen der Kopfnerven*. — München (1865).

BIZE. — Les gaines vasculaires. — *Thèse de Toulouse* (1895-1896).

BLANC E. H. — Le nerf moteur oculaire commun et ses paralysies. — *Thèse de Paris* (1885-1886).

BLUM. — Uber den Verlauf der sekretorischen Fasern zur Tränendruse und der Geschamcksfasern. — *Deutsche med. Wochenschrift*, Jg. 39 (1913), n° 33, s. 1588-1589.

BOCKENHEIMER. — Der Nervus facialis in Beziehung zur Chirurgie. — *Archiv fur Klin. Chirurgie*. Bd. LXXII (1903-1904), s. 461-486, *und Arbeit a. d. chir. Klin. d. K. Univ. Berlin*, Bd. XVIII (1906), s. 1-26.

BOK. — Entwicklung der Hirnnerven und ihrer zentralen Bahnen. Die stimulogene Fibrillation. — *Folia neurobiol*. Bd. IX (1915), n° 5, s. 475-565.

BOLK. — Die segmental differenzierung des menschlichen Rumpfes und seiner extremitäten. — *Morphol. Jahrb*. Bd. XXV (1898), s. 465-543, und Bd. XXVI (1898), s. 91-211.

BOURGUET. — Anatomie chirurgicale du labyrinthe. — *Thèse de Toulouse* (1904-1905).

BOVERO. — Connessioni simpatiche del ganglio vestibolare del nervo acustico. — *Gior. della Accad. med. di Torino*, anno 76 (1913), n° 11/12, p. 348-359.

BOVERO. — Sur la fine structure et sur les connexions du ganglion vestibulaire du nerf acoustique. — *Memorie delle R. Acad. delle Scienze di Torino*. Série 2, v. LXIV (1914), *Classe di scienze fisiche, math., e natur.*, n° 10.

BOYER. — *Traité d'anatomie*. Paris (1809).

BRACHET. — Recherches sur l'ontogénèse de la tête chez les amphibiens. — *Archives de Biologie*, t. XXIII (1908), p. 165-247.

BRACHET. — Sur la signification morphologique de la région occipitale du crâne. — *Bulletin de la Soc. d'Anthropologie de Bruxelles*, t. XXVII (1908).

BRACHET. — *Traité d'embryologie des vertébrés*. — Paris, Masson (1921).

BRAUS. — Beiträge zur Entwicklung der Muskulatur und des peripherm Nervensystems der Selachen. — *Morph. Jahrb*. Bd. XXVII (1899), s. 414-496, und s. 501-629.

BREGLIA. — Considerazioni su di una nuova classificazione der nervi cranici. — *Giornale a. Ass. napol. di med. e nat*. Napoli (1891), t. II, p. 167-204.

BREMER. — Aberrant Roots and Branches of the abducent and hypoglossal Nerves. — *J. of Compar. Neurol. and Psychol.*, t. XVIII (1908), n° 6, p. 619-639.

BREMER. — Recurrent Branches of the abducens nerve in human embryos. — *American J. of Anat.*, t. XXVIII (1920-1921), p. 371-398.

BRENNER. — Ueber das Verh ltnis des nervus laryngeus inferior vagi zu einigen Aorten varietaten des Menschen. — *Archiv. fur Anat. und Entwickelungsgechichte* (1883), s. 373-396.

BRIAU. — Recherches anatomiques et physiologiques sur l'innervation du corps thyroïde. — *Thèse de Lyon* (1897-1898).

BROCA. — Anatomie chirurgicale et médecine opératoire de l'oreille moyenne. — *Monographies cliniques sur les questions nouvelles*, n° 26. Publiée le 15 août 1901. Paris, Masson éd.

BRŒCKAERT. — *Etude sur le nerf récurrent laryngé. Son anatomie et sa physiologie normales et pathologiques.* — Bruxelles (1903), 165 pages.

BRŒCKAERT. — Les nerfs sympathiques du larynx. — *Mémoires de l'Académie de Médecine de Belgique.* Bruxelles (1907), 55 pages.

BRUNETTI. — Recherches anatomiques et anatomo-pathologiques sur les terminaisons nerveuses dans les muscles intrinsèques du larynx humain. — *Archives de Gradenigo*, t. XX (1909), p. 430.

VON BRUNN. — Das Foramen ptérygo-spinosum (Civinini) und der Porus crotaphitico-buccinatorius (Hyrtl). — *Anat. Anzeiger*, Bd. VI (1891), s. 96.

BUDDE. — Beitrag zur Kenntnis der sensiblen Hypoglossusbahn. — *Festchrift* 10 *j. Best. Akad. fur prakt. Med.* — C ln (1915), s. 693-698, und *Anat. Anzeiger.* Bd. LII (1919). n° 8, s. 158-160.

BUFFET-DELMAS. — Sur une anomalie du nerf grand hypoglosse. — *Poitou médical*, t. VII (1892), p. 97-99.

CAMINITI. — Recherches sur l'anatomie chirurgicale du ganglion de Gasser. — *Trav. de Neurol. chir.* Paris (1900), t. V, p. 323-352.

CAMUS (René). — L'origine indépendante du système nerveux sympathique. — *Archives de Morphologie générale et expérimentale.* Fasc. 2 (1921).

CANNIEU. — Recherches sur le nerf auditif, ses rameaux et ses ganglions. — *Thèse de Bordeaux* (1893-1894).

CANNIEU. — Remarques sur le nerf intermédiaire de Wrisberg. — *C. R. de l'Académie des Sciences*, t. CXX (1895), p. 880-882.

CANNIEU et GENTÈS. — Recherches sur les orifices du vestibule et des canaux demi-circulaires du labyrinthe osseux. — *Gazette hebdomadaire des sciences médicales de Bordeaux* (1900), t. XXI, p. 436-437.

CARPENTER. — The ciliary ganglion of Birds. — *Folia-neuro-biologica*, Bd. V (1911), s. 738-754 (Bibliographie).

CASALI. — Contributo alla studio dei rapporti del nervo vago con l'arteria carotide comune et con l'arteria succlavia. — *Anat. Anz.* Bd. XXXIX (1911), n° 11/12, s. 327-336.

CASALI. — Rapporti dei nervi simpatico cervicale e ricorrente con l'arteria tiroïdea inf. — *Ricerche fatte nel Laboratorio d'Anatomia Roma.* V. XVI, fasc. 1-4 (1912).

CAVANAUGH. — Topography of the tympanic cavity. — *Ann. of. Otol.*, t. XXII (1913), p. 699-716.

CAZEJUST. — Recherches sur la topographie du laryngé supérieur au lieu d'élection de sa névrotomie. — *Revue de laryngologie, d'otologie et de rhinologie*, 43e année, n° 2, janvier 1922, p. 63-68.

CELLES. — Le nerf laryngé supérieur. Anatomie. Valeur des différentes méthodes d'analgésie de ce nerf et de sa résection dans les laryngites douloureuses. — *Thèse de Bordeaux* (1912-1913).

CHALIER et BONNET. — Névrotomie du laryngé supérieur. — *Presse médicale*, novembre 1912.

CHAUVEAU. — Du nerf pneumogastrique considéré comme agent excitateur et comme agent coordinateur des contractions de l'œsophage dans la déglutition. — *Archives de physiologie normale et pathologique* (1862), p. 190-247.

CHEVALLEREAU. — Recherches sur les paralysies oculaires consécutives à des traumatismes cérébraux. — *Thèse de Paris* (1879).

CHEVRIER. — Note sur les rapports des vaisseaux et des nerfs laryngés entre eux. — *B. et M. de la Société anatomique de Paris* (décembre 1904).

CHEVRIER et CAUZARD. — L'analgésie et l'anesthésie régionales du larynx par cocaïnisation des nerfs laryngés supérieurs et inférieurs. — *Bulletin médical* V. XXI (16 février 1907), p. 131-135.

CHIARUGI. — Rudimenti di un nervo intercalato fra l'acustico-facciale e il glosso-faringeo in embrioni di mammiferi. — *Monitore zool. ital. Firenze*, t. VII (1896), p. 52-54.

CHIPAULT. — *Chirurgie opératoire du système nerveux.* — Paris (1894), Rueff, édit.

CLAUDE et SCHAEFFER. — Le zona paralytique des nerfs craniens et la théorie de la poliomyelite postérieure aiguë. — *Presse médicale* (1911), n° 42, p. 437-438.

CLERMONT. — Rapport du nerf dentaire antérieur avec le plancher nasal et la pituitaire. — *Bulletin de laryngologie*, V. X (janvier 1907), p. 14-19.

COCHET. — Rapports différents des deux pneumogastriques dans la région cervicale. — *Thèse de Paris* (1909-1910).

COHEN. — De l'innervation, de la fonction et de la paralysie de quelques muscles du larynx. — *Revue mensuelle de laryngologie*, t. VII (1887), nº 2, p. 77-78.

COLUCCI. — Contributo alla anatomica e fisologia del trigemino. — *Monitore Zool-Ital*, Anno 12 (1901), nº 8, p. 232-233.

COMBIER. — Contribution à l'étude des collections purulentes de la fosse cérébelleuse d'origine otitique. — *Thèse de Paris* (1910-1911).

CORDS (Elisabeth). — Beiträge zur Lehre vom Kopfnervensystem der Vogel. — *Diss. med. Freiburg* (1904), und *Anat. Hefte. Abt.* I, H. 78, s. 49-100.

DA COSTA. — Note sur la crête ganglionnaire cranienne chez le cobaye. — *C. R. de la Société de biologie*, t. LXXXIII (1920), p. 1651-1654.

MC. COTTER. — A Note on the Course and distribution of the Nervus terminalis in Man. — *Anat. Record*, t. IX, 1915, nº 3, p. 243-246.

COURTADE et GUYON. — Trajet des nerfs extrinsèques de la vésicule biliaire. — *C. R. de la Société de biologie*, t. LVI (1904), nº 19, p. 874-875.

COUVREUR. — Sur le pneumogastrique des ophidiens et en particulier du boa constrictor. — *C. R. de l'Association des Anatomistes*, 3e session. Lyon (1901), p. 212-216.

CUNÉO. — Les nerfs craniens. — In *Poirier-Charpy, Traité d'Anatomie humaine*, 2e éd. (1904).

CURNOW. — Notes of some irregularities in Muscles and Nerves. — *J. of. Anat. and Phys.*, t. VII (1873), p. 304-310.

CUSCO. — Recherches sur différents points d'anatomie, de physiologie et de pathologie. — *Thèse de Paris* (1848).

CUSHING. — Sensory distribution of the 5 cranial nerve. — *Bull. of the John Hopkins Hosp.* (Baltimore), vol. XV (1904), nº 160/161, p. 213-232.

CUTORE. — Sur un rameau pharyngien du ganglion sous-maxillaire de l'homme. — *Monitore Zool. italiano*, anno 21, fasc. 6-7 (1910).

DE CYON. — *Les nerfs du cœur. Anatomie et physiologie.* — Paris (1905), Alcan, édit.

DEBIERRE. — Développement du segment occipital du crâne. — *Journal de l'Anatomie et de la physiologie*, t. XXXI (1895), p. 385-426.

DEBIERRE et LEMAIRE. — Sur l'innervation des muscles de la face. — *C. R. de la Société de biologie*, t. XLVII (1895), p. 547-548.

DÉJERINE. — *Séméiologie des affections du système nerveux.* — Paris (1914), Masson, édit.

DÉJERINE, TINEL et HEUYER. — Zona de l'oreille avec paralysie faciale. — *Soc. de Neurologie.* (7 mars 1912). — Voir *Revue Neurologique*, t. XXIII (1912).

PIERRE DELBET. — Note sur les nerfs de l'orbite. — *Archives d'ophtalmologie*, t. VIII (1887), p. 485-502.

DESVERNINE. — Paralysie combinée du larynx et du voile du palais. — Etude sur l'innervation motrice du larynx et du pharynx. — *Annales des maladies de l'oreille et du larynx* (1901), p. 534-564.

J. DEYL. — Contribution à l'étude de l'anatomie comparée du nerf optique. — *Bibliographie anatomique*, t. IV (1896), p. 61.

J. DEYL. — Ueber den Eintritt der Arteria centralis Retinae in den Sehnerven beim Menschen. — *Anat. Anzeiger*, Bd. XI (1896), s. 687-692.

DIEULAFÉ et GAYRAL. — Topographie du système dentaire. — *Journal de l'anatomie et de la physiologie*, t. XLV (1909), p. 30-45.

DILLWORTH. — The nerves of the human larynx. — *Journal of Anatomy*, vol. LVI, oct. 1921, p 48-52

DIXON. — The sensory distribution of the facial nerve in man. — *Tr. Roy. Acad. M. Ireland*, Dublin (1898-1899), voir *J. Of. Anat. and Phys.*, (1898-1899), t. XXXIII, p. 471-472 et *The Dublin Journal of med. Sciences* (1899), p. 385.

DIXON. — Distribution of the peripheral nerves. — *The Dublin Journal of. Med. Sciences*, vol. CXIX (1905), nº 398, p. 81-102.

DOLLKEN. — Ursprung und Zentren des Nervus terminalis. — *Monatschrift fut Psychiatrie*, Bd. XXVI (1909), s. 10-33, 4 T., 11 Fig.

DONKER. — Uber die Beteiligung des Nervus Vagus an der Innervation des Darmes. — *Anat. Anzeiger*, Bd. LI, nº 8, s. 195-200.

DORELLO. — Osservazioni anatomische ed embriologische sopra la porzione intra-toracica ed abdominale del nervo vago. — *Ricerche Lab. Anat. Roma e altri lab. biol.* Vol. XIII, fasc. 1/2, p. 65-118.

DROBNIK. — Topographisch-anatomische Studien uber den Hallssympathicus. — *Archiv fur Anat. und Entwickelungsgechichte* (1887), s. 339-367.

DUCHENNE DE BOULOGNE. — *Diagnostic et curabilité de la surdité et de la surdimutité nerveuses par la faradisation des muscles moteurs des osselets et de la corde du tympan.* — Paris (1861), Baillère, édit.

DUMONT. — Recurrenslâsionen bei Strumaoperationen. — *Deutsche Zeitschrift für Chirurgie*, Bd. 104 (1910), s. 386-402.

MATHIAS-DUVAL. — Du degré de l'atrophie des nerfs olfactifs compatibles avec la persistance de l'olfaction. — *B. et M. de la Société d'Anthropologie de Paris*, t. VII (1884), p. 829-835.

EDGEWORTH. — On the afferent ganglionated nerve fibres of the muscles innervated by the fifth cranial nerve ; and on the innervation of the tensor veli palatini and tensor tympani. — *Quart Journ. Microsc. Sc. N.S.N.* 232, vol. LVIII (1913), p. 593-603

EISCHHORN. — Ist der Nervus facialis an der innervation des Gaumens beteiligt ? — *Zeitschrift f. Ohrenheilkunde und Krankheiten der Luftwege*, Bd. 76 (1917), H 1/2, s. 63-65.

EISLER. — *Das Gefass und peripherer Nervensystem des Gorilla.* — Halle (1889), 28 s.

EISLER. — *Die Muskeln des Stammes.* — In Handbuch der Anatomie des Menschen herausgegeben von Bardeleben. Iena (1912).

ELSWORTH. — Remarks on the anatomy of the temporal bones. — *Britisch med. J.* (1902), n° 2174, p. 615..

ÉLTRICH. — Le rameau lingual du facial. — *B. et M. de la Société anatomique de* Paris, 6e s., t. XVIII, n° 3, mars 1921, p. 144-147.

ELZE. — Uber den sogenannten Nervus laryngeus inferior des Lamas (Auchenia Lama). — *Anat. Anzeiger*, Bd. 42 (1912), n° 16, s. 410-414.

EMBLETON. — Anomalies of arrangements (corde du tympan). — *J. of Anat.*, t. VI (1872), p. 217.

EXNER. — Die innervation des Kehlkopfes. — *Sitzungsberichte der K. Akademie der Wissenschaft in Wien*, Bd. LXXXIX, 3e th. fas. 1 und 2 (1884), s. 63-118.

FAESEBECK. — Ueber die motorische Portion des trigeminus. — *Transactions of the international medical Congress.* London, 2-9 août 1881, p. 67-68.

FARABEUF. — Sur l'anatomie du muscle sterno-mastoïdien. — *B. et M. de la Société anatomique de Paris* (1880), p. 474-476.

J.-L. FAURE. — Sur le traitement chirurgical de la paralysie faciale d'origine intra-rocheuse. L'anastomose du facial et de la branche trapézienne du spinal. — *Gazette des Hôpitaux*, t. LXXI (1898), p. 259-261.

J.-L. FAURE. — La cure chirurgicale de la paralysie faciale. — *B. et M. de la Société de chirurgie* (1903), p. 830.

FAESEBECK. — *Die Nerven des menschlichen Kopfes nach eigenen Untersuchungen Geschrieben und durch Abbildungen erlaütert.* — Braunschweig (1840), 35 s. 6 fig.

FAWCETT. — The origin and intra-cranial course of the ophtalmic artery and the relationship they bear to the optic nerve. — *Journal of anatomy and physiology*, vol. XXX, N. S. vol. X (1896), p. 49-53.

FIEANDT. — Uber das Wurzelgebiet des Nervus hupoglossus und den Plexus hypoglosso-cervicalis bei den Saugethiere. — *Gegenbaurs Morphologische Jahrbuch*, Bd. XLVIII (1914), H. 4, s. 513-644.

FISCHER. — Vollständiger Defect des Olfactorius bei einer 58 jahrigen Frau. — *Sitzunsbericht Nieder. Ges. Nat. und Heilk.* — Bonn (1905).

FRANZ. — Zur topographie des Nervus recurrens vagi. — *Brun's Beitrage zur Klinischen Chirurgie*, Bd. CXXII (1921), fas 2, s. 366-368.

FRASER. — The relations of the pneumogastric and other Nerve Fibres to the persistent artérial Arches. — *Trans. R. Accad. of. Med. in Ireland*, vol. XXIV (1906), p. 466-467.

FRITEAU. — Les branches extra-pétreuses et terminales du nerf facial. — *Thèse de Paris*, (1896-1897).

FROHSE. — *Die Oberflachlichen Nerven des Kopfes.* Berlin (1895).

FRORIEP. — Ueber das Homologie der Chorda tympani bei niederen Wirbeltieren. — *Anat. Anz.* Bd. II, n° 15, s. 486-493.

FRORIEP. — Entwickelungsgechichte der Kopfnerven. — *Verhandlungen der Anat. Gesellschaft auf der 5 Versammlung* (1891), s. 55-65.

FUNKE. — Beitrage zur Anatomie des Ramus maxillaris nervi trigemini. — *Inaug. Diss. Konigsberg* (1896).

FUSCHS. — Ueber die Homologie der Paukenhohle und das Verhaltnis zwischen Nervenverlauf und Skelett. — *Anat. Anzeiger.* Bd. XXXVII, n° 17/19 (1910), s. 473-496.

FUSCHS. — Ueber Schleifen der Ziliarnerven. — *Klin. Monatsbl. fur Augenh. Stuttg.* (1918), Bd. LX, s. 3-11.

GAILLET. — Anomalie du nerf buccal et du nerf mylo-hyoïdien.. — *B. et M. de la Société anatomique de Paris* (1853), p. 109.

GALL et SPURZHEIM. — *Anatomie et physiologie du système nerveux en général et du cerveau en particulier, avec des observations sur la possibilité de reconnaître plusieurs dispositions intellectuelles et morales de l'homme et des animaux par la configuration de leurs têtes.* — Paris (1810).

GANGOLPHE. — Note sur la paralysie du nerf moteur oculaire externe consécutive aux traumatismes du crâne. — *Lyon médical*, t. LVIII (1888), p. 263-269.

GARIBALDI. — *La liguria medica* (1868).

GARNIER et VILLEMIN. — Sur les ganglions pharyngien et lingual du sympathique cervical de l'homme et leur texture. — *C. R. de la Société de Biologie*, t. LXVIII, n° 11, p. 554-556.

GASKELL. — On the comparison of the cranial with the spinal nerves. — *Nature. London*, vol. XXXVIII (1888), p. 19.
GASKELL. — On the Meaning of the cranial nerves. — *Brain*, vol. XXII (1899), p. 329-372.
GASKELL. — *Involuntary nervous system.* — London (1916), in 8.
GAST. — Die Entwickelung des oculomotorius und seiner ganglien bei Selachier-Embryonen. — *Mitt. a. d. Zool. Station Neapel.* Bd. XIX, H. 3 (1908-1909), s. 269-444.
GAUPP. — Origine de la musculature de la trompe d'Eustache et du voile du palais et nature du nerf grand pétreux superficiel. — *Naturforschende Gesellschaft in Freiburg* in Br, 23 février 1910. Voy. *Deutsche médizinische Wochenschrift* Bd. XXXVI, n° 14, 7 avril 1910, s. 687-688.
GAUPP. — Ueber den N. trochlearis der Urodelen und uber die Austrittsstellen der Gehirnnerven aus dem Schadelraum im allgemeinen. — *Anat. Anz.* Bd. XXXVIII (1911), n° 16/17, s. 401-444.
GEGENBAUR. — Bemerkungen uber den canalis Fallopii. — *Morphol. Jahrb.* Bd. II (1876). s. 435-439.
GEGENBAUR. — Die Metamerie des Kopfes und die Wirbeltheorie des Kopfskeletts. — *Morphol. Jahrbuch*, Bd. XIII (1888), s. 1-115.
VAN GEHUCHTEN et BOCHENEK. — Le nerf de Willis dans ses connexions avec le nerf pneumogastrique. — *Le Névraxe*, vol. II, fasc. 3 (1901), p. 323-337.
VAN GEHUCHTEN et MOLHANT. — Contribution à l'étude du nerf pneumogastrique chez l'homme. — *Bulletin de l'Académie royale de Médecine de Belgique*, t. XXV (1911), p. 859-900 et *Le Névraxe*, vol. XIII (1912), fasc. 1, p. 55-98.
GELLÉ. — Du massif osseux du facial et de ses lésions. — Congrès international de Médecine, Rome (1894-1895. *Section otol.*, p. 34-37, et *Annales des maladies de l'oreille, du larynx*, etc., t. XX (1894), p. 1-42.
GEMELLI. — Les nerfs et les terminaisons nerveuses de la membrane du tympan. — *La cellule*, t. XXV (1908), fasc. 1, p. 117-129.
GENTÈS et AUBARET. — Nerf spinal, rapport singulier avec la veine jugulaire interne. — *Gazette hebdomadaire des sciences médicales de Bordeaux*, 14 juin 1908, n° 24, p. 285.
GÉRARD. — Les voies optiques extra-cérébrales. — *Journal de l'Anatomie et de la Physiologie*, Paris (1904), n° 1, p. 22-34.
GÉRARD. — Le nerf optique et les voies optiques. — *Echo médical du Nord*, n° 4. 22 janvier 1911.
GERONZI. — Sur la participation du nerf hypoglosse à l'innervation du voile du palais. — *Archives internationales de laryngologie*, Paris (1906), t. XXI, p. 145-158.
GIBSON. — Bilatéral abnormal relations ship of the vagus nerve in its cervical portion. — *Journal of Anatomy and Physiology*, London (1914-1915), vol. XLIX, p. 389-393.
GIGLIO-TOS. — Sull origine embrionale del nervo trigemino nell'uomo. — *Anat. Anz.*, Bd. XXI (1902), s. 85-105.
GIRARD. — Essai d'anatomie chirurgicale du labyrinthe. — *Archives internationales de laryngologie, d'otologie et de rhinologie*, mai-juin 1911, p. 830-838.
GODARD. — Le rameau lingual du facial. — *B. et M. de la Société anatomique de Paris*, t. XVIII, n° 6 (1921), p. 298-299.
GOETTE. — Die Entwicklung der Kopfnerven bei Fischen und Amphibien. — *Archiv fur mikrosk. Anat.*, Bd. LXXXV (1914), s. 1-165, 10 Taf.
GOUGENHEIM et LEVAL-PICQUECHEF. — Ganglions péritrachéaux-laryngiens. — *Annales des maladies de l'Oreille*, t. X (1884), p. 15-27.
GOWERS. — *Diseases of the Nervous system*, Blakiston (1895), t. II, p. 307.
GRASSET. — *Traité pratique des maladies du système nerveux*, Montpellier (1886), 3e éd., p. 808.
GRAY. — *Anatomy of the human Body* (1918).
GRAY. — The courses and relations of Arnold's Nerve (Auricular Branche of the vagus) in the temporal bone. — *The Journal of laryngology and otology*, Edinburgh, t. XXXVII, n° 4, avril 1922, p. 182-185.
GRÉGOIRE. — Le nerf facial et la parotide. — *Journal de l'Anatomie et de la physiologie*, 48e année (1912), n° 5, p. 437-447.
GRINER. — Paralysies récurrentielles. — *Thèse de Paris* (1898-1899).
GRIVOT. — Contribution à l'étude de la paralysie faciale otitique. — *Thèse de Paris* (1902-1903).
GROSSE. — Uber das Foramen Civinini und das Foramen crotaphitico-buccinatorius. — *Anat. Anzeiger*, Bd. VIII (1893), n° 10-11.
GROSSER. — Der Nerv des fünften Visceralbogens beim Menschen. — *Anat. Anz.*, Bd. XXXVII (1910), s. 333-336.
GROSSMANN. — Zur Anatomie und Physiologie des Nervus vagus accessorius. *Wiener med. Wochenschrift*, Jg. 66, n° 26 (1916), s. 984-990.
W. GRUBER. — Ueber das Foramen in den Laminae der Cartil. thyroïdea. — *Virchow's Archiv*, Bd. LXVI (1876), s. 455.
GRYNFELTT et HÉDON. — Recherches anatomiques sur les ganglions nerveux du larynx chez le chien. — *Archives internationales de laryngologie*, t. XXIV (1907), p. 835-846.

HACK. — Eine seltene Missibildung am Sehnerveneintritt. — *Arch. fur Augenheilk*, Bd. LXIII (1909), s. 312-314.

HAEBERLIN. — Der Anatomische Bau des Nervus recurrens beim Kaninchen. — *Archiv f. Laryngol. und Rhinol.*, Bd. XVIII (1906), H. I., s. 20-38.

HAMON DU FOUGERAY. — Quelques points d'anatomie de la caisse. — *Annales des maladies des oreilles* (1893), p. 1-25.

HART. — A case of irregular origin and course of the right subclavian artery and right inferior laryngeal nerve. — *Edinb. med. and surg. Journal*, t. XXV (1826), p. 286-288.

HARVEY. — A case of innervation of the nervus lateralis oculi by the nervus oculomotorius, with absence of the nervus abducens. — *British med. Journal* (1906), n° 2393, p. 1705.

HEIN. — Uber die Nerven des Gaumensegels. — *Archiv. fur Anat. und Physiol.* Bd. IV (1844), s. 297-300.

HEPBURN. — Large cardiac branch, from the left superior laryngeal nerve reaching the superficial cardiac plexus independently. — *J. of. Anat. and phys.*, t. XXX, N.S., t. X (1896), p. 576-577.

HERBET. — Le sympathique cervical. Etude anatomique et chirurgicale. — *Thèse de Paris* (1900).

HERRICK. — The cranial nerves of the bony fishes. — *J. of. comparat. neur.* vol. VIII (1898), n° 3, p. 162-170.

HERRICK. — Cranial Nerves. — *Ref. Handb. M. Sc.* 3e ed. New-York (1914), t. III, p. 321-339.

HILTON. — On the distribution and probable function of the superior and recurrent laryngeal nerves. — *Guys Hospital Reports*, vol. II (1837), p. 514-518.

HIRSCHFELD. — *Traité et iconographie du système nerveux et des organes des sens de l'homme.* — 2e éd., Paris (1866), Masson édit.

HIS. — Die morph. Betrachtung der Kopfnerven. — *Archiv fur Anat. und Phys. — Anat. Abt.* (1887).

HOCHSTETTER. — Ueber die Beziehung des N. Hypoglossus zur Vena jugularis interna bei der Krokodilen. — *Anat. Anz.* Bd., XXX, (1907), n° 2/3, s. 72-75.

HOLL. — Ueber den Nervus accessorius Willisi. — *Archiv fur Anat. und Physiologie* (1878), s. 499-517.

HOLLZMANN und DOGIEL. — Uber die Lage und den Bau des Ganglion nodosum nervi vagi bei einigen Saugethieren. — *Archiv. fur Anat. und Physiologie* (*Anat. Abt*) (1910), H. 1-2.

F. H. HOOPER. — Anatomie et physiologie des nerfs récurrents. — *Annales des maladies de l'oreille et du larynx* (1887), p. 475-487 (Bibliographie).

HORSLEY and BEEVOR. — Note on some of the motor functions of certain cranial nerves in the Monkey. — *Proceedings of the Royal Society London*, t. XLIV (1888), p. 269-277.

HOVELACQUE. — Connexions du muscle temporal et du muscle buccinateur. — Rapports du nerf buccal. — *Bibliographie anatomique*, t. XXIV, fasc. 1, p. 15-20.

HOVELACQUE et REINHOLD. — Note sur la constitution du sinus caverneux. — *Revue anthropologique*, 27e année, n° 7-8 (1917), p. 277-282.

HOVELACQUE et REINHOLD. — *La corde du tympan. Ses rapports avec les scissures tympano-pétreuses, le ligament antérieur du marteau et certaines formations fibreuses.* — Une brochure 40 pages, 11 fig. Paris (1920), Legrand, édit.

HOVELACQUE et ROUSSET. — Note sur la disposition anatomique du rameau sensitif du conduit auditif externe et du rameau auriculaire postérieur du facial. — *B. et M. de la Société anatomique de Paris* (juillet 1922), n° 7, p. 318-321.

HOVELACQUE et VIRENQUE. — Les formations aponévrotiques de la région ptérygo-maxillaire chez l'homme et chez quelques mammifères. — *Journal de l'anatomie et de la physiologie* (1913), n° 5, p. 427-482 et n° 6, p. 618-705.

HOVELACQUE et VIRENQUE. — Les aponévroses interptérygoïdiennes. — *Presse médicale* (8 octobre 1913), n° 82.

HUDOVERNIG. — Die Zahl der peripheren Facialäste. — *Neurol. Centralblatt*, Leipzig (1909), Bd. XXVIII, s. 906-909.

HUGUENIN. — Eine bisher ubersehene Wurzel des N. glosso-pharyngeus und Vagus. — *Coresp. Bl. für Schweizer Aerzte*, Jg 37 (1907), n° 20, s. 626-633.

HUGUIER. — Dissertation sur quelques points d'anatomie, de physiologie et de pathologie. — *Thèse de Paris* (1834).

HUTCHINSON. — *On facial neuralgia and its treatment.* — New-York (1919).

HUXLEY. — *Eléments d'anatomie comparée des animaux vertébrés.* — Traduction Brunel, Paris (1875), Baillère, édit.

HYRTL. — Uber den Porus crotaphitico-buccinatorius beim Menschen. — *Sitzber. der Kaiserl. Akad. der Wissenschaft zu Wien. Natur. Mathem. Klasse.* Bd. XLVI (1862).

JABOULAY. — *Relations des nerfs optiques avec le système nerveux central.* 88 pages, *Paris* (1886), Asselin et Houzeau, édit.

Jaboulay et Villard. — Rapports des nerfs récurrents avec les artères thyroïdiennes inférieures. *Lyon médical*, t. LXXIV (1893), p. 373-378.

Jaffé. — Isolirte Lähmung des M. quadratus menti. — *Verhandl. d. Deutschen Gesellschaft fur Chirurgie*. Berlin (1902), Voir *Archiv fur Klin. Chirurgie*, Bd. LXVII, s. 376.

Jalifier. — Le ganglion sous-maxillaire chez l'homme et son rameau pharyngé. — *Bibliographie anatomique*, t. XXIII (1913), p. 83-95.

Jeanneney. — Sur l'innervation du sterno-cléido-mastoïdien. — *Soc. anatomo-clinique de Bordeaux* (5 mars 1920).

Jegorow. — Uber den Einfluss der langen ciliarnerven auf die Erweiterung der Papille. — *Archiv fur Anat. und Physiol.* (1886), *Abt. Phys.*, s. 149-179.

Johnston. — The cranial nerve components of Petromyzon. — *Gegenbaurs, Morph. Jahrb.*, Bd., XXXIV (1905), H. 2, s. 149-203.

Johnston. — Note on the presence or absence of the glosso-pharyngeal nerve in myxinoïds. — *Anat. Record*. vol. 2, n° 6 (1908).

Johnston. — Additional notes on the cranial nerves of Petromyzon. — *J. of comparative Neurol. and Psychol.* — Vol. XVIII, n° 6 (1908), p. 569-608.

Johnston. — The nervus terminalis in man and mammals. — *Anat. Record*, vol. VIII, n° 4 (1914), p. 185-198.

Jones. — Guides to the surgical relations of the facial nerve in the temporal bone. — *J. Laryngol.* London (1903), vol XVIII, p. 294-298.

Dwyer Joyce. — The topography of the facial nerve in its relation to mastoïd operation. — *J. of. Anat. and Phys.*, vol. XXXIV (1899), *N. S.*, vol. XIV, P. 2, p. 248-255.

Juvara. — Remarques sur l'anatomie chirurgicale du ganglion de Gasser. — In *Travaux de neurologie chirurgicale publiés par Chipault*, t. II (1896), p. 205-212.

Kajava. — Der Kehlkopfnerven und die Arterienbogenderivate beim Lama. Zugleich ein Beitrag zur Morphologie der Halsâste des nervus vagus. — *Anat. Anzeiger*. Bd. XL (1911), n° 10, s. 265-279.

Kajava. — Der untere Kehlkopfnerven und der Nervus recurrens in zwei menschlichen Varietâten. — *Ofversigt af Finska Vetenskaps. Societeten Fôrhandlingar.* — Bd. LVII (1914-1915). — Ald. A. N. 27. 15 s.

Allen B. Kanavel and Loyal E. Davis. — Surgical anatomy of the trigeminal nerve. — *Surgery, Gynecology and Obstetrics*, vol. XXXIV, n° 3, (march 1922), p. 357-366.

Kassander. — Ueber den Nervus accessorius Willisii und seine Beziehungen zu den oberen cervicalenerven beim Menschen und einigen Haussäugethieren. — *Archiv fur Anat. Abt.* (1891), s. 210-243.

Kassander. — Sulla radice dorsale del nervo-hypoglosso nel uomo e nei mammiferi domestici. — *Anat. Anzeiger*, Bd. VI (1891), s. 444.

Keith. — The relative position of the spinal accessory nerve to the jugulare veine and transverse process of the atlas. — *Proceeding of the anatomical society of Great-Britan and Ireland* (may 1896), J. of Anatomy, vol. XXX, N. S. vol. X (1896), p. XII-XIV.

Kidd. — The innervation of the orbicularis oris muscle. — *The British medical Journal*, n° 2679 (mai 1912), p. 1044-1045.

Kidd. — The alleged sensory cutaneous zone of the facial nerve of man. — *Revue Neurol et Psychiat. Edinburgh*, t. XII (1914), p. 393-410.

Kiesselbach. — Über die chirurgische Erôffnung des Warzenfortsatzes. — *Sitz. d. phys med. Soc. zu Erlangen* (1883-1884), Hft. 16, s. 144-155.

Klinckhardt. — Beitrage zur Entwickelungsgechichte der Kopfganglien und sinneslinien der Selacher. — *Ien. Zeitschrift Naturwiss.* Bd. XL (1905), s. 243-486.

Kohn. — Ueber die Entwicklung des sympathischen Nerven system der saugethiere. — *Archiv. mikr. Anat. und Entwicklungsgechichte*. Bd. LXX (1907), s. 266-317.

Krause. — *Handbuch der Menschlichen Anatomie.* — Hannover (1842)

W. Krause et J. Telgman. — Les anomalies dans le parcours des nerfs chez l'homme. — *Traduction de La Harpe*. — Paris (1869).

Krauss, W. M. — The sensory distribution of the trigeminal nerve. — *Journal American Medical Association*. Vol. LXX (1918), p. 1452-1454.

Kumaris. — Uber einige Varietaten der Muskeln Gefasse und Nerven. — *Anat. Anz.*, Bd. XXII (1902-1903), s. 142-152.

Kuntz. — *The developpment of the sympathetic nervous system in Mammals, in Birds,* — *J. of. comp. Neurology and Psychology.* — V. XX (1910), p. 211-258 et 283-308.

Kuntz. — The evolution of the sympathetic nervous system in vertebrates. — *J. of. comp. neurology and psychology*, V. XXI (1911), p. 215-236.

Von Kupffer. — The Development of the cranial nerves of vertebrates. — *Report read at the meeting of the anatomical Society at its filh annual session at Munich*, may 1891. — *The Journal of comparative neurology and psychology*, V. I (1891), p. 246-264 and 315-332.

Lacour. — La pharyngotomie sous-hyoïdienne. — *Thèse de Paris* (1896-1897).

Laffay. — Recherches sur les glandes lacrymales et leur innervation. — *Thèse de Bordeaux* (1896-1897).

LAGRANGE. — L'opération de Badal. — *Archives d'ophtalmologie*, t. VI (1886), p. 43-56.

LAIGNEL-LAVASTINE. — Remarques sur le vago-sympathique abdominal. — *B. et M. de la Société anatomique de Paris* (1902), n° 4, p. 351-353, 3 fig.

LAIGNEL-LAVASTINE. — Anse mémorable de Wrisberg à gauche. — *B. et M. de la Société anatomique de Paris* (1902), n° 2, p. 189-191.

LAIGNEL-LAVASTINE. — Recherches sur le plexus solaire. — *Thèse de Paris* (1902-1903).

LAIGNEL-LAVASTINE. — Trajet des nerfs extrinsèques de la vésicule biliaire. — *C. R. de la Société de biologie*, t. LXI (1906), p. 4-6.

LAIGNEL-LAVASTINE. — Note morphologique sur le ganglion de Wrisberg. — *C. R. de la Société de biologie*, t. LXXXI (1918), p. 975-977.

LAKE. — Aberrant chorda tympani. — *Proc. Roy. Soc. Med.*, London (1915), t. VIII, n° 8. *Otol. Sec.*, p. 53.

LANDACRE and CONGER. — The origin of the lateral line primordia in Lepidosteus osseus. — *Journal of Comp. Neurol.*, V. XXIII (1913), p. 575-632.

LASAGNA. — Dei rapporti fra seno mascellare e nervo mascellare superiore. — *Giornale della r. Accademia di Medicina di Torino*, V. XVII (1911), p. 288-291.

LATARJET, BONNET, BONNIOT. — Les nerfs du foie et des voies biliaires. — *Lyon chirurgical*, t. XVII, n° 1 (janvier-février 1920), p. 13-35.

LAUNAY. — Veines jugulaires et artères carotides. — *Thèse de Paris* (1896).

LAURENS. — Chirurgie du nerf facial et de l'aqueduc de Fallope. — *Archives internationales de laryngologie* Paris (1905), t. XIX, p. 469-485.

LAWRENCE. — The position of the optic commissure. — *Proceedings of the anatomical Soc. of Great-Britain and Ireland* (may 1894), p. XVIII. *Voir J. of Anatomy and Physiology*, vol. XXVIII (1894).

LE BASSER. — Duplicité du segment sous-rénal de la veine cave inférieure. — *B. et M. de la Société anatomique de Paris*, t. XVII (1920), p. 88-91.

LE BEC. — Absence apparente des nerfs olfactifs. — *B. de la Société de biologie*, t. V (1883), p. 600-604.

LECÈNE. — Les plaies opératoires du canal thoracique dans la région cervicale. — *Revue de chirurgie*, t. XXX (1904), p. 743-757.

LECCO. — Das ganglion ciliare einiger carnivoren. Ein Beitrag zur Losung der Frage über die Natur des ganglion ciliare. — *Ienaische Zeitschrift f. Naturwiss.* Bd. XLI (1906), H. 4, s. 483-504.

LE DOUBLE. — Sur quelques variations des trous optiques. — *C. R. de l'Association des Anatomistes*, 4e session, Montpellier (1902), p. 209-212.

LEINER. — Study of etiological bearing on the therapeutics of Bell's facial palsy based on a rewiew of 177 cas. — *Medical Record*, vol. XCV, n° 8 (22 février 1919), p. 319-321.

LENHOSSEK. — Das ganglion ciliare der Vogel. — *Archiv fur mikrosk. Anat. und Entwickelungsgechichte*, Bd. LXXVI (1911), H. 4., s. 745-769, 26 fig.

LENHOSSEK. — Zur SALAS Mitteilung uber das ganglion ciliare in Anat. Anzeiger, Bd. XXXVIII, s. 461. *Anat. Anz.* Bd. XXXVIII, n° 22/23, s. 607-608.

O. LENOIR. — Contribution à l'étude de l'antrectomie. — *Revue de Chirurgie*, t. XXIV (1901), p. 39-58, 359-384 et 455-465.

LEPLAT. — Action du milieu sur le développement des larves d'amphibiens. — Localisation et différenciation des premières ébauches oculaires chez les vertébrés. — Cyclopie et Anophtalmie. — *Archives de Biologie*, t. XXX (1920), p. 231-321

LERMOYEZ. — Les causes des paralysies récurrentielles. — *Rapport présenté au Congrès de la Société française d'Otologie, de Laryngologie et de Rhinologie.* — Paris. (4-7 mai 1897). Voir *B. et M. de la Société française d'Otologie*, etc.

LERMOYEZ. — De la non ingérence du nerf facial dans la paralysie du voile du palais. — *Annales des maladies de l'oreille, du larynx, du nez et du pharynx*, t. XXIV (1898), p. 564-595.

LEROUX. — La névrite spinale d'origine otique. — *Thèse de Paris* (1904-1905).

LESBRE. — Note sur quelques dispositions anatomiques inédites ou peu connues, constatées chez les camélidés et chez le porc-épic commun. — *C. R. de l'Association des Anatomistes*, 3e session, Lyon (1901), p. 196-171.

LESBRE et MAIGNON. — Sur les propriétés respectives du pneumogastrique et de la branche interne du spinal chez le porc. — *C. R. de l'Association des anatomistes*, 9e session, Lille (1907), p. 170-171.

LESBRE et MAIGNON. — Sur l'innervation des muscles sterno-mastoïdien, cléido-mastoïdien et trapèze. — *Académie des Sciences*, vol. CXLVI (13 janvier 1908), p. 84-85.

LESBRE et MAIGNON. — Innervation motrice du muscle crico-thyroïdien. — *C. R. de la Société de Biologie*, t. LXIV, n° 1 (1908), p. 21-22.

LIÉBAULT et CELLES. — Le nerf laryngé supérieur et sa névrotomie. — Anatomie, technique opératoire. — *Revue hebdomadaire de laryngologie, d'otologie et de rhinologie*, n° 51 et 52 (décembre 1912).

LINDMANN. — Zur Frage uber die Innervation der Schilddrüse. — *Centralblatt für Algemeine Pathologie und Pathologische Anatomie* (1891), s. 321-322.

LIPPMANN. — Abnormer Ursprung des Ramus descendes Nervi hypoglossi aus dem Nervus vagus. — *Anat. Anz.* Bd. XXXVII (1910), s. 1-4.

LIVINI. — L'arteria carotis externa. — *Archivio di Anatomia e di embriologica.* — Vol. II, fasc. 3 (1903), p. 653-741.
LIVON. — Note sur l'innervation du voile du palais. — *Marseille médical,* année 31 (1894), p. 353-355.
LONGET. — *Anatomie et Physiologie du système nerveux.* — *Paris* (1842), t. II, p. 190.
LORIN. — Anatomie et chirurgie des parathyroïdes. — *Journal de chirurgie,* t. XVIII, n° 5 (nov. 1921), p. 449-470.
LÖWY. — Ueber das topographische Verhalten des Nervus hypoglossus zur vena jugularis interna. — *Anat. Anzeiger.* Bd. XXXVII (1910), s. 10-12.
LUSCHKA. — Die Nervi spheno-ethmoïdales. — *Müllers Archiv.* (1857), s. 313-327.
LUSSANA. — Sur les nerfs du goût. — Observations et expériences nouvelles. — *Archives de Physiologie normale et pathologique.* 4e année, n° 2 (mars 1872), p. 150-167.

MACALISTER. — Abnormal position of the pneumogastrique nerv. — *The medical press and circular,* vol. V (1868), p. 132.
MAC EWEN. — *Pyogenic infective disease of the brain and spinal cord.* — Glasgow (1893), in-8°.
MACKENZIE. — The aqueduct of Fallopius and facial paralysis. — *The journal of laryngologie,* t. XXXIV (1919), p. 237-247, 291-300, 336-344, 383-387, and t. XXXV (1920).
MACKENSIE. — La paralysie faciale et son traitement. — *Monographies oto-rhino-laryngologiques internationales,* n° 5, Paris (1922), Legrand, édit.
T B. MAGATH. — A variation in the distribution of the nervus abducens in Man. — *Archives of ophtalmology,* vol XLVIII (1919), p. 67-71.
MAGITOT. — Contribution à l'étude de la circulation artérielle et lymphatique du nerf optique et du chiasma. — *Thèse de Paris* (1907-1908).
MAGITOT. — *L'iris,* 1 volume, 272 pages, Paris (1921), Doin, édit.
MAGNIEN. — Etude des rapports entre les nerfs craniens et le sympathique céphalique chez les oiseaux. — *C. R. Hebdomadaire de l'Académie des Sciences,* t. CIV, n° 1, p. 77-79.
MANNU. — Osservazioni sul nervus depressor degli equini. — *Monitore Zool. Ital,* anno 25 (1914), n° 1, p. 1-7.
MARJOLIN. — *Manuel d'anatomie,* Paris (1815).
MARSHALL. — The segmental value of the cranial nerves. — *J. of Anat. and phys.,* t. XVI (1882), p. 305-354.
DE MARTEL. — La névralgie du trijumeau et son traitement. — *Paris médical,* t. X, n° 40 (oct. 1920), p. 254-256.
MAUBRAC. — Recherches anatomiques et physiologiques sur le muscle sterno-cléido-mastoïdien. — *Thèse de Bordeaux* (1883).
MAYER. — *Nova acta physicomedica Nat. cur. Acad. Leop. Carol.* — Bd. XVI, s. 743, Bonn (1832).
J. Fr. MECKEL. — *De quinto pare nervorum cerebri.* — Gottingen (1748).
MECKEL. — *Manuel d'anatomie.* — Traduction Jourdan et Breschet, Paris (1825).
MERRIT (Miss ONERA). — The theory of nerve components, especially with regard to its relation to the segmentation of the vertebrate head. — *J. of. Ana. and Phys.* V. XXXIX (1905), p. 2, p. 199-241.
MEYER. — Zur anatomie der Orbitalarterien. — *Morphologisches Jahrbuch.* — Bd. XII (1887), s. 414-458.
MILLET. — L'apophyse mastoïde chez l'enfant. — Trépanation. Traitement consécutif. — *Thèse de Paris* (1897-1898).
MOBILIO. — Ricerche anatome-comparate nell' innervazione del musculo piccolo obliquo del occhio, ed appunti sulle radici del ganglio oftalmico nei mammiferi. Innervazione del musculo accessorio del grande obliquo nell'asino. — *Monitore Zoologico italiano,* anno 23 (1912), n° 4, p. 80-106.
MOLLARD. — Les nerfs du cœur. — *Revue générale d'histologie* (avril 1908).
MOLLGAARD. — Eine morphologische studie uber den Nervenkomplex vago-glosso-pharyngeo-accessorius. — *Skandinavisches Archiv fur Physiologie.* Leipzig (1911), Bd. XXV, s. 69-80.
DANIEL MOLLIÈRE. — Nerf dentaire inférieur. — Anatomie et physiologie. — Anatomie comparée. — *Thèse de Paris* (1871).
CH. MONOD. — De la résection de l'extrémité terminale du nerf dentaire inférieur dans les névralgies rebelles de ce nerf. — *B. et M. de la Soc. de Chirurgie* (1884), p. 580-595.
MORAT. — Sur l'innervation du muscle du marteau. — *Revue de Médecine* (1911), t. XXXI, Numéro spécial, p. 528-530.
MORESTIN. — De la résection du nerf dentaire par voie sous-angulo-maxillaire. — *B. et M. de la Société anatomique* (1902), p. 220-225.
MOUCHET. — Absence de l'anse de l'hypoglosse. — *Bibliographie anatomique,* t. XIX (1910), p. 238-241.
MOURA-BOUROUILLOU. — Anastomose des nerfs laryngés. — *Revue de laryngologie* (1885), p. 105-110.
MOURET. — Nouvelles recherches sur les cellules pétreuses. — *Revue hebdomadaire de laryngologie, d'otologie, et de rhinologie,* t. XXV (1904), n° 52, p. 753-768.

P. Poirier. — De l'arrachement protubérantiel du trijumeau. — *Travaux de neurologie chirurgicale publiés par Chipault, Braquehaye, Demoulin, Daleine*, Paris (1896), Battaile, édit.

P. Poirier. — Nouveau procédé pour la résection du nerf maxillaire supérieur. — *Soc. de chirurgie* (1899), p. 414-418.

P. Poirier et R. Picqué. — Anatomie chirurgicale de la région hyo-thyro-épiglottique. — *Revue de chirurgie*, V. XXXVI (1907), p. 1-23.

Pontico. — Des anomalies d'innervation de la paupière supérieure. — *Thèse de Paris* (1909-1910).

Popowsky. — Zur Entwicklungsgechichte des Nervus facialis beim Menschen. — *Morph. Jahrb.* Bd. XXIII (1895), s. 329-374.

Pouget. — Dehiscence du facial. — *Gazette hebdomadaire des Sciences médicales de Bordeaux* (7 août 1910).

Prentiss. — The developpement of the hypoglossal ganglia of Pig embryos. — *Journal of comparat. Neurol and Psychol.* Vol. XX (1910), n° 4, p. 265-282.

Prévost. — Recherches anatomiques et physiologiques sur le ganglion sphéno-palatin. — *Archives de Physiologie normale et pathologique*, t. I, n° 1 (janvier-février 1868), p. 7-21 et n° 2 (mars-avril 1868), p. 207-232.

Princeteau. — Contribution à la chirurgie du trijumeau intra-cranien. — *Congrès français de chirurgie* (1908), p. 781-805.

Puig. — Dents traversées ou sillonnées par le nerf dentaire. — *Thèse de Paris* (1920-1921).

Quervain. — Zur Technik der Kropfoperation. — *Deutsche Zeitschrift fur Chirurgie* (1912), s. 574-628.

Ramadier. — Contribution à l'étude des rapports du labyrinthe ethmoïdal avec l'arrière-fond de la fosse ptérygo-maxillaire. — *B. et M. de la Société anatomique de Paris*, t. XVIII, n° 6 (juin 1921), p. 296-298.

Ramadier et Vignes. — Le nerf laryngé supérieur. — *Gazette des Hôpitaux*, 86e année, n° 110 (1913), p. 1711-1722.

Ramsay-Hunt —The sensory system of the facial nerve and its symptomatology.— *J. Opht. and oto-laryng.* Chicago, t. IV, p. 89-93 et *Archives internationales de laryngologie*, Paris 1910, t. XXIX, p. 134-139.

Reichert. — Beitrag zu feineren Anatomie der Gehorschnecke der Menschen und der Saugethiere. — *Abhand. der Konigliche Akad. der Wissenchaft zu Berlin* (1864), s. 1-63.

Reid. — An experimental investigation into the function of the eighth pair of nerves. — *Edinburgh med. and surg. Journal.* — Vol. XLIX (1838), p. 109-176.

Reitmann. — Über einen Fortsatz des chiasma nervi optici. — *Virchows Archiv. für pathologische Anat. und Phys.* — Bd. 177 (Folge 17, Bd. 7) (1904), H. I, s. 171-175.

Rejsek. — L'entrée du nerf optique chez quelques rongeurs. — *Bibliographie anatomique*, t. III (1895), p. 74.

Rendu. — De la trépanation du labyrinthe dans les labyrinthites chroniques. — *Thèse de Paris* (1909).

Rethi. — Ursprung und peripherer Verlauf der motorischen Rachen und Gaumen nerven. — *Wiener med Presse* (1893), Bd. XXXIV, nos 50 et 51.

Rethi. — Zur Kenntnis der motorischen innervation des weichen Gaumens. — *Wiener medizinische Wochenschrift.* — Bd. LXI. n° 39. (Sept. 1911) und *Deutsche Zeitschrift fur Nervenheilk.* — Leipzig (1910), Bd. XXXVIII, s. 324-328.

Reverdin. — Traitement chirurgical du goître. — *Congrès français de chirurgie* (1898), p. 450-514.

Ricard. — De l'apophyse mastoïde et de sa trépanation. — *Gazette des Hôpitaux* (1889), n° 23, p. 205-214.

Rice-Rich. — The innervation of the tensor veli palatini and levator veli palatini muscles. — *Bull. Johns Hopkins Hosp.*, t. XXXI (1920), p. 305-310.

Richer. — Note sur l'innervation du sterno-cléido-mastoïdien. — *B. et M. de la Société anatomique de Paris*, n° 5-6 (1922), p. 220-223.

Riley. — General consideration of the cranial nerves. — *Neurol. Bull.* New-York (1919), t. II, p. 361-369.

Riquier. — Le ganglion otique. — *Archives Ital. de Biol.*, t. LXI (1914), fasc. 3, p. 325-336.

Mlle Robineau. — Anomalies de la glande parotide, de l'artère maxillaire interne et du nerf facial. — *B. et M. de la Société anatomique de Paris*, t. XI (1897), p. 384-386.

Rochon-Duvigneaud. — *Précis iconographique d'anatomie normale de l'œil (globe oculaire et nerf optique).* Paris (1895).

Rodier. — Dents traversées ou sillonnées par le nerf dentaire inférieur. — *Revue de stomatologie*, n° 2 (1920).

Rossi. — Clinical and experimental contribution to the Knowlegge of the anatomy of trigeminal nerve. — *Journal fur Psychologie und Neurologie*, Bd. IX (1907), H 5/6, s. 215-242.

ROUSSEAU. — Contribution à l'étude de l'innervation des muscles du voile du palais. — *Thèse de Paris* (1897-1898).

ROUSSET. — Description anatomique des nerfs des muscles du voile du palais. — *B. et M. de la Société anatomique de Paris* (1922), n° 5-6, p. 225-229.

ROUSSET. — Anomalies du ganglion sphéno-palatin, du ganglion otique, et du nerf du péristaphylin externe. — *B. et M. de la Société anatomique de Paris* (1922), n° 7, p. 333-336.

ROUVIÈRE. — L'aponévrose interptérygoïdienne et ses rapports avec le nerf maxillaire inférieur. — *Presse médicale* (26 juin 1912), n° 52, p. 551-552.

ROUVIÈRE. — Le tendon de Zinn et les insertions postérieures des muscles droits de l'œil. — *Bibliographie anatomique*, t. XXIV (1914), p. 92-100.

ROUVIÈRE. — Sur les insertions des muscles temporal et masséter. — *B. et M. de la Société anatomique de Paris*, t. XVII (1920), n° 5, p. 312-314.

ROUVIÈRE et Mme ROUVIÈRE. — Sur le développement de l'antre mastoïdien et des cellules mastoïdiennes. — *Bibliographie anatomique*, t. XX, fasc. 1, p. 24-34.

RUDINGER. — Ueber den canalis facialis in seiner Beziehungen zum siebenten Gehirnnerv beim Erwaschenen. — *Monatschrift für Ohrenheilkunde* (1873), n° 6, s. 69-71.

SABATIER. — *Traité complet d'anatomie ou description de toutes les parties du corps humain.* — Paris (1792).

SALA. — Meine Arbeit « uber den feineren Bau des Ganglion ciliare » betreffend. — *Anat. Anz.* Bd. XXXVIII (1911), n° 16/17, s. 461.

SANTORINI. — *Anatomici summi septemdecine Tabulae.* — Parmae (1775).

SAPOLINI. — Sur un treizième nerf cérébral. — *Transactions of the international medical Congress.* — London (2-9 août 1881), p. 181-182.

SAPOLINI. — Etudes anatomiques sur le nerf de Wrisberg et la corde du tympan ou un treizième nerf cranien (Traduit de l'italien par A. Hubert). — *Journal de médecine de chirurgie et de pharmacologie.* — Bruxelles (1883), t. LXXVII, p. 337-344, 460-469, 570-577.

SCHIRMER. — Zur Innervation der Tranendrüse. — 35e *Vers. Ophtalmol. Gessels.* — Heidelberg (1908). — *Ersch. Wiesbaden* (1909), s. 2-5.

SCHULTZE. — Uber die Moeglichkeit einige für die operative Eröffnung des Warzenfortsatze topographich anatomisch wichtige verhaltnisse am Schadel vor der Operation zu erkennen und über den praktischen Werth einer solchen Erkentniss. — *Archiv fur Orhenheilkunde* (1889-1890). — Bd. XXIX, s. 201-233.

SCHULZ. — Zur Frage der Innervation des Musculus cucullaris. — *Deutsche Zeitschrift fur Nervenheilk.* (1902-1903), Bd. XXIII, H. 1/2, s. 125-136.

SCHUMACHER. — Die Herznerven der Saugethiere und des Menschen. — *Sitzungsber. der K. Akad. der Wissensch. Wien. Math. Natur. Klasse*, Bd. CXI, Abt. III (1902).

SCHUMACHER. — Der Nervus mylo-hyodeus des Menschen und der Saugethiere. — *Sitzungs. d. K. Akad. der Wissenschaft. Wien. Math. Natur. Klasse.* Bd. CXIII, Abt. III (1904), s. 241-272.

SCHUMACHER. — Ueber die Kehlkopfnerven beim Lama (Auchenia Lama) und Vicunna (Auchenia vicunna). — *Anat. Anzeiger*, Bd. XXVIII, n° 5/6 (1906), s. 156-160.

SCHWALBE. — *Lehrbuch der Anatomie der Sinnes organe.* — Erlangen (1887).

SCHWARTZE. — Varietaten im Verlauf des facialis in ihrer Bedeutung für die Mastoïdoperationen. — *Archiv fur Ohrenheilkunde.* — Bd. LVII (1902), s. 96-100.

SÉBILEAU. — *Démonstrations d'anatomie.* — Paris (1892). Steinheil, édit.

SÉBILEAU et A. SCHWARTZ. — Technique de la découverte et de la résection du sympathique cervical. — *Revue de chirurgie*, 27e année, n° 2 (1907), p. 161-169.

SHELDON (Ralph, Edward). — The phylogeny of the facial nerve and chorda tympani. — *Anat. Record*, vol. III (1909), n° 12, p. 593-617.

SHINO. — Beitrag zur Kenntniss der Gehirnnerven der Schildkroten. — *Anat. Hefte*, Bd. XLVII (1912), s. 1-34.

SIEBENMANN. — *Anatomie des Mittelohres* s. 280-281, *in : Handbuch der Anatomie des Menschen. Herausgegeben von Bardeleben*, Iena (1898).

SIMANOWSKI. — Ueber die Bezieh. d. Kehlkopfnerven zur innervation der einzelnen Kehlkopfmuskeln. — *Getschen Klin. Gazetta* (1885), n° 9 à 13.

SOUQUES. — Zona cervical et paralysie faciale. — *Société de neurologie* (7 mai 1914). — Voy. *Revue neurologique*, t. XXVII (1914), p. 625-628.

STANCULÉANU. — Rapports anatomiques et pathologiques entre les sinus de la face et l'appareil orbito-oculaire. — *Thèse de Paris* (1901-1902).

STEDMANN. — A singular distribution of some the nerves and arteries in the neck and the top of the thorax. — *Edimburg med. and surg. Journal*, t. XIX (1823), p. 564-565.

STIERLIN. — Nervus recurrens und Kropfoperationen. — *Deutsche Zeitschrift fur Chirurgie.* — Bd. LXXXIX (1907), s. 78-105

STRECKEISEN. — Beitrage zur Morphologie der Schilddrüse. — *Iaug. Diss. Basel* (1886),

STREETER. — The developpement of the cranial and spinal nerves in the occipitale region of the human embryo. — *Am. J. of Anat.* — Baltimore, vol. IV (1904-1905), p. 83-116.

STREETER. — On the developpement of the membranous labyrinth and the acoustic and facial nerves in the human embryo. — *Am. J. of. Anat.* — Baltimore. Vol. V0 (1907), n° 2, p. 139-166.

STREETER. — Die Entwicklung des Nervensystems in : *Handbuch der Entwickelungsgechichte des Menschen, Herausgegeben von Keibel und Mall.* Bd. II, Leipzig (1911).

STREIT. — Beitrag zum Flachverlauf des Nervus facialis. — *Archiv fur Ohrenheilkunde.* Bd. LVIII (1903), s. 233-235.

SVITZER. — *Bericht von einigen nicht haufig Vorkommenden und einigen noch nicht beobachten Variationen der Verzweigung der Augennerven und ihrer Verbindung mit einander.* — Copenhague (1845), 34 p., 5 pl.

SZABALFOLDY. — Beitrage zur histologie der Zungenschleimhaut. — *Archiv fur pathol. Anat. und Phys.* Bd. XXXVIII (1867), s. 177-185.

TAGUCHI. — Die Lage des Nervus recurrens nervi vagi zur Arteria thyroïdea inferior. — *Archiv. fur Anat. und Entwickelungsgechichte* (1889), s. 309-323.

TANASESCO. — Situation, rapports et branches de la carotide interne dans le sinus caverneux. — *B. et M. de la Société anatomique de Paris* (Nov. 1905).

TANDLER. — Anatomie des Herzens, *in Hendbuch der Anatomie des Menschen, herausgegeben von Bardeleben.*

TANDLER. — Die Entwickelung der Lagebeziehung zwischen Nervus accessorius und der vena jugularis interna beim Menschen. — *Anat. Anz.* Bd. XXXI (1907).

TAYLOR. — Anatomical and surgical relations of intracranial neurectomy of the fifth nerve and removal of the gasserian ganglion. — *Philad. Polyclin.*, t. III (1894), p. 124-126.

TESTUT. — Note sur les nerfs moteurs et sensitifs de l'orbite dans leur trajet à travers le sinus caverneux et la fente sphénoïdale. — *Lyon médical*, t. CXXX, n° 18, p. 1216-1218.

ANDRÉ THOMAS. — Etude sur les nerfs ciliaires. — *Nouvelle iconographie de la Salpêtrière* (1910), t. XXIII, n° 5, p. 562-570.

TISSIER. — Diagnostic et traitement des paralysies du voile du palais. — *Presse thérapeuthique*, t. II (1905), p. 253-261.

TOMKA. — Die Beziehungen des Nervus facialis zu den Erkrankungen des Gehororgans. — *Archiv. fur Ohrenheilkunde* (1900), Bd. XLIX, s. 24-58.

TOULOUSE et VASCHIDE. — Topographie de la sensibilité gustative. — *C. R. de l'Académie des Sciences* (1900), t CXXX, p. 1216-1218.

TRIQUET. — Nouvelles recherches d'anatomie et de pathologie sur la région parotidienne. — *Archives générales de Médecine* (1852), t. XXIX, p. 160-188.

TROLARD. — Le ganglion du spinal. — *Journal de l'Anatomie* (1896), p. 165-170.

TROLARD. — Note sur l'innervation de la région parotido-massétérine. — *B. et M. de la Société anatomique de Paris* (1901), t. III, p. 578-580.

ALBERT TROLARD. — Quelques particularités sur l'innervation de la face. — *J. de l'Anatomie et de la Physiologie* (1902), t. XXXVIII, p. 316-326.

ALBERT TROLARD. — Note sur le bulbe et les nerfs olfactifs. — *J. de l'Anatomie et de la Physiologie* (1902), t. XXXVIII, p. 555-559.

TROUSSEAU. — De l'élongation du nerf nasal externe. — *Thèse de Paris* (1882-1883).

TRUFFERT. — *Le cou. Anatomie topographique. — Les aponévroses. — Les loges.* — Paris (1922), Arnette, édit., 142 p., 70 fig.

TURNER. — On the innervation of the muscles of the soft palate. — *Journal of anat. and phys.* (1889), t. XXIII, p. 523-531.

TURNER. — On the irregularities of the pulmonary artery. — *British and Foreign med. chir. Rewiev*, t. XXX, p. 173.

URBANTSCHITSCH. — *Traité des maladies de l'oreille.* — Traduction Calmettes, Paris (1881), Masson, édit.

VALENTIN. — *Traité de névrologie in Encyclopédie anatomique.* — Paris (1843).

VEIT. — Kopfganglienleisten bei einen menschlichen Embryo von 8 somiten paaren. — *Anat. Hefte.* Abt. I. H. 168/169, Bd. LVI, H1/2 (1918), s. 305-320.

VERNET. — De l'innervation du voile du palais. — *Revue neurologique* (1918), p. 1-14 (Historique).

VERNIEUWE. — Contribution à l'étude des altérations du spinal d'origine otique. — *Revue de laryngologie, etc.* Paris, t. XLI (1920), p. 507-511, et *Le Scalpel*, t. LXXIII, n° 42, (oct. 1920).

VIALLETON. — *Eléments de morphologie des vertébrés.* — Paris (1911), Doin édit.

VILLIGER. — *Die periphere Innervation. Kurze übersichtliche Darstellung des Ursprungs, Verlaufs und der Ausbreitung der Hirn und Ruckenmarksnerven, etc.* — Leipsig (1915), 165 s., 66 fig.

VITI. — Ricerche di morphologia comparata sopra il nervo depressore. — *Atti della Soc. Toscana di Scienze naturalli.* — Vol. IV (1883).

VOIT. — Zur Frage der Verastelung des Nervus acusticus bei den Saugethieren. — *Anat. Anz.* Bd. XXXI, n° 23-24 (1907), s. 635-640.

VOIT. — Die Abducensbrucke beim Menschen, ein Rest der primaren Schadelwand. — *Anat. Anz.* Bd. LII, n° 1/2 (1919), s. 36-41.

VOIT. — Ueber den Austritt der Hirnnerven aus dem Schadel, inbesondere uber den canalis nervi facialis. — *Gottingen medizinische Gesellschaft, 6 und 20 mai 1920.* — Voy. *Deutsche med. Wochenschrift.* Bd., XLVI (1920), s. 1131.

VOSSIUS. — Beitrage zur Anatomie des Nervus opticus. — Archiv für ophtalmologie (1883). Bd. XXIX, Abt. 4, s. 119-148.

VROLIK. — *Studien over de Verbeening en de Beenderen van den Schedel der Teleoster, met Aanhangsel over de Verbeening van het Slaapbeen der Zoogdieren.* — Harlem (1872).

VULPIAN. — Sur la racine postérieure ou ganglionnaire du nerf hypoglosse. — *Journal de la Physiologie* (1862).

VULPIAN. — Sur l'origine des nerfs moteurs du voile du palais chez le chien. — *C. R. de l'Académie des Sciences*, t. CIII (1886), p. 671-674.

WALLIS. — Some observations upon the anatomical relations of the optic nerves and chiasma to the sphenoïdal bone. — *The practitioner.* — London (1917), t. XCVIII, p. 41-52.

WEIGNER. — Le ganglion otique. — *Bibliographie anatomique* (1898), t. VI, p. 302-306.

WEIGNER. — Beziehungen des Nervus accessorius zu den proximalen spinal nerven. — *Anat. Hefte.* H. 56/57. Bd. XVII (1901), s. 549-587.

WEIGNER. — Ueber den Verlauf des Nervus intermedius. — *Anat. Hefte.* Abt. I, H. 87. Bd. XXIX, s. 97-162 (1905) (Bibliographie).

WEIL. — An anomaly in the internal course of the trochlear nerve. — *J. of Comp. neurol.* (1899), vol. IX, n° 1, p. 35-37.

E. WERTHEIMER. — Des anastomoses de l'hypoglosse avec les nerfs cervicaux : origine et rôle de la branche descendante. — *Bul. de la Soc. de Biologie* (1884), t. XXXVI, p. 589-591.

E. WERTHEIMER. — Sur les anastomoses réciproques des deux pneumogastriques dans le thorax de l'homme. — *Bul. de la Soc. de Biologie* (1901), t. LIII, n° 28, p. 832-834.

P. WERTHEIMER. — L'innervation et l'énervation gastriques. — Etude anatomique expérimentale et clinique. — *Thèse de Lyon* (1921-1922).

WESTPHAL. — Uber die Markscheidenbildung der Gehirnnerven des Menschen. — *Archiv. für Psych.* (1897), Bd. XXIX, s. 474-527.

WHORTER (GOLDER L. Mc.). — The relations of the superficial and deep lobes of the parotid gland to the ducts and to the facial nerve. — *The Anatomical Record* (1917). Vol. XII, n° 1, p. 149-154.

VAN WIJHE. — Uber die Mesodersegmente und der Entwikelung der Nerven der Selacierkopfes. — *K. Akad. der Wissenschaft zu* Amsterdam (1882).

WILLARD. — Some peripheral relations in the cranial nerves of reptiles. — *Anat. Record.* t. XI (1916-1917), p 435-437.

WILLIS. — *Cerebrii anatome, cui accessit nervorum descriptio et usus* (1604).

WILSON. — The nervus and nerve endings in the membrana tympani in man. — *American J. of Anat.* (1911), vol. 11, n° 2, p. 101-112.

WOLFERT. — *De nervo musculi levatoris palati.* — Berolini (1855).

WORMS et LACAYE. — Rapports du pneumogastrique à la région cervicale. — *B. et M. de la Société anatomique de Paris*, t. XVIII, n° 6 (1921), p. 331-336.

YAGITA. — Experimentellé untersuchungen uber den Ursprung des nervus facialis. — *Anat. Anz.* (1910), Bd. XXXVII, s. 195-218.

YAGITA. — Einige experimente an dem Nervus petrosus superficialis major zur Bestimmung des Ursprungsgebietes des Nerven. — *Fol. Neuro-Biol.* Bd. VIII (1914), n° 4, s. 361-382.

MACLEOD YEARSLEY. — La constance et les variations de l'épine de Henle. — *VIIe Congrès international d'Otologie*, Bordeaux (1-4 août 1904). — Voy. *Revue hebdomadaire de laryngologie, d'otologie et de rhinologie*, t. XXVI, Première partie (1905), p. 33-43.

ZANDER. — Ueber die Impressio trigemini der Felsenbeinpyramide des menschlichen Schadels. — *Anat. Anz.* (1894), Bd. IX, n° 22, s. 681-686.

ZANDER. — Beitrage zur Kenntniss der mittleren Schaedelgrube mit besondern Berucksichtigung der Lage des Chiasma opticum. — *Anat. Anz.* (1896), Bd. XII, n° 19/20, s. 452-467.

ZANDER. — Beitrage zur Kenntniss der Hautnerven des Kopfes. — *Anat. Hefte* (1897), H. 28/30, Bd. IX. *Festschrift zum Merkel*, s. 1-79.

ZANDER. — Ueber das Verbreitungsgebiet der Gefühls und Gesmacksnerven in der Zungenschleimhaut. — *Anat. Anz.* (1897-1898). Bd. XIV, s. 131-145.

ZIPFEL. — De l'ankylose osseuse de l'articulation temporo-maxillaire. — *Thèse de Paris* (1885-1886).

ZUCKERKANDL. — Beobachtungen uber den Auricularis vagi. — *Sitzunsber. der K. Akad. der Wissench. zu Wien* (1870), Bd. LXII, Abt. 1, s. 154-156.

ZUCKERKANDL. — Makroscopische Anatomie in : *Handbuch der Ohrenheilkunde.* — *Heraus gegeben von H. Schwartze.* Bd. I, Cap. I, s. 1-42, Leipsig (1892).

TABLE DES MATIÈRES

LES PRESSES UNIVERSITAIRES DE FRANCE. IMP. PARIS.

www.ingramcontent.com/pod-product-compliance
Ingram Content Group UK Ltd.
Pitfield, Milton Keynes, MK11 3LW, UK
UKHW020239180726
13839UKWH00001B/68